泌尿外科手术及肿瘤微创治疗

MINIAO WAIKE SHOUSHU JI
ZHONGLIU WEICHUANG ZHILIAO

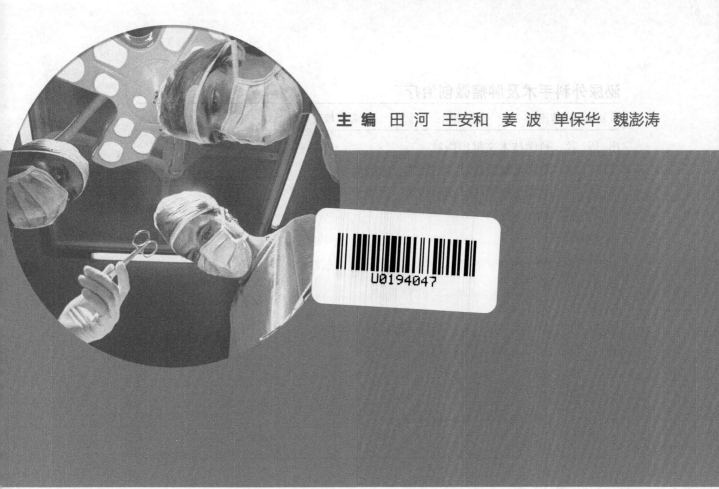

主编 田 河 王安和 姜 波 单保华 魏澎涛

科学技术文献出版社
SCIENTIFIC AND TECHNICAL DOCUMENTATION PRESS
·北京·

图书在版编目（CIP）数据

泌尿外科手术及肿瘤微创治疗 / 田河等主编. — 北京：科学技术文献出版社, 2018.3
ISBN 978-7-5189-4054-7

Ⅰ.①泌… Ⅱ.①田… Ⅲ.①泌尿系统外科手术②泌尿系肿瘤—显微外科学
Ⅳ.①R699②R737.05

中国版本图书馆CIP数据核字(2018)第049062号

泌尿外科手术及肿瘤微创治疗

策划编辑：曹沧晔	责任编辑：曹沧晔	责任校对：赵　瑷	责任出版：张志平

出 版 者　科学技术文献出版社
地　　址　北京市复兴路15号　邮编　100038
编 务 部　(010) 58882938，58882087（传真）
发 行 部　(010) 58882868，58882874（传真）
邮 购 部　(010) 58882873
官方网址　www.stdp.com.cn
发 行 者　科学技术文献出版社发行　全国各地新华书店经销
印 刷 者　济南大地图文快印有限公司
版　　次　2018年3月第1版　2018年3月第1次印刷
开　　本　880×1230　1/16
字　　数　368千
印　　张　12
书　　号　ISBN 978-7-5189-4054-7
定　　价　148.00元

前　言

随着现代科技、工业技术、医学科学的迅速发展，泌尿外科在基础理论研究、诊断技术以及治疗措施等领域正经历着一个划时代的飞跃，特别是微创泌尿外科诊疗技术方面，各种腔镜技术、尿道手术、微创手术治疗泌尿外科疾病的诊疗水平也日趋提高并基本赶上国外水平。作者们根据自身多年的临床经验，结合中外泌尿外科的最新研究成果，合力著以此书，以求与广大同仁共同学习，加速培养高素质的泌尿外科专业队伍，迅速提升各项操作技能，规范诊疗流程，为社会民生提供更高水平的医疗服务。

本书首先简要概括了泌尿外科的常规检查、有创检查和内镜检查；然后重点讲述了泌尿外科常见疾病的诊断和治疗，包括一般常规诊疗、腹腔镜微创手术治疗，最后针对泌尿外科护理也做了相关介绍。全文资料新颖，内容丰富，简明扼要，突出临床指导和实用性，利于广大泌尿外科临床工作者更好地运用现代医学诊断技术，选用最合理的治疗技术，进一步提高治疗的安全性、准确性、有效性，适于各级医院泌尿外科主治医师、进修医师及医学院校师生参考阅读。

本书编委均是高学历、高年资、精干的专业医务工作者，对各位同道的辛勤笔耕和认真校对深表感谢！由于写作时间和篇幅有限，难免有纰漏和不足之处，恳请广大读者予以批评指正。

编　者
2018 年 3 月

目　录

第一章

泌尿外科的常规检查

第一节 病史采集

完整而准确的病史资料采集对泌尿生殖系疾病的诊断和治疗是至关重要的。然而，临床中经常会出现一些特殊情况，妨碍医生获得准确的病史。例如不少患者由于紧张、语言障碍或文化背景等不同，常难以清楚描述病情。因此，泌尿外科临床医师应给予患者足够的时间描述不适，在耐心倾听的同时，通过适当的提问引导患者回答，从而获得准确的信息。

在医疗实践中，有一些技巧可以帮助我们减少病史采集中遇到的困难。开始接触患者时，就要让患者感到自然和舒适，医生要给患者留下关切、值得信赖的印象，这是建立医患双方进一步相互交流的基础。医生应该迅速对患者是否存在听力障碍、心理障碍或语言障碍做出判断，这些问题可以通过患者家属或翻译的帮助予以解决。

一份完整的病史包括4个主要部分：主诉、现病史、既往史、家族史。每一组成部分都可能提供对疾病诊断有意义的内容，有助于对患者的整体评价和治疗。

一、主诉

主诉应包括患者本次就诊的主要症状和持续时间。例如：发现无痛性全程肉眼血尿2天；排尿不畅3年，症状加重3个月等等。近年来，保健体检越来越受到人们的重视，体检时的超声或CT检查发现泌尿系病灶的患者在增加，特别是肾脏肿瘤多被发现，这些患者可能无任何症状，其主诉为：体检B超发现肾（左、右或双肾）实质性占位一天。主诉不仅表明患者就诊的直接原因，同时也能提供鉴别诊断的最初线索。

二、现病史

在采集现病史时，症状持续的时间、严重程度、迁延性、周期性、特征性以及致残程度都是需要给予重点考虑的内容。患者描述的每个细节都不应放过，对其严重程度也应有所估计。下面列出一些患者就医时典型的起始症状。

1. 疼痛　由泌尿生殖系疾病所导致的疼痛，程度一般比较剧烈。相反，即使很大的结石，却未产生梗阻，就不会表现出明显的症状。因此，一颗位于输尿管膀胱交界处，直径为2mm的结石，也可引起剧烈疼痛，而肾盂内较大鹿角形结石或膀胱结石可无临床表现。前列腺梗阻性尿潴留时疼痛也较严重，但此时诊断多可明确。

当泌尿生殖系统的感染累及相关器官实质时，症状就会加重，这是因为组织水肿导致器官被膜的张力增加，从而引起疼痛。如肾盂肾炎、前列腺炎和急性附睾炎都表现出明显的疼痛症状。中空器官黏膜炎症（如膀胱或尿道）时多表现为局部不适，疼痛多不剧烈。

泌尿生殖系统肿瘤常无明显疼痛，除非肿瘤引起管腔梗阻或神经受到侵犯。换言之，疼痛出现多提示肿瘤进展至晚期。

（1）肾性疼痛：肾脏疾患引起的疼痛，其部位常位于患侧肋脊角处，可放射至上腹部、脐区或同侧睾丸。因此，对睾丸区不适而阴囊检查正常的患者，鉴别诊断时应考虑到肾脏或腹膜后病变可能。疼痛常在炎症或梗阻导致肾包膜急性扩张时出现。炎症性疼痛常呈持续性，而梗阻性疼痛程度多有波动性。例如，输尿管梗阻引起典型的绞痛，强度随着输尿管的蠕动节律而变化，当间歇性的蠕动波推动尿液流过梗阻部位时，造成腔内压力升高，从而引起疼痛加重。

由于解剖部位邻近（肝、胰、十二指肠、胆囊和结肠）和腹腔神经节受到反射性刺激，肾性疼痛常伴有胃肠道症状，因而也常与腹腔内疼痛相混淆，通过询问病史和仔细体检多可明确诊断。腹腔内病变较少引起绞痛，不似梗阻性肾绞痛。而且，由于膈肌和膈神经受刺激，腹腔内疼痛常放射至肩部。这些都与肾脏引起的疼痛表现不同。因腹腔内脏器官病变引起的疼痛就诊的患者，常常会采取躺着不动来减轻疼痛，而因肾脏病变引起的疼痛就诊的患者活动较自如，并以手压着患侧腹部。肾性疼痛也可与肋间神经痛（尤其是 $T_{10} \sim T_{12}$）相混淆。神经根炎时常因周围神经受到刺激而引起支配部位的皮肤感觉过敏。两种疼痛分布区域相似，但后者为非绞痛性，而且体位变化时疼痛发生改变。累及 $T_{11} \sim L_2$ 神经的带状疱疹于出疱前也可引起与肾性疼痛类似的表现。

（2）输尿管性疼痛：输尿管性疼痛常继发于急性梗阻。疼痛的发生机制是输尿管扩张，为了缓解梗阻而产生的蠕动增强，导致输尿管平滑肌痉挛。引起输尿管梗阻的常见原因是结石或血块。通常可根据疼痛的位置判断输尿管梗阻的部位。右侧中段输尿管梗阻疼痛常位于右侧下腹部，与阑尾炎疼痛部位（麦氏点处）相似。左侧输尿管疼痛常位于左侧下腹部。另外，疼痛也可放射至男性阴囊或女性阴唇。下段输尿管梗阻常引起膀胱刺激症状，包括尿频、尿急和耻骨上不适。男性患者疼痛可沿尿道放射至阴茎头部。当输尿管病变进展缓慢时或仅引起轻度梗阻时很少出现疼痛。因此，伴有轻微梗阻的输尿管肿瘤和结石患者罕见疼痛发作。

（3）膀胱疼痛：膀胱疼痛常见于急性尿潴留而致膀胱过度扩张或炎症。与尿潴留无关的持续性耻骨上区疼痛很少由泌尿系统病变引起。另外，缓慢进展的排尿梗阻和膀胱扩张（如糖尿病时神经源性膀胱），即使残余尿量超过1L，也可无疼痛表现。

膀胱炎症时常引起间歇性耻骨上区不适。因此，细菌性膀胱炎和间质性膀胱炎在膀胱充盈时疼痛最为严重，而排尿后多可缓解。部分膀胱炎患者出现痛性尿淋漓。有时疼痛放射至远端尿道，且常伴有排尿刺激症状。

膀胱结石嵌于膀胱颈口或后尿道时引起排尿困难和尿潴留，产生膀胱区疼痛，尤其在男童和青年患者，疼痛十分剧烈，并向阴茎头部放射。

（4）前列腺痛：前列腺痛常继发于炎症水肿和前列腺包膜紧张。急性前列腺炎或前列腺脓肿多表现为会阴部剧烈胀痛，可伴有发热等全身症状。慢性前列腺炎可引起会阴部、肛周、大腿内侧、腹股沟区、腰骶部或下腹部胀痛不适，部分患者表现为会阴部湿热感、痒感，偶有短时发作的痉挛性疼痛。前列腺痛可时轻时重。

（5）阴茎痛：阴茎非勃起性疼痛常继发于膀胱或尿道炎症，是一种尿道口最明显的放射性疼痛。包皮嵌顿也可引起阴茎痛，这是由于未行环切包皮被强行上翻，又未及时复原，使狭小的包皮口紧箍在阴茎冠状沟上方，引起远端包皮和阴茎头部血循环回流障碍而发生局部水肿、瘀血。勃起状态下阴茎的疼痛常是由于阴茎海绵体硬结症或阴茎异常勃起所致。

（6）阴囊疼痛：阴囊疼痛可为原发性，也可为放射性。原发性疼痛源于阴囊内容物病变，常见的是急性附睾炎和睾丸扭转。这两种疾病经常不易鉴别，可用多普勒超声和放射性核素睾丸血流扫描图来区分，睾丸缺血、无血流为睾丸扭转，血流丰富则是炎症。另外，阴囊疼痛还可能是由于阴囊壁自身的炎症所引起，如单纯的毛囊炎或皮脂腺囊肿，也可继发于阴囊暴发性坏疽病，该病发展迅速，如不及时诊治可危及患者生命。慢性阴囊痛常由非炎症性病变如鞘膜积液或精索静脉曲张导致，以钝痛或坠胀感为特征。

2. 血尿 血尿即尿液中出现红细胞，且镜检下每高倍镜视野均存在3个以上红细胞才有诊断意义。患者一旦出现肉眼血尿，一般都很紧张，经常就诊于急诊，害怕自己有大量的失血。任何程度的血尿都不应该被轻易放过，尤其是成年人和老年人，都应该考虑恶性肿瘤的可能。

血尿是泌尿外科疾病中非常重要而常见的症状，其病因也可以相当复杂。采集病史时应详细询问以下几种情况，对诊断和鉴别诊断有很大帮助。

是肉眼血尿还是镜下血尿？

排尿过程中，何时出现血尿，即初始血尿、终末血尿还是全程血尿？

在血尿时是否伴随有疼痛？

血尿是鲜红的还是暗红的（如酱油色）？

血尿中有否血块？如有血块排出，是什么形状，是长条形、三角形还是不规则形？

（1）肉眼血尿与镜下血尿：区别肉眼血尿与镜下血尿的意义是，一般情况下可以根据血尿的程度来判断病变的严重程度。仅在显微镜检查尿液时发现红细胞数量超过正常范围，但尿液颜色无明显异常称为镜下血尿。出血量较多致尿色变红，肉眼也能观察到为肉眼血尿。洗肉水样尿液为中等量出血。颜色鲜红伴有大量凝血块提示为大量新鲜出血。颜色鲜红自尿道口滴出或流出多为尿道出血。暗红色或酱油色尿液为陈旧性出血，多来自上尿路。肉眼血尿患者的病因常较容易找到，而轻微镜下血尿的患者常无法找到病因。

（2）血尿出现的时间：临床上常可以通过血尿出现的时间来判断病变的部位。仅在开始排尿时即有出血的为初始血尿，血液可自尿道口流出或内裤染有血渍，多见于前尿道损伤、肿瘤或炎症。排尿开始颜色正常，仅在近结束时有出血为终末血尿，出血部位多在后尿道、膀胱颈部或膀胱三角区。尿液自始至终均有程度相近的出血为全程血尿，多见于膀胱、输尿管或肾脏病变。

（3）伴随症状：当上尿路病变产生的血尿，一旦血块堵塞输尿管或通过输尿管时，会引起疼痛，类似结石引起的疼痛症状。血尿伴发于绞痛发作之后者多为尿路结石。伴有尿频、尿急、尿痛时多为尿路感染。伴有水肿、高血压、全身乏力时应考虑肾炎可能。伴有皮下瘀点或瘀斑时提示凝血功能障碍。

（4）血块特点：鲜红色血块提示出血速度较快未与尿液充分混合或出血量较大。暗红色血块为陈旧性出血。血块呈蚓蚓状，尤其是伴有胁部疼痛时，表明病变位于上尿路，这是由于出血在输尿管内凝结为蚓蚓状。少量细小血块多为尿道或膀胱颈部病变导致。血块形成一般表明患者凝血机制尚佳。

在这里必须强调肉眼血尿，尤其是成人肉眼血尿，提示泌尿系恶性肿瘤的可能，需要立即实施进一步的泌尿系检查。如尿路平片＋静脉尿路造影、尿路超声检查、尿路CT检查以明确诊断。存在肉眼血尿的患者，原则上应该尽快行膀胱镜检查，病变部位可以很快被明确。膀胱镜检查可以判断血尿是来自尿道、膀胱、还是上尿路，如果病变来自上尿路，可以在膀胱镜下见到红色尿液从输尿管管口处喷出。此时，为了明确血尿病因，应该进行输尿管插管，逆行肾盂输尿管造影或输尿管镜检查。

（5）诱发因素：患者除血尿外无其他不适表现称为无症状血尿。无症状血尿是泌尿系统肿瘤常见表现。因此，出现无症状血尿的患者应该接受完善的泌尿外科检查。另外，有的患者出现无症状血尿，由于出血量很大，每次出血甚至可发生休克，而常规的泌尿外科检查如尿路超声检查、静脉尿路造影、尿路CT检查均未见尿路异常，这种大量血尿的病因可能由肾脏实质内动静脉瘘或肾盏穹窿部血管瘤破裂引起，及时施行肾动脉造影可显示出血部位，并予以栓塞止血。活动后发生的血尿可能存在肾下垂、肾结石或单纯运动性血尿。有外伤史者应警惕泌尿系统损伤。放射性膀胱炎可引起膀胱弥散性出血。

3. 下尿路综合征（LUTS）　如下所述。

（1）刺激症状

1）尿频：尿频是泌尿系最常见的临床症状之一。正常人每天的排尿次数为5～6次，每次尿量约300mL。尿频是由于尿量增加或膀胱容量降低。如果尿频患者每次的排尿量都很多，则该患者可诊断为多尿症，应该检查其是否患有糖尿病或尿崩症。膀胱容量降低则可导致患者排尿次数增多但每次排尿量减少。造成膀胱容量降低的原因包括：膀胱出口梗阻引起的膀胱顺应性降低、残尿量增加；膀胱刺激导致的功能性容量降低，可由前列腺增生、膀胱炎症、膀胱容量缩小、浸润性膀胱肿瘤、精神紧张等原因引起。尿频的次数因病变不同和病情轻重而有差别。膀胱病变严重时（如膀胱结核），每日排尿次数可达数十次甚至上百次。

夜尿时的尿频指夜间尿频。正常成人夜间排尿次数为 0～1 次，不超过 2 次。夜尿可能继发于尿量增多或膀胱容量缩小。白天尿频而无夜间尿频者常由心理因素所致。单纯夜间尿频而无白天尿频，可见于存在周围性水肿的充血性心力衰竭患者，这是因为平卧位后肾血流量增加，尿量也相应增加。肾浓缩功能随年龄增加而降低，因此当老年人夜间平躺后肾血流量增加，导致尿量的产生增加。夜尿也可见于夜间大量进饮者，尤其是饮用具强烈利尿作用的咖啡因和酒精饮料。如果排除上述因素后出现的夜间尿频，则提示膀胱出口梗阻和（或）膀胱顺应性下降。

急性尿频病程较短，一般经数天可治愈。慢性尿频往往迁延难愈，久时可达数月甚至数年。复发性尿频病程中有或长或短的恢复至正常排尿的间歇期，而慢性迁延性病变所致的尿频经治疗可时轻时重，但轻时亦仅是好转，并未恢复至正常。因此，了解尿频次数及变化情况有助于鉴别诊断和疗效评价。

2）尿急：指尿意突发而强烈。常见于膀胱炎症时膀胱敏感性增强；高反射性神经源性膀胱导致膀胱顺应性降低；或严重排尿梗阻致使膀胱功能性容量减少和顺应性降低。尿急也可出现于无尿路病变的焦虑患者。

3）尿痛：尿痛指排尿时疼痛，排尿起始时尿道烧灼样疼痛提示尿道存在炎症。排尿终末时出现疼痛提示病变位于膀胱颈部或膀胱三角区。尿路结石、结核等病变时尿痛明显。尿频、尿急、尿痛常同时存在，合称为膀胱刺激征。

（2）梗阻症状

1）排尿费力：排尿无力多继发于膀胱出口梗阻，最常见于男性良性前列腺增生（BPH）或尿道狭窄的患者，表现为排尿时尿线变细、尿线无力且较正常时费力。排尿用力是指患者需要借助腹压作用协助排尿。正常情况下，除非在排尿终末，不需要采用 Valsalva 动作进行排尿。而排尿费力时患者常动用腹肌以利排尿，这是膀胱出口梗阻的典型症状。实际上，除非梗阻程度严重，大多数患者对排尿改变并未多加注意。通常情况下这种改变是缓慢和逐渐出现的。下面一些梗阻症状较易引起患者注意，常继发于前列腺增生所致的膀胱出口梗阻（BOO）。

2）排尿踌躇：指排尿开始时间延迟。正常情况下在尿道外括约肌松弛后 1 秒内开始排尿。伴有膀胱出口梗阻的患者可出现排尿犹豫、等待，排尿开始时间会被延长。

3）尿线中断：尿线中断指不自主的出现排尿时尿线中断，然后又继续排尿，如此反复出现的症状。主要见于良性前列腺增生的患者，由于前列腺侧叶增大引起的间歇性尿道梗阻。

4）尿末滴沥：排尿接近结束时尿液淋漓不尽，呈点滴状排出。是由于后尿道或前列腺部尿道少量残余尿导致，正常情况下排尿终末时这些尿液被挤回膀胱。通常是良性前列腺增生导致尿道梗阻的早期症状。单纯排尿终末滴沥常无须进一步治疗。

鉴别刺激性和梗阻性下尿路症状有重要意义，尤其对最常见的良性前列腺增生患者。尽管良性前列腺增生导致原发性梗阻，但常可引起膀胱顺应性改变，从而出现刺激症状。事实上，临床上良性前列腺增生患者刺激症状多于梗阻症状，且以夜尿最为常见。由于刺激症状也可见于神经源性膀胱等其他疾病，除非有明确的梗阻证据，切不要把刺激症状统归于良性前列腺增生。

4. 尿失禁　尿失禁是指尿液不自主地流出。详细询问病史常有助于明确病因。习惯上将输尿管开口异位和尿瘘等产生的尿液外流称为尿道外尿失禁。尿失禁可分为以下四种类型。

（1）持续性尿失禁：常见于绕过尿道括约肌而形成的泌尿道瘘，在任何时间和体位时均存在不自主漏尿。导致尿失禁最常见的瘘管类型是膀胱阴道瘘，可继发于妇科手术、放射治疗或产伤。输尿管阴道瘘则较为少见。

引起持续性尿失禁的第二位病因是存在开口于尿道或女性生殖道的异位输尿管。异位输尿管多与发育不良的肾上极相连，漏出的尿量可能很少，其发病原因为先天性输尿管发育异常所致。该类患者大部分的尿液正常排出，但一直有持续的少量漏尿，有的患者可多年被误诊为阴道分泌物。由于男性异位输尿管总是开口于膀胱颈部或靠近外括约肌的前列腺部尿道，所以男性异位输尿管从不引起尿失禁。

尿道括约肌完全损毁可造成持续性尿失禁，原因是严重创伤所致的骨盆骨折损伤尿道括约肌。前列腺癌根治术、前列腺增生电切、后尿道狭窄内切开时可能损伤膜部尿道括约肌，一旦膜部尿道括约肌完全损伤，前列腺已被切除或破坏，就会出现持续性尿失禁。因此，在做前列腺手术或后尿道切开时应仔细操作，避免损伤膜部尿道括约肌，以防止医源性尿失禁的产生。

（2）压力性尿失禁：指患者在咳嗽、打喷嚏、运动或其他增加腹内压的动作时出现的尿液流出。其发生机制是腹内压暂时性超过尿道阻力，从而引起尿液的流出。压力性尿失禁最常发生于失去阴道前壁支撑作用的产妇或绝经后妇女，也可见于前列腺手术后尿道外括约肌受损的男性。压力性尿失禁的药物治疗效果不理想，最好采用手术治疗。

（3）急迫性尿失禁：指患者有尿意时不能控制，来不及上厕所就开始排尿。常为膀胱炎症、神经源性膀胱、重度膀胱出口梗阻伴有膀胱顺应性降低患者的表现。鉴别急迫性尿失禁和压力性尿失禁非常重要。首先，急迫性尿失禁有明确的病因，可以通过治疗原发病如感染来解决。其次，急迫性尿失禁通常不宜手术治疗，而以增加膀胱顺应性和（或）增加尿道阻力的药物治疗更为合适。

（4）充溢性尿失禁：充溢性尿失禁又称为假性尿失禁或矛盾性尿失禁，严重尿潴留和大量残余尿时可出现充溢性尿失禁。膀胱出口梗阻情况下患者膀胱逐渐扩大，常不能完全排空，当膀胱过度充盈时可有少量尿液滴出。这种症状夜间多见，因为夜间患者入睡后不能完全抑制漏尿。单纯依据病史和体格检查结果常难以明确诊断充溢性尿失禁，尤其是当患者肥胖叩诊膀胱不满意时。一般充溢性尿失禁的发生需要相当长的过程，患者可全然不知膀胱不能完全排空。因此，任何类型尿失禁患者都应于排尿后行膀胱残余尿测定。膀胱出口梗阻情况解除后，充溢性尿失禁可以治愈。

5. 遗尿　除正常自主性排尿外，睡眠过程中出现的不自主排尿称为遗尿。新生儿及婴幼儿因自主神经发育尚不完全及排尿习惯未建立可出现遗尿。但是大约有15%的5岁幼儿和1%的15岁少儿可持续存在遗尿症状。尽管大多数可无尿路异常发现，但是超过6岁仍有遗尿发生时应接受泌尿系统检查。

6. 性功能障碍　男性性功能障碍经常与勃起功能障碍（又称阳痿）的概念相等同，我们通常所说的勃起功能障碍是指在性交时，阴茎硬度不足以插入阴道或不能维持至射精。当患者以勃起功能障碍就诊时，医生必须仔细询问病史，以排除其他男性性功能疾病，如性欲低下、射精功能障碍、缺少性高潮以及最常见的早泄。

（1）性欲低下：由于睾酮是影响男性欲的主要因素，所以性欲低下常提示可能存在雄性激素分泌不足，可能是因为垂体和睾丸功能障碍所导致。直接检测血清睾酮可以明确。如结果异常，应进一步检测血清促性腺激素和催乳素。由于维持性欲的睾酮量常低于刺激前列腺和精囊的需要量，因此性腺发育不全患者可出现射精减弱或不射精；相反，如果精子数量正常，性欲低下则不可能由内分泌因素导致。性欲低下也可能是由于抑郁或药物不良反应等影响全身健康状况的因素所致。

（2）勃起功能障碍：指阴茎不能勃起或虽能勃起但硬度不足不能插入阴道进行性交者。按照病因可分为器质性和功能性勃起功能障碍；按照临床表现可分为原发性和继发性勃起功能障碍。其发病常涉及多种因素，诊治过程中应从神经病学、血管外科学、内分泌学和心理学等多角度进行全面系统的分析和评价。

（3）不射精：不射精有几种原因：①雄激素不足，导致前列腺和精囊分泌物减少，引起精液量减少；②去交感神经、交感神经切除术或广泛腹膜后手术，尤其是睾丸癌患者行腹膜后淋巴结清扫术，可影响前列腺和精囊的自主神经支配，导致平滑肌无收缩和性高潮时精囊无射精；③不少药物尤其是 α - 肾上腺素能受体拮抗剂可干扰性高潮时膀胱颈部关闭，导致逆向射精；④膀胱颈部和前列腺手术（最常见于经尿道前列腺切除术）可引起逆向射精。逆向射精也可见于糖尿病患者。

（4）性高潮缺乏：性高潮缺乏通常由心理因素或某些精神病药物导致，也可由背神经受损后阴茎感觉下降引起。这种情况最常见于糖尿病伴有周围神经病变患者。

（5）早泄：早泄是一种非常主观的症状，因此对这类患者应详细询问有关情况。实际上，许多抱怨早泄的患者性功能并无异常而是期望值过高。真正早泄的患者在性交1分钟内即达到高潮，通常总是受到心理因素影响。因此，心理治疗为早泄的主要治疗措施。

（6）血精：血精病因较为复杂，最常见的是尿道、前列腺和（或）精囊的非特异性炎症。前列腺穿刺活检术后可出现血精。血精也可为结核杆菌、巨细胞病毒和血吸虫感染所致，但很少继发于恶性肿瘤。绝大多数血精患者较年轻（平均年龄 37 岁），且可在数周之内自行缓解。对长期持续血精的患者应进行详细检查。

7. 气尿　排尿时伴有气体排出，称为气尿，提示膀胱与肠道间有瘘管存在。常见病因包括憩室炎、乙状结肠癌和节段性结肠炎（Crohn 病）。糖尿病患者伴有产气杆菌感染时也可出现气尿，是由于尿液中高浓度糖发酵时能产生二氧化碳。

8. 尿道分泌物　尿道分泌物是感染性病时最常见的症状。大量稠厚黄色至灰色脓性分泌物是淋菌性尿道炎的典型表现。非特异性尿道炎多为少量水样分泌物。血性分泌物常提示尿道癌可能。

9. 发热和寒战　泌尿生殖道任何部位感染均可出现发热和寒战，但以肾盂肾炎、前列腺炎或附睾炎常见。伴有尿路梗阻时的发热和寒战提示并发败血症，需急诊处理以疏通梗阻。

三、既往史

患者既往史非常重要，常可为疾病诊断提供有价值的线索。既往史的采集应该遵循有序和连续的原则。

（1）疾病史：我们都知道有很多种疾病可以累及泌尿生殖系器官，所以了解患者的既往病史对于诊断和治疗泌尿生殖系疾病来说非常重要。例如经常会有糖尿病患者出现自发的排尿和性功能损害。糖尿病可影响自主神经功能，导致排尿和性功能障碍。结核病史对肾功能下降、输尿管梗阻或慢性顽固性尿路感染患者非常重要。高血压病史较长时可伴有外周血管病变，增加性功能障碍的发病率，许多降压药物也可引起勃起功能障碍。神经系统疾病如多发性结节样硬化也常影响排尿和性功能。对具有膀胱出口梗阻的患者，一定要注意有无神经病变影响。手术治疗伴有膀胱逼尿肌高反射性的膀胱出口梗阻可增加术后尿失禁的危险性。

（2）药物史：准确而完整地了解目前的服药史也非常重要，许多药物可影响排尿和性功能，如大多数抗高血压药物影响患者的勃起功能，更换有关药物可在一定程度上改善性功能。同样，许多抗精神病药物影响射精和性高潮。因此，应记录每一种药物并设法明确目前症状与药物不良反应的关系。

（3）手术史：了解患者既往的手术史非常重要，既往手术史对将接受手术治疗的患者尤其重要。如果本次手术的区域与上次手术相似，有必要查阅上次手术记录，这会在许多情况下使手术者受益。

（4）吸烟和饮酒史：已经明确吸烟和饮酒与一系列疾病有关。吸烟可增加尿路上皮癌尤其是膀胱癌的危险性，也可增加外周血管疾病和勃起功能障碍发生率。慢性酒精中毒会诱发周围神经病变，损害排尿和性功能，也会影响肝脏对雌激素的代谢，从而导致血清睾酮水平降低、睾丸萎缩和性功能下降。长期吸烟者最好手术前戒烟至少 8 周以改善肺功能，否则也应于术前 48 小时戒烟，这样对心功能改善有利。慢性酒精中毒会影响肝功能，患者术后易发生急性戒断症状。

（5）过敏史：应在病历显著位置标明过敏药物种类，以避免治疗过程中应用过敏性药物而出现相应并发症。

（王安和）

第二节　体格检查

泌尿男性生殖器官的解剖位置有一定特殊性，检查有一定困难。认真有序的体格检查不仅可以避免遗漏，而且可使医师准确地选择随后进行的实验室及影像学检查，为疾病的诊断提供依据。

一、一般检查

除泌尿外科专科检查外，系统的全身体格检查是必要的。因某些全身性疾病可引起泌尿系统症状，而某些泌尿系统疾病又有特殊的全身表现。如阴茎癌和尿道癌可引起腹股沟淋巴结肿大；肾癌可出现皮肤转移灶；皮质醇增多症患者可表现为多毛、向心性肥胖、腹部紫纹等。

二、肾脏的检查

患者先站立后仰卧，观察肾区及两上腹有无肿块，脊柱有无侧弯。较大的肾脏肿瘤、肾积水、肾囊肿可在患侧上腹部、腰部见到圆形隆起，急性肾周围炎时可见腰部凸向健侧。

触诊时患者取平卧位，双下肢屈曲，检查者一手在肋脊角处将肾区托起，一手在同侧的肋缘下做双合诊。因肾脏位置深在，一般不易触及，当触及肿大肾脏时，应考虑肾积水、囊肿、肿瘤、肾周围疾病等。如疑有肾下垂，应分别取卧位及坐位检查，以测得肾脏的移动度。小儿肾脏肿块以肾积水和恶性肿瘤（Wilms 瘤和神经母细胞瘤）多见，可根据有无囊性感及透光试验做出初步鉴别。

叩诊手法是左手置于肋脊角处，右手握拳轻叩左手的手背，有叩痛时表示该侧肾脏或肾周围有炎症。肾、输尿管结石在绞痛发作时患侧肾区也有轻度叩击痛。

上腹两侧及背部听到血管收缩期杂音时，应考虑为肾动脉狭窄或肾动脉瘤，此时音质较粗糙。肾动脉狭窄明显者，杂音期较短、音调较高、不向周围传导。

三、输尿管的检查

输尿管在腹膜后脊柱两侧，一般不能触及，当其有病变时可于腹直肌外缘触及有深压痛，包块质硬，索条状。输尿管压痛点为：①上输尿管点：位于腹直肌外缘平脐水平；②中输尿管点：位于髂前上棘与脐连线中外 1/3 交界处之下内 1.5cm 处；③下输尿管点：直肠指诊时于直肠前壁、前列腺外上方处；女性行阴道双合诊，位于阴道前壁穹隆部侧上方。

四、膀胱的检查

膀胱是储存尿液的器官，膀胱形态随膀胱内尿液多少及邻近脏器的状态不同而变化。膀胱空虚时，整个膀胱均位于盆腔内，不能触及。膀胱充盈时，特别是容量 >500mL 时可见耻骨联合上区局部膨隆，触及球形包块，具有囊性感，叩诊呈浊音。排尿后包块消失为正常，排尿后不消失为慢性尿潴留表现。视诊如脐部有间歇性漏尿，经膀胱注入亚甲蓝液后漏尿为蓝色，为开放性脐尿管瘘。膀胱区有压痛，说明膀胱有刺激症状，多为结石、结核、膀胱炎所致。对较大的膀胱结石、膀胱肿瘤向周围浸润时，可行双合诊检查。双合诊方法是一手放于膀胱区，另一手示指经直肠或阴道行触诊。先天性膀胱外翻时，在下腹正中可见腹前壁及膀胱前壁缺损，并可看到双输尿管口间歇性喷尿，尿道上裂及阴茎畸形。

五、外阴部检查

1. 阴茎　注意阴毛分布、阴茎大小、有无畸形、有无包块或包皮过长。龟头有无肿块、溃烂。尿道口位置是否正常，有无狭窄，尿道口有无分泌物。触诊阴茎有无硬结、肿块，尿道走行区有无结石或条索状改变。

2. 女性外阴　观察阴毛分布、外阴发育情况、阴蒂大小。注意尿道外口与阴道口间距离，尿道口有无肉阜、黏膜脱垂、处女膜伞。女性尿道憩室，在阴道前壁可触及囊性肿物，按压时尿道口可见脓性分泌物溢出。正常排尿外有持续漏尿的患者，应在尿道口旁或前庭处检查有无异位输尿管开口。

3. 阴囊及内容物　注意两侧阴囊的大小、形态，皮肤有无炎症、水肿、增厚或瘘管、溃疡、肿块等。阴囊肿大者，平卧后是否消失。阴囊内容物触诊时要注意两侧睾丸大小、位置、形状、重量、有无肿块；附睾头、体、尾有无肿大、结节及触痛；输精管是否存在、有无结节；精索有无精索静脉曲张，精索内有无结节。对阴囊内肿块均应做透光试验，透光试验阳性表示有睾丸鞘膜积液。对精索或睾丸鞘膜积液及精索静脉曲张的患者，应立位及卧位检查，平卧后积液消失者为交通性鞘膜积液；平卧后静脉曲张不消失者提示回流受阻；左侧者应警惕是否有左肾癌引起的左肾静脉癌栓阻碍回流。精索静脉曲张者应行 Valsalva 试验，帮助判别程度。

六、直肠指检

检查前患者排空膀胱，取膝胸位、侧卧位或直立弯腰位。指检时应注意肛门括约肌功能，前列腺大小、形态、质地、表面是否光滑、是否有结节及压痛、中央沟是否存在及变浅。正常前列腺约栗子大小，质地均匀有弹性，表面光滑，边缘清楚，两侧叶对称，中央有浅沟，无结节或压痛。必要时可按摩取前列腺液做检查。前列腺坚韧而增大者为前列腺增生症，轻度时腺体增大，略膨隆，中等硬度，中央沟变浅；重度增生时，腺体高度膨隆，中央沟消失或突出，手指不能触及上缘。若表面有硬结，高低不平，与周围位置固定应仔细鉴别，以排除癌肿，必要时行穿刺活检。急性前列腺炎时腺体肿大，且有明显压痛，如有波动感则提示有脓肿形成。前列腺小管阻塞并发结石时可触到结石的摩擦感。

疑为慢性前列腺炎可行前列腺按摩，由前列腺两侧叶自上向下，由外向内逐渐向中央沟适度用力按压，每侧重复 2～3 次，最后由中央沟自上向下按压 1～2 次，使前列腺液由尿道外口滴出，收集送检。若未收集到前列腺液，让患者排尿数滴，与按摩前尿相比，较多脓球亦提示慢性前列腺炎。

前列腺两侧上方为精囊，正常精囊的硬度与周围组织相同，所以不能触知。当有肿瘤、结石、囊肿或炎症时可触及精囊，应注意位置、形态、大小、硬度，必要时结合经直肠 B 超检查帮助诊断。

（王安和）

第三节　实验室检查

一、尿液检查

（一）尿标本的收集与储存

清晨首次尿液较浓，不受运动和食物影响，是收集尿液送检的理想时间。也可随时留新鲜尿做尿常规检查。留尿前应清洗尿道口及外阴，留中段尿尽快送检，储尿容器应清洁。

如需作代谢及内分泌等检查，则需留 24 小时尿，并记录总量，摇匀后取其中一部分尿液送检。尿液需留于干燥清洁容器中，容器应加盖置于 4℃ 冰箱内保存。如在室温下储存，需加防腐剂，目前甲醛和盐酸防腐效果较好。

（二）尿常规检查

尿常规检查包括物理检查、化学检查及显微镜检查。

1. 物理检查　包括尿色、量、比重、透明度。正常尿液淡黄、透明，每天尿量 1 000～2 000mL，比重 1.010～1.015。尿呈红色者，除血尿外，利福平、苯妥英钠、酚磺酞等药物均可使尿呈红色，并注意与血红蛋白尿、肌红蛋白尿鉴别。乳糜尿为乳白色，脓尿、结晶尿则呈现混浊。

2. 化学检查　具体如下。

（1）pH：正常尿 pH 为 4.5～8，尿 pH 在 4.5～5.5 为酸性尿；6.5～8 则为碱性尿。一般情况下，尿 pH 反映了血清 pH，在代谢性酸中毒或呼吸性酸中毒时，尿呈酸性；在代谢性碱中毒或呼吸性碱中毒时尿呈碱性。另外酸性尿见于食肉后及糖尿病、尿酸结石、结核患者；碱性尿除久置外可见于感染尿、食用大量蔬菜及草酸钙结石并发肾小管酸中毒者。餐后尿 pH 变化是由于进食后大量胃酸分泌造成体液偏碱，形成所谓"碱潮"。而通常尿 pH 随细胞外液 pH 的改变而改变，尤其午餐后改变较明显，尿 pH 可达 8.0。若酸血症患者出现碱性尿，常提示肾小管酸中毒；碱血症患者出现酸性尿往往提示低钾。临床上常通过调节尿 pH 来预防结石、增加某些抗菌药物疗效和促进药物排泄以减轻药物的肾毒性作用。

（2）蛋白：正常人尿中含微量蛋白，24 小时尿蛋白排出量 <150mg，尿蛋白定性为阴性。尿蛋白定性检查常用 +/- 表示，± 表示蛋白含量 <0.1g/L，+ 为 0.1～0.5g/L，2+ 为 0.5～2.0g/L，3+ 为 2.0～5.0g/L，4+ 为 >5.0g/L。泛影葡胺造影剂、大量尿酸盐、青霉素、阿司匹林等会使蛋白定性出现假阳性。出现蛋白尿原因：肾小球性、肾小管性和过剩性。最常见的为肾小球性疾病，是由于肾小球毛细血管对蛋白的通透性增加，特别是清蛋白，24 小时尿蛋白 >1g 应怀疑肾小球疾病，>3g 时可确诊。肾小管性蛋白尿是由于肾小管不能重吸收正常滤过的低分子蛋白，一般肾小管性蛋白尿很少超过2～3g/

24h，且常伴有近端肾小管的其他功能障碍而产生糖尿、氨基酸尿、磷酸盐尿和尿酸尿。过剩性蛋白尿是由于血浆异常免疫球蛋白和其他低分子量蛋白浓度增加，导致肾小球的蛋白滤过量大于肾小管重吸收量，骨髓瘤常产生大量的免疫球蛋白，引起过剩性蛋白尿。短暂性蛋白尿可因高热、剧烈运动等引起，多见于儿童，休息几天后可恢复；在老人可由于充血性心力衰竭所致，常见心衰纠正后尿蛋白检查转为阴性。间歇性蛋白尿通常与体位改变有关，如长期站立可产生轻微蛋白尿，每天尿蛋白量很少超过1g，平卧休息后恢复正常，其原因为站立时肾静脉压力增高，大多可自行恢复。对持续性蛋白尿患者应做进一步检查。

（3）尿糖：通常几乎所有从肾小球滤过的糖均在近曲小管被重吸收，故正常人空腹尿糖为阴性。尿中出现葡萄糖称为糖尿，常见于糖尿病。当滤过的糖超过肾小管重吸收能力时（血清糖的肾阈值大约是10mmol/L），亦可出现尿糖阳性，尿中含大量的维生素C、对氨水杨酸、萘啶酸等可引起假阳性。

（4）酮体：正常尿中无酮体出现，当糖尿病酮症酸中毒、孕妇和过度饥饿的患者由于异常的脂肪分解时尿酮体可出现阳性。

（5）胆红素和尿胆原：正常人尿中无胆红素，只有非常少量的尿胆原。胆红素分直接胆红素和间接胆红素。直接胆红素是由胆红素与葡萄糖醛酸在肝细胞内结合形成，正常情况下经胆道进入小肠，并转化成尿胆原。所以直接胆红素不出现在尿中，除非有肝内疾病和胆道梗阻。尿胆原是直接胆红素的终末代谢产物，通常50%由粪便排出，50%再吸收进入肠肝循环，每天1~4mg的尿胆原分泌在尿中。溶血性疾病和肝细胞疾病可引起尿胆原增加；相反，胆管梗阻和抗生素的使用改变肠内菌群而影响直接胆红素转变成尿胆原，使尿胆原的浓度降低，血清中直接胆红素的浓度升高。

（6）显微镜检查：通常取新鲜尿10mL，离心5分钟后弃去上清液，取尿沉渣进行显微镜检查，正常人尿红细胞0~3个/HP，>3个/HP为血尿；白细胞正常为0~5个/HP，>5个/HP提示有炎症。少量上皮细胞无临床意义。正常人尿中无管型。管型是尿蛋白质在肾小管腔内形成的凝块，黏蛋白是所有管型的基本物质。当管型仅由黏蛋白组成则称为透明管型，多见于高热或剧烈活动后，也可见于肾脏本身病变。红细胞管型是肾小球出血的依据，多见于急性肾小球肾炎。白细胞管型多见于急性肾盂肾炎。颗粒管型、上皮细胞管型、蜡样管型均反映肾实质损害。尿中有结晶，通常意义不大，但如新鲜尿中有多量尿酸结晶和草酸钙结晶，且有红细胞存在，应考虑有结石可能。服用某些药物（如磺胺类药物），尿中也可出现这些药物的结晶。如发现胱氨酸结晶可确诊为胱氨酸尿。在酸性尿中结晶包括草酸钙、尿酸和胱氨酸；在碱性尿中结晶为磷酸钙和三磷酸盐结晶。

（三）尿三杯试验

血尿、脓尿时，可通过尿三杯试验帮助初步定位。方法为：清洗外阴及尿道口后，将一次尿不中断地排入三个清洁容器内，将最初的10~20mL尿留于第一杯中，中段尿留30~40mL于第二杯中，终末5~10mL留于第三杯中，分别送化验。若第一杯尿液异常且程度最重，提示病变可能在前尿道；若第三杯异常且程度最重，则病变可能在后尿道或膀胱颈；若三杯均异常，病变可能在膀胱颈以上。

（四）乳糜尿

将尿液加入等量乙醚中，震荡后取乙醚层（上层）液体一滴放于玻璃片上，加入苏丹Ⅲ染液，镜下观察。如为乳糜尿可见红色脂滴，并可见下层尿液由浊变清。此时应再吸取乳糜尿沉渣寻找微丝蚴。

（五）尿细菌学检查

应在用药前或停药2天后，清洗外阴及尿道口，留中段尿于无菌瓶中，加盖后立即送检。若置于4℃保存不能超过8小时。

细菌培养：常用中段尿行定量培养并做药敏试验。若培养出细菌数>10^5/mL为感染，<10^3/mL则多为污染，如为10^3~10^5/mL则不能排除感染的可能性，必要时需复查。对细菌数>10^5/mL者应常规做药物敏感试验。真菌、衣原体、淋病奈瑟菌、伤寒沙门菌、结核分枝杆菌及厌氧菌等需做特殊培养。

（六）尿脱落细胞检查

尿脱落细胞检查可帮助评价肾实质和尿路疾病，特别是对尿路上皮肿瘤的早期诊断、疗效观察和癌症普查有重要意义。对尿路上皮的原位癌和细胞分化较差的肿瘤有特殊的诊断价值,阳性率有报告达70%以上。

要求尿液新鲜,尿量不少于50mL,最好为早晨第一次尿的中后段尿液。收集尿应及时离心,沉淀物涂片必须在尿液排出后1~2小时完成。若不能及时完成涂片,可在尿液中加入1/10尿量的浓甲醛溶液或95%乙醇固定,以防尿液腐败,细胞自溶。

恶性肿瘤细胞的形态特征为:细胞核大,核直径>1/2细胞直径,核/浆比例增大。可出现多核,染色质颗粒粗糙,核仁增多增大,核膜明显。细胞质变化,见分化不良细胞的胞质量少,细胞总体积增加,呈多形性。临床上还用荧光素吖啶橙染色法来判断细胞形态及核酸代谢等变化,肿瘤细胞胞质呈橘红荧光,核呈黄绿色或黄色荧光,荧光强度取决于胞质 RNA 和 DNA 含量,因此增生活跃的细胞其细胞质和细胞核荧光强度增强。

(七)尿液的生化检查

尿液的生化检查应收集24小时尿。即从第一天确定的某一时间将尿排尽并弃去,然后将所有的尿液排入容器内,直至第二天的同一时间排尽并收入容器中。计算24小时尿量,混匀后留取50mL送检,留尿期间标本宜保存于冰箱内或加入防腐剂。作24小时尿尿素氮、肌酐、肌酸、尿酸、氯化物、钾、钠、钙、磷等物质的测定以甲醛为宜,17-羟皮质类固醇、17-酮皮质类固醇、儿茶酚胺、3-甲氧基-4-羟基苦杏仁酸(VMA)、醛固酮等物质的测定以盐酸为宜。

尿肌酐正常值为0.7~1.5g/24h。在急性肾炎或肾功能不全时,尿肌酐排出量降低。

尿素氮正常值为9.5g/24h。增高时表示体内组织分解代谢增加;降低见于肾功能不全、肝实质性病变。

尿酸正常值为0.4~1.0g/24h。增高见于痛风,降低见于肾炎。

尿钾正常值为2~4g/24h。增高见于肾上腺皮质功能亢进、肾移植术后利尿;降低见于严重失水、失钠而有肾前性氮质血症及失盐综合征、尿毒症及肾上腺皮质功能减退等。

尿钠正常值为3~6g/24h。增高见于肾上腺皮质功能减退、急性肾衰竭(ARF)及肾移植术后利尿期;降低见于长期禁食钠盐、肾上腺皮质功能亢进等。

尿钙正常值为0.1~0.3g/24h,尿磷正常值为1.1~1.7g/24h。尿钙、尿磷排出量增高见于甲状旁腺功能亢进症、特发性高尿钙。

(八)尿的激素及代谢产物检查

尿17-羟皮质类固醇(17-OHCS)为肾上腺皮质类固醇的代谢产物,正常值男性为8~12mg/24h,女性为6~10mg/24h。增高多见于肾上腺皮质功能亢进,如皮质醇增多症等;降低见于肾上腺皮质功能减退。

尿17-酮皮质类固醇(17-KS)正常值男性为10~20mg/24h,女性比男性低2~3mg/24h。17-KS在女性主要来自肾上腺,在男性则2/3来自肾上腺,1/3来自睾丸,所以此检查在男性反映肾上腺皮质与睾丸功能,在女性反映肾上腺皮质功能。增高见于皮质醇增多症、肾上腺性征异常综合征、睾丸间质细胞瘤、多毛症、肢端肥大症、男性性早熟、内分泌雄激素治疗后。减少见于 Addison 病、垂体功能减退、睾丸发育不全、睾丸切除后、甲状腺功能减退以及某些慢性病如肝炎、结核、糖尿病等。

尿儿茶酚胺(CA)包括去甲肾上腺素(80%)、肾上腺素、多巴胺三种物质。正常值为9~108μg/24h。增高见于嗜铬细胞瘤、肾上腺髓质增生、副神经节瘤等;降低见于营养不良、高位截瘫、家族性脑神经功能异常和帕金森病等。

3-甲氧基-4-羟基苦杏仁酸(VMA)是儿茶酚胺代谢产物,增高见于儿茶酚胺增多症。化验前数日应停止食用香蕉、咖啡、茶、巧克力等含香草的食品,可避免部分假阳性;停服苯胺氧化酶抑制药及甲基多巴可避免假阴性。

尿醛固酮是肾上腺皮质球状带分泌的一种盐皮质激素,调节 K^+、Na^+ 及水的平衡。正常值<10μg/24h。增多见于原发性醛固酮增多症、继发性醛固酮增多症、甲状腺功能亢进症、部分高血压、低血钾

等；减少见于肾上腺皮质功能减退、糖尿病、Turner 综合征、18 - 羟化酶缺乏、垂体功能减退等。

二、前列腺液检查

（一）标本采集

首先嘱患者排空尿液并收集部分尿液备用，然后取膝胸位或直立弯腰位。直肠指检时在直肠前壁触及前列腺后，从左右两侧对称向中央沟均匀按摩 2 ~ 3 次，再从前列腺底部朝尖部方向按摩 1 ~ 2 次，用手指在会阴部挤压球部尿道可见前列腺液从尿道口滴出并收集于玻璃片上，立即送检查。另外根据检验指标不同，收集于相应试管内。

（二）涂片检查

主要观察卵磷脂小体、巨噬细胞、红细胞及白细胞等。正常前列腺液卵磷脂小体大于 3 + /HP，白细胞 < 10 个/HP，无脓细胞，无或偶见红细胞，上皮细胞少见。慢性前列腺炎时白细胞 > 10 个/HP，卵磷脂小体减少，巨噬细胞吞噬多量卵磷脂状颗粒称为颗粒细胞，为前列腺炎特有的表现。由于影响结果的因素较多，单次前列腺液检查常不能准确判断前列腺的炎症情况，在可疑的情况下，建议复查 1 ~ 2 次。

（三）其他检查

pH：正常前列腺液 pH 为 6.4 ~ 6.7，并随年龄增加 pH 有增高趋势，逐渐变成偏碱性。研究证明 pH 升高往往早于临床症状的出现。如 pH > 8.0，对诊断慢性前列腺炎有帮助。

免疫学检查：慢性前列腺炎患者前列腺液内的免疫球蛋白可明显增高，主要表现为 IgA、IgG 增高，且 IgA/IgG 比值明显高于正常人。

锌离子：慢性前列腺炎时锌离子浓度明显下降。现已证明含锌化合物具有抵御细菌上行感染的作用。

（四）培养检查

前列腺液细菌培养是鉴别细菌性和非细菌性前列腺炎最简单、准确的方法。为避免尿道炎的干扰，常采用 Meares 和 Stamey 提出的四杯定位细菌培养法。即取四个无菌容器分别标上 VB_1、VB_2、EPS、VB_3。阴茎头清洗后留初始尿 5 ~ 10mL 于 VB_1 中，留中段尿 20 ~ 30mL 于 VB_2 中，然后按摩前列腺液装入 EPS 中，按摩后再留初始尿 5 ~ 10mL 于 VB_3 中，4 份标本均做培养。如 VB_1 细菌数量多，其余标本均低，提示尿道炎存在；如 VB_2、VB_3 细菌数量高，其余标本正常，提示膀胱以上尿路感染；如 EPS 细菌数量高，直接表明前列腺炎；如 VB_3 的菌落数大于 VB_1 菌落数的 10 倍，也表明为细菌性前列腺炎。如疑为支原体、衣原体、淋病奈瑟菌等感染应做特殊培养。

三、精液检查

正常精液是由精浆和精子组成。精浆主要由前列腺、精囊和尿道球腺等附属腺体分泌。精囊液占精液总量 50% ~ 65%，前列腺液量占 30% ~ 34%，睾丸、附睾、输精管分泌液量仅占 3% ~ 5%。精子在睾丸中产生，在附睾中成熟，通过输精管运输到体外。

精液检查（semen analysis）是评价男性生育力的重要依据，也可观察输精管结扎及复通的效果。

射精时精液排出有一定顺序，通过三段分步射精法分析，第一段精液中含有大量精子，后两段逐渐减少。因此精液收集方法在精液检查中是很重要的一步。

1. 精液采集　受检者 3 ~ 5 天无射精活动，但有学者认为禁欲至少 48 小时，但不超过 7 天，并主张 25 岁以下禁欲 3 天，25 ~ 35 岁禁欲 5 天，35 ~ 45 岁禁欲 7 天，效果更好。用手淫法将全部精液收集于清洁容器内，温度应保持 25 ~ 35℃，气温低时应置于贴身内衣袋内，1 小时内送检。如需重复检查，应间隔 1 ~ 2 周。不可用避孕套收集。

2. 精液常规分析　目前精液自动化分析仪已普及，其准确、快速、方便，便于数据及图像储存。正常精液呈灰白色，液化后则呈乳白色或灰黄色，中等黏稠；30 分钟完全液化，室温下 1 小时不液化为精液不液化症；量正常为 $2 \sim 6mL$，$<1.0mL$ 或 $>8mL$ 均为异常；pH 值为 $7.2 \sim 8.0$；精子密度正常为 $2 \times 10^7 \sim 2 \times 10^8/mL$，$<2 \times 10^7/mL$ 为少精子症，$>2 \times 10^8/mL$ 为多精子症；正常形态精子应 $>60\%$；精子活力，射精后 $30 \sim 60$ 分钟精子存活率应 $>60\%$；精子活动力，射精后 1 小时快速前向运动精子（a + b 级）$>50\%$ 或活跃快速前向运动精子（a 级）$>25\%$；白细胞 <5 个/HP，精液果糖浓度 $0.87 \sim 3.95g/L$ 或单次射精 $>13\mu mol$。

3. 抗精子抗体测定　正常情况下抗精子抗体应为阴性。抗精子抗体可使精子制动或使精子黏附在子宫颈黏液上，难以通过子宫颈，也可抑制精子顶体的活性，使精子不易穿透卵丘、放射冠和透明带进入卵细胞，阻碍精子与卵细胞结合。抗精子抗体按其对精子的作用分为凝集性、制动性和结合性三类，其中精子凝集抗体有头对头、尾对尾及混合型 3 种。测定抗精子抗体的方法很多，各家不一，抗精子抗体有血清抗精子抗体和精浆抗精子抗体，但以后者对精子影响最大且最直接。

四、肾功能检查

肾脏主要生理功能有两个方面：①生成尿液，排出体内代谢产物，调节体液容量、渗透压，维持水、电解质和酸碱平衡，从而保持机体内环境的稳定。②分泌一些重要的生理活性物质或激素，调节血压（如肾素和前列腺素），促进红细胞生成（促红细胞生成素）及调节钙磷代谢 $[1, 25 - (OH)_2D_3]$ 等。

由于肾脏具有巨大的储备能力，故目前临床所用的各种肾功能检查方法常常不能查出早期和轻度的肾实质损害。例如一个正常人，因外伤做一侧肾切除，患者仍能正常生活。因此，肾功能检查其目的主要是了解肾脏有无功能不全，评价能否耐受手术，观察其动态变化，以便制定治疗方案。

（一）肾小球滤过功能检查

1. 血清肌酐（Cr）、尿素氮（BUN）测定　Cr 的生成与排泄受肾外因素影响很少，因 Cr 是肌酸的代谢最终产物，且血中浓度与尿中排出量都较为恒定，是反映肾功能的一项可靠指标。它每日生成量为 $20mg/kg$ 或 $1mg/min$，肾功能丧失约 50% 以后，血清 Cr 才升高。

BUN 是蛋白质分解代谢最终产物，主要在肝内形成，肾脏排出。它受食物中蛋白质摄入量、胃肠道出血、高分解代谢、肝脏代谢能力等肾外因素影响，因此测定血清 BUN 增高判断肾功能不如血清 Cr 升高特异性强，但因检测方便，临床仍广泛应用。

BUN 与 Cr 比值正常为 $10 : 1$，比值增大见于高分解代谢、肾前性氮质血症、少尿（尿素再吸收呈管液流率依赖性）、尿路梗阻等。尤其是急性情况下意义更大，慢性肾病时影响因素较多，需仔细分析。

指甲肌酐测定：肌酐可沉积于指甲中，从指甲基底部至甲缘需生长 3 个月时间。故检查甲缘指甲中肌酐含量，可了解 3 个月前血肌酐水平和肾功能状况，对鉴别急、慢性肾衰竭常有帮助。

2. 肾小球滤过率（GFR）　是指单位时间内由肾小球滤过的血浆量，是最重要的肾功能试验。可通过菊粉清除率（Cin）、内生肌酐清除率（Ccr）来评估。Cin 正常值为 $125mL/min$，Ccr 正常值为 $80 \sim 120mL/min$。前者因需导尿和输液，临床应用不方便，故不能作为常规。后者较简单易行，现应用广泛。一般认为 Ccr 降低至正常值的 80% 时，表示肾小球滤过功能已有减退。降至 $51 \sim 70mL/min$ 时提示轻度损害；降至 $31 \sim 50mL/min$ 时提示中度损害；降至 $21 \sim 30mL/min$ 时提示重度损害；$10 \sim 20mL/min$ 提示进入肾功能衰竭期；$<10mL/min$ 为尿毒症期。

现今同位素法已在临床广泛应用，用 $^{99m}Tc - DTPA$（$^{99m}Tc -$ 二乙三胺五乙酸）注射后测定肾小球滤过率（GFR），用 $^{131}I - OIH$（$^{131}I -$ 邻碘马尿酸）测定肾有效血浆流量（ERPF），方法简便，结果可靠。

（二）近端肾小管功能检查

近端肾小管主要有分泌和重吸收功能。葡萄糖最大重吸收量（TmG）、对氨马尿酸最大排泌量（Trm_{PAH}）、酚磺酞排泄试验均因方法烦琐、干扰因素多，影响其准确性而很少开展，目前多用尿 $\beta_2 - MG$、尿溶菌酶测定来评价。

尿 $\beta_2 - MG$ 为小分子清蛋白，从肾小球滤出后 99.9% 被近曲小管吸收和降解，故尿 $\beta_2 - MG$ 含量甚微，正常 <0.2μg/mL，如血中含量正常，尿中含量增多，则说明近曲小管功能下降。当存在蛋白尿时，如尿蛋白与尿 β_2-MG 比值 >200 提示为肾小球性，<10 则为肾小管性。但要注意排除引起血 β_2-MG 增高的因素。

尿溶菌酶（Lys）广泛存在于机体各器官组织中，为小分子蛋白酶，易从肾小球滤过，并立即被近曲小管重吸收。正常人尿 Lys 浓度很低（<3μg/mL）或不能检出。当近端肾小管损伤时，尿 Lys 浓度可升高。但要排除白血病、大量化疗使病态白细胞坏死引起高溶菌酶血症的影响，当血中 Lys 浓度高出三倍时，尿中排出的 Lys 可升高。

（三）远端肾小管功能检查

远端肾小管主要是浓缩稀释功能、尿液酸化功能。检查方法主要有尿比重试验、浓缩稀释试验、昼夜尿比重测定、尿渗透压测定、自由水清除率等。

尿浓缩试验：禁饮 10 小时尿渗透压测定，正常值 >700~800mmol/L，表示肾有浓缩功能，其受尿糖增高的影响，而不受蛋白尿的影响。

尿稀释试验：于 30min 内饮水 1 500mL。正常时饮水后 4 小时应排出饮量的 75%，尿比重降至 1.003。肾功能不全时尿量少于 500mL，比重大于 1.003，本试验对于严重水肿及心功能不全患者禁用。

由于肾浓缩功能比稀释功能先受到影响，故后者极少应用。

尿比重亦可反映肾小管浓缩功能，正常 24 小时尿比重为 1.015~1.030。单次尿最高与最低比重之差应 >0.008，而且必须有一次尿比重 >1.018。常以晨尿比重 >1.020 作为尿浓缩能力良好的标志。如患者每次尿比重固定在 1.010 左右，则为固定低比重尿，说明肾小管浓缩功能极差。

尿中无大分子物质干扰时，比重 1.001 相当于渗透浓度 30mmol/L，比重 1.010、1.020、1.030，则分别与 300、800、1 200mmol/L 相对应。因此临床多用简单的尿比重测定来代替，尿血渗透浓度比为（3~4.5）：1，比值下降，表示浓缩功能差。但尿血渗透浓度比不如尿血肌酐比值敏感，大于 40 即说明浓缩功能良好。

（四）尿酸化功能试验

肾是调节酸碱平衡的重要器官，是通过近曲小管回吸收 HCO_3^- 和远曲小管排出 H^+ 及非挥发性固定酸来稳定体内 pH，这一功能往往和肾小管其他功能好坏相平行。目前所用的各项试验（如 NH_4Cl 负荷试验、硫酸钠试验、碱负荷试验等）均作为肾小管酸中毒的诊断及分型用，但操作复杂，故临床上一般不用这些试验来评价肾功能。

五、血液检查

（一）血清电解质测定

1. 钠（Na^+）　正常人血清钠为 136~145mmol/L。血清钠增高多见于皮质醇增多症、原发性醛固酮增多症、垂体肿瘤、高渗性脱水及过多摄入钠盐。血清钠降低多见于肾上腺皮质功能减退、慢性肾小球肾炎、尿毒症、肾髓质囊性变、多囊肾、代谢性酸中毒及低渗性脱水、水中毒。

2. 钾（K^+）　正常血清钾为 3.5~5.5mmol/L。高血钾见于肾衰竭、酸中毒、严重创伤、溶血及过量补钾等。低血钾多见于原发性醛固酮增多症、大量使用利尿药、长期摄入不足、碱中毒、肾小管酸中毒、呕吐等。

3. 氯（Cl^-）　正常血清氯为 98~106mmol/L。血清氯增高见于急性肾小球肾炎、代谢性酸中毒、呼吸性碱中毒等。降低多见于严重呕吐、腹泻、大量利尿、糖尿病及长期限盐等。

4. 钙和磷　正常人血清钙为 2.2~2.7mmol/L，血清磷为 1.0~1.6mmol/L。长期肾功能不全、甲状旁腺功能减退可引起血磷升高和血钙降低；甲状旁腺功能亢进可引起血钙升高、血磷降低；多发性骨髓瘤可引起血钙和血磷升高。

（二）血酸碱指标的测定

1. 血清二氧化碳含量（$T-CO_2$）　正常值 22~31mmol/L。增高见于呼吸性酸中毒、代谢性碱中毒、低血钾；减少见于代谢性酸中毒、呼吸性碱中毒、肾衰竭等。

2. 血 pH　正常动脉血 pH 7.35 ~ 7.45，静脉血 PH 7.32 ~ 7.38。小于上述低值为酸中毒，大于上述高值为碱中毒。

（三）血液中激素测定

1. 血浆皮质醇测定　血浆皮质醇有明显的昼夜节律变化：早晨 6 ~ 8 时最高（10 ~ 25mg/L），晚 10 时至凌晨 2 时最低（2 ~ 5mg/L），其变化呈 U 型曲线。由于皮质醇的脉冲式分泌及昼夜节律变化，故血皮质醇的单次测定意义不大。如皮质醇增加提示肾上腺皮质功能亢进（腺瘤、增生、癌）、甲亢、妊娠，异位 ACTH 肿瘤时升高，此外还有昼夜分泌节律消失；减少见于 Addison 病、急性肾功能衰竭、垂体前叶功能减退、甲状腺功能减退、肝硬化等。

2. 血浆醛固酮测定　正常人血浆醛固酮为 8.37 ± 2.7μg/L（上午 8 时卧位基础值）及 13.64 ± 7.51μg/L（上午 10 时直立位刺激值）。①增高：原发性醛固酮增多时超过正常值的 2.8 ~ 4.2 倍，另外有继发性醛固酮增多、甲亢、低血钾、部分恶性高血压等。②减少：见于艾迪生病、18 - 羟化酶缺乏、糖尿病、Turner 综合征、垂体功能减退等。诊断原发性醛固酮增多时，应同时测定血浆肾素，确定血浆醛固酮/血浆肾素的比值，当比值超过 25 时，应进一步证实原发性醛固酮增多。

3. 血浆儿茶酚胺测定　儿茶酚胺（CA）包括去甲肾上腺素（NE）、肾上腺素（E）、多巴胺（DA）三种，应分别测定其值。①循环中 80% 的 NE 和 E 处于结合状态，而 100% 的 DA 呈结合状态。结合状态的 DA 明显升高常与恶性嗜铬细胞瘤有关。②嗜铬细胞瘤患者血浆 CA 升高，以 NE 升高为多见，其次是 NE 和 E 升高，单纯 E 升高很少见。③测定静息卧位血浆 CA，对嗜铬细胞瘤诊断价值最大。④血 CA 升高还见于神经母细胞瘤、副神经节瘤、心肌梗死等。CA 降低见于自主神经病变和帕金森病。

4. 血浆肾素 - 血管紧张素测定　均应测普通卧位及低钠饮食时的卧位及立位值。增高见于继发性醛固酮增多症、肾素瘤、低钾血症、急性肾衰、Addison 病及 Wilms 瘤等；减少见于原发性醛固酮增多症、肾上腺盐皮质激素合成酶系缺陷、高血钾等。

5. 血浆睾酮测定　正常值：成年男性（570 ± 156）μg/L，女性（59 ± 22）μg/L。增高见于特发性男性性早熟、肾上腺皮质增生或肿瘤、睾丸肿瘤、多囊卵巢综合征、卵巢雄性化肿瘤、松果体瘤等。减少见于无睾丸症、原发性睾丸功能减退、大部分克氏综合征、Kallman 综合征等。

6. 促卵泡生成素（FSH）、黄体生成素（LH）、泌乳素（PRL）　上述激素均由垂体分泌。它和睾酮（T）、雌二醇（E_2）构成垂体 - 性腺轴。它们关系密切，对精子生成、维持男性性功能和男性生殖器官的发育有重要作用，临床上应综合判断，有助于疾病的诊断。如 T 水平低下，精液检查不正常，而 LH、FSH 水平显著增高，为原发性性腺功能低下；继发性性腺功能低下者精液检查不正常，T 水平低下，而 LH、FSH 水平显著减少；单纯性精曲小管病变时，血浆 FSH 水平增高，而 LH 及 T 水平正常；PRL 值明显升高，并伴有性功能低下、少精及阳痿等为高泌乳素血症，有垂体瘤或垂体微腺瘤可能；如 T、LH、FSH 都正常而精子数目明显减少或无精子，应考虑输精管道阻塞。青春期前儿童 LH、FSH、T 同时升高，提示真性性早熟；如 LH、FSH 不高，T 稍高，但 T 代谢产物和血、尿皮质醇升高者，提示假性性早熟。

（王安和）

第二章

泌尿外科的有创检查

第一节　导尿术

一、适应证

导尿术可用于下尿路疾病的诊断和治疗两方面。

（1）解除各种原因所引起的下尿路梗阻症状，如前列腺增生、膀胱内血块、手术后膀胱颈或尿道狭窄，或膀胱收缩无力所致的急性尿潴留。

（2）对女性患者，为了避免皮肤菌群的污染可采用导尿的方法来收集尿液。

（3）用于测定膀胱容量，压力，剩余尿量和对冷热的感觉。

（4）通过导管注入造影剂进行影像学检查或注入相关药物行灌洗治疗。

（5）用于病情或治疗需要，监测准确的尿液排出量。

（6）作为膀胱颈或尿道狭窄手术后的支架。

（7）间歇性导尿，常用于神经源性膀胱的患者，当膀胱丧失功能而不能正常排空膀胱时采用的方法。

二、导尿管类型

（1）直导尿管：这是最常使用的导管。该类导尿管可根据具体情况自行制成多孔状，因而在清除膀胱内血块以及膀胱灌洗时具有一定的优势。但此导尿管多为乳胶或橡胶制品，长时间留置后易形成结石，故不宜做长期引流用。

（2）弯头导尿管：主要用于前列腺增生的患者导尿。

（3）气囊导尿管：导尿管头部带有气囊，可分双腔和三腔两种，常用于患者需要留置导尿管或需做膀胱冲洗时，如前列腺膀胱手术后或有出血的患者。

（4）带槽导尿管：此种导尿管开有引流槽，便于尿道分泌物的引流排出。同时该导尿管多选择硅胶作为原材料，因而对尿道的刺激较小，尤其适用于尿道手术术后的引流。在导尿管的使用过程中还需牢记一点。同等尺寸的导尿管，无气囊的导尿管较带气囊的导尿管管腔更大，而双腔的管腔内径也比三腔导尿管更宽，这一点在临床治疗选择导尿管的类型时会有一定的帮助。

三、方法

首先应像所有检查一样，告诉患者导尿的原因和治疗过程中可能出现的不舒服感觉。患者平卧，用消毒液如新洁尔灭消毒尿道口及其周围，然后尿道内注入10～15mL水溶性润滑麻醉剂，如2%利多卡因胶浆或0.5%地卡因胶浆后保留5～10分钟，使麻醉药与尿道黏膜充分接触。一般情况下麻醉剂的注射需匀速、轻柔，但若在操作前怀疑存在有轻度尿道狭窄，可适当加快注入润滑剂时的速度并施予一定压力，以期能对狭窄的尿道有一轻度扩张作用，从而便于导尿管的顺利置入。女性可用导尿管蘸润滑麻醉剂后插入。留置过程中阴茎与身体保持垂直位并尽可能的牵拉伸直，在导尿管通过球膜部尿道可感觉有明显阻力，若阻力较大时尽量避免粗暴操作，继续强行插入，可用手在会阴部做轻柔按压以协助导尿管通过。男性留置导尿管时必须在导尿管全部置入尿道后方能注水扩大气囊，以免尿道意外损伤，女性因尿道较短，可在置入导尿管1/2长度以后注水扩大气囊。

对于需留置一段时间引流尿液，最好选用双腔气囊导尿管及应用合适的抗生素预防尿路感染。同时由于硅胶导尿管对于尿路的刺激作用相对较小，因而更适合于长期的留置使用。对于用一般导尿管插入有困难的患者，如尿道狭窄、前列腺增生、膀胱颈部挛缩者，则可试用12F号尖头导尿管，操作过程中需注意导尿管尖头在置入时需始终面对膀胱颈部12点的位置。如仍不能通过梗阻部位，则可试用在导尿管内放置导引钢丝后插入，一般常能成功。但在钢丝引导过程中切忌使用蛮力，粗暴操作极易导致尿道严重损伤出血乃至假道形成。如果采用尖头导尿管或导引钢丝内置仍不能通过梗阻部位时，可采用经皮膀胱造瘘术。

女性留置导尿管出现困难较为少见，往往由于过度肥胖或者各种原因引起的尿道外口开口异常所致。尤其在出现后者情况时行相关的阴道探查非常必要，多数情况下尿道外口可在阴道前壁处被发现，另外在导尿管置入过程中将手指置入阴道内作为指引，多可顺利完成置管操作。

（姜　波）

第二节　尿道扩张术

一、适应证

（1）治疗尿道狭窄。
（2）在男性也常作为内镜检查前准备。
（3）在女性常用于排尿不畅或反复尿感的治疗。
（4）探查尿道及膀胱内有无结石或异物。

二、器械和方法

常用于尿道扩张的器械有金属扩张或金属探条、丝状探条（filifoms）和气囊导管扩张。

在行金属探条扩张时应尽可能地选择头部稍尖并向后逐步增粗的探条。探条的弯曲弧度不易过大，以免增加尿扩过程中不必要的困难。每次扩张操作前患者可口服适量抗生素以预防感染。操作时患者取平卧位，一般采用表面麻醉剂，尿道内注入10~15mL水溶性润滑剂，在麻醉润滑剂注入完毕后可追加注入空气15~20mL，以使润滑剂能充分到达后尿道部位，注入完毕后尿道内保留5~10分钟。另外对于耐受性较差的患者可选用腰骶麻醉。术者立于患者左侧，左手提起阴茎，右手将金属扩张器缓慢、轻巧地插入尿道，当抵达尿道球部时，将扩张器抬起渐呈垂直位，使探条弧度和球部尿道弧度保持一致以逐渐通过该位置。到达尿生殖膈时稍有阻力，此时将阴茎和扩张器轻轻放平，垂落在两大腿之间，同时继续推进扩张器，即可进入膀胱。如扩张器不能放平或放平后不能左右转动，则表示未进入膀胱。最后一根扩张的探条可在尿道内保留5~10分钟，必要时可在拔出探条后自尿道注入抗生素以及少量地塞米松以减少瘢痕组织的形成。

扩张一般自18F大小开始，如不能通过则换成口径小1号的探条，若至12F探条仍不能扩入，尽量避免使用更小规格探条，同时每次扩张不宜超过2~3个尺码。整个操作过程应绝对遵循轻柔的原则，探条在尿道内进行扩张遇到阻力时不可采用蛮力，否则可能导致尿道的严重损伤。此外对于部分尿道狭窄术后的患者，由于手术可导致尿道位置的偏移，因此在行尿扩治疗遇到阻力时可将探条轻柔地旋转直至寻找到可以继续进入的管腔，这一操作手法可以极大地增加尿扩的成功率。

如尿道狭窄严重，金属扩张器不能通过时，可试用丝状探条插入尿道，耐心地试行通过狭窄。丝状探条是一种小口径直的或螺旋状头，一般粗细为3~5F，导管没有腔，尾部可连接粗大的扩张条。在确定通过狭窄段进入膀胱时再连接金属扩张器进行扩张。

值得注意的是，对伴有假道的尿道狭窄患者扩张时，丝状探条进入假道是常见的，此时往往需要用多根丝状探条同时行尿扩操作。当数根探条进入尿道后，部分探条会进入原有的假道内，剩余探条则可顺利通过狭窄段尿道进入膀胱，这也大大减少了随后探条误进入假道的可能性。但多次、重复利用丝状探条进行扩张并不可取的，这类患者应用手术治疗较为妥当。

另外，在对管腔狭窄细小的患者行尿道扩张时，可采用气囊导管进行操作治疗。操作时先通过膀胱软镜或输尿管镜在直视下发现狭窄环，引导斑马导丝通过狭窄环进入膀胱，退出软镜或输尿管镜后沿导丝置入气囊导管进行逐步扩张治疗。一般扩张完成后需换置较粗导尿管保留 1 ~ 2 周。

三、并发症

尿道扩张的常见并发症有尿道损伤、出血、假道形成及尿道热。尿道热为菌血症，尤其易发生在尿道狭窄严重，伴有假道，扩张时有尿道损伤者。临床上患者会在尿扩后数小时至 24 小时突然发生寒战高热，尿细菌培养阳性。故操作前后应用相应抗生素药物以预防感染是非常有必要的。

（姜　波）

第三节　肾脏穿刺活检术

采用经皮直接进行肾脏穿刺，以获得足够的肾组织，供病理检查。常用于各种肾小球肾炎的分型与肾移植排斥的诊断。

一、适应证

（1）肾移植术后排斥反应的诊断。

（2）各种弥散性肾小球病变，某些肾小管间质疾病及某些原因不明的急性肾衰竭的患者，若临床诊断不清或制订治疗方案、判断疾病预后需要，为确定诊断及进行病理分型。

二、操作要点

（1）患者俯卧位（肾移植患者取仰卧位），腹部垫以 8 ~ 10cm 厚的沙袋。

（2）常用 B 超及 CT 引导定位，确定穿刺点。

（3）嘱患者深吸气后屏气，穿刺枪从穿刺点刺入肾脏，针头进入肾囊时有突破感，并见针尾随呼吸运动呈上下摆动。

（4）再次经 B 超或 CT 确定穿刺位置，扣动穿刺枪后将其拔出，推出针芯见所取的条形肾组织。

三、注意事项

（1）穿刺时一定要患者深吸气屏气，防止肾脏损伤。

（2）穿刺部位多选择在肾脏下极，以避免肾蒂及胸膜损伤。

四、术后处理

（1）局部压迫数分钟后穿刺点放置一小沙袋，再用腹带扎紧，以利压迫止血。

（2）沙袋压迫 6 小时，绝对卧床 24 小时。

（3）观察血压、脉搏、尿量及尿色变化，有无腰痛、腹痛等。

（4）术后应用抗生素 2 ~ 3 天。

（姜　波）

第四节　肾脏穿刺造瘘术

一、适应证

（1）上尿路梗阻引起肾积水、肾盂积脓，尿外渗或尿瘘。

（2）经皮肾镜检查或其他操作，如药物灌注或化疗、尿流改道等。

（3）积水肾引流后功能的估价，决定手术保留肾或切除肾脏。

二、操作要点

（1）若仅为单纯造瘘引流，可选择腋后线上经后下肾盏的穿刺通道，而作为经皮肾镜技术的准备工作，穿刺径路设计应根据所实施的类型而定。

（2）在超声、X 线荧光透视或 CT 引导下刺入肾集合系统。穿刺成功则有尿液自鞘内流出，如无尿液流出，则将注射器与穿刺针相连，边回抽边前后小距离移动穿刺针，直到抽出尿液。

（3）置入导丝，尽量将导丝插入输尿管，以免导丝滑脱。扩张通道后沿导管插入肾盂。

三、注意事项

（1）确认即使在最大吸气状态下，胸膜亦不在拟订的穿刺路径上。

（2）确认肾脏与肠管的关系。

（3）穿刺时嘱患者吸气后屏气。

四、术后处理

（1）术后观察有无血尿。

（2）预防性使用抗生素。

（3）保持引流管通畅，必要时应冲洗引流管。

（姜　波）

第五节　膀胱穿刺造瘘术

一、适应证

（1）尿道损伤、狭窄，前列腺增生等引起的急性尿潴留，导尿管不能插入者。

（2）各种原因（包括神经源性膀胱）引起的尿潴留，虽然能插入导尿管，但如需长时间保留，也以更换为膀胱造瘘为佳。

（3）泌尿道手术后确保尿路愈合，如尿道整形、吻合手术后。

（4）化脓性前列腺炎、尿道炎、尿道周围脓肿等。

（5）尿道肿瘤行全尿路切除后。

二、操作要点

（1）穿刺部位：选择耻骨联合上方一横指处为穿刺点。

（2）局部麻醉：采用长针头注射局麻药，以长针头与腹壁呈垂直方向刺入，回抽出尿液，于此部位做 1cm 的皮肤切口，将膀胱穿刺套管针通过皮肤切口，按穿刺针方向垂直刺入，遇到落空感即已进入膀胱。拔出套管芯，可见尿液流出。经套管插入相应粗细的尿管，退出套管，并用丝线将尿管固定于皮肤。

三、注意事项

（1）穿刺膀胱造瘘必须在膀胱充盈状态下进行。

（2）操作应严格无菌，并注意用力适当，避免穿刺针刺破膀胱后壁，以免发生意外损伤。

（3）穿刺造瘘管应妥善固定，防止滑脱。

四、术后处理

（1）造瘘管及引流袋定期更换，造瘘管4～6周更换1次。

（2）膀胱有出血或感染者，可用1：5 000呋喃西林冲洗膀胱，保持引流通畅。

（3）预防性应用抗生素。

（姜　波）

第六节　前列腺穿刺活检术

前列腺穿刺活检组织检查是经会阴或直肠穿刺，取得前列腺组织做病理学检查，用以确定前列腺病变的性质、种类及程度。

一、适应证

（1）直肠指诊发现前列腺结节，性质不明。

（2）血清前列腺特异性抗原（PSA）明显增高。

（3）超声和其他影像学检查提示前列腺占位病变。

（4）用于邻近器官肿瘤侵犯前列腺的鉴别诊断。

（5）前列腺癌治疗后，需要评价疗效者。

（6）用于转移性肿瘤的鉴别诊断。

二、操作要点

（1）经直肠途径活检的患者，穿刺前1天应常规进行肠道准备。术前1天或2天开始口服抗生素，连服3天。经会阴活检术前可不需做这些准备。

（2）经直肠穿刺的患者取截石位或侧卧位，常取侧卧位，在直肠超声探头的引导下行多点穿刺，即病灶、左右底部、左右尖部及中叶。经直肠穿刺一般不需要局部麻醉。

（3）经会阴穿刺的患者常取截石位，在局部消毒及局部浸润麻醉后，在会阴中心至肛门中点处，右手持穿刺枪刺入，在左手示指插入直肠感觉诱导下，穿刺枪刺入前列腺3～4cm，扣动穿刺枪后拔出，推出针芯可见条状的前列腺组织。前列腺穿刺活检的目标定位主要有6点，6点＋2点，11点，13点等。选择11点或13点，第1次活检阴性、PSA持续增高需要重复活检时。目前常采用多点穿刺，这样可提高前列腺癌检出率。

（4）穿刺后用食指压迫2～5分钟以促进止血。

三、注意事项

（1）穿刺前1～2天开始口服抗生素，穿刺前1周停用抗凝药。

（2）经直肠活检的过程中不要碰到肛门括约肌，肛门括约肌有对疼痛敏感的神经纤维。

四、术后处理

（1）观察有无血尿及便血。

（2）穿刺后多饮水，并继续使用抗生素 3~5 天。

（3）观察术后有无血尿及大便带血，出血多于 6~48 小时自行停止。持续性血尿或术后出现尿潴留，可插管导尿并起到压迫前列腺止血的目的。持续性大便带血可适量应用止血药。

（姜　波）

第三章

内镜检查

第一节　尿道膀胱镜检查

一、膀胱尿道镜检查适应证与禁忌证

（一）适应证

（1）对泌尿系统疾病，经排泄性尿道造影不能明确病变性质和部位者，尤其是显影不满意时，需做膀胱尿道镜检查和逆行肾盂输尿管造影。

（2）怀疑膀胱或尿道病变，或需活检进行病理检查者。

（3）为了诊断、治疗、预防目的需做输尿管导管插入者。

（4）用于手术治疗者，包括输尿管狭窄扩张术、输尿管取石碎石术、输尿管口囊肿切除术、膀胱肿瘤电切术、尿道膀胱异物取出术、膀胱结石碎石术、经尿道前列腺电切术、乳糜尿病例定位哪侧输尿管喷出及排出、输尿管开口插管后做肾盂灌洗治疗。

（5）了解泌尿系统以外疾病对泌尿系统的影响，如后腹腔肿块占位、压迫、后腹腔纤维化病变。

（6）需要进行输尿管插管，以备进行性尿道逆行造影，或分侧收集尿液做特殊检查，或作为盆腔手术的术前准备。

（二）禁忌证

（1）急性全身感染性疾病，如急性上呼吸道感染、败血症、全身化脓性感染。

（2）病情严重、全身出血性疾病或肾功能严重减退者。

（3）泌尿生殖器官急性炎症，如急性尿道炎、急性膀胱炎、急性肾盂肾炎、急性附睾、精索炎。

（4）膀胱容量 <50mL，检查时视野不清，易引起膀胱破裂。

（5）严重尿道狭窄及膀胱病变畸形，无法进行膀胱尿道镜检查。

（6）孕妇及月经期妇女不可做膀胱尿道镜检查。

（7）全身出血性疾病应避免做此项检查。

二、尿道膀胱镜操作中注意事项

下尿路内镜检查需要灌注装置、照明装置（光导纤维）和光源装置。膀胱全面检查需要准备0°、30°、70°和120°（逆式镜）多种型号的观察镜，检查过程中需要旋转硬性膀胱镜。由于膀胱顶常有气泡，轻压耻骨上方将有利于观察膀胱顶部。膀胱镜检应该系统观察尿道、前列腺、膀胱侧壁、膀胱顶、三角区、膀胱颈、输尿管开口（包括开口位置、数量、形状和流出物性状）及三角后区。观察膀胱时需要在不同的充盈程度进行评价。间质性膀胱炎特征性的血管小球和黏膜瘀斑仅在膀胱完全充盈的情况下才能看见。在评估前列腺大小和尿道前列腺部的长度时，直肠镜检较有价值。

选择合适的膀胱灌注液在膀胱镜检中十分重要。常用的有导电和不导电两种灌注液，导电的灌注

液，如生理盐水和乳酸林格液，在内镜检查中是适用的；不导电的灌注液，包括水和甘氨酸。理论上讲使用水的优点在于可以增加可见度，并且水是低渗溶液，它可以溶解肿瘤细胞。但是使用水作为灌注液会增加血管吸收的可能，因此选择灌注液时优先考虑使用等渗或者非溶血溶液，而不是低渗溶液。

硬性膀胱镜检查常导致患者不适，采用1%利多卡因经尿道局部麻醉可以减轻症状。软性膀胱镜检查可以减轻患者的不适感，检查时无须常规的截石位，仰卧位就可进行。目前膀胱镜已经成为泌尿外科的常规设备，尤其在血尿、肿瘤的检查中和取双J管时更为常用。带有软性膀胱镜的电视监视膀胱镜允许正常和异常的解剖图像，帮助他们理解所患疾病。电视膀胱镜减少了泌尿外科医生与液体的接触，并能减少颈椎疾病的发生。但是，这种膀胱镜灌注孔较小，并且没有工作镜鞘。因此，更换观察镜、估算残余尿、反复排空灌注液等操作只有在退出镜体后才能完成。相比而言，硬性膀胱镜器械更加多样，光学装置更好，并且更加经久耐用。

三、尿道膀胱镜操作过程中所见正常图像

正常进镜时可观察到膜部尿道、尿道前列腺部、精阜，正常男性、女性膀胱颈。

四、尿道膀胱镜检术后并发症

进行膀胱尿道镜检查时，如准备不当或违反操作常规或操作不慎，均可引起各种并发症。

1. 损伤及出血　尿道和膀胱黏膜娇嫩，血管十分丰富，稍有不慎，便可导致损伤及出血，轻者尿道血尿2~3天可逐渐消失，如因尿路畸形或暴力引起尿道严重损伤，需视损伤情况对症处理。

2. 膀胱损伤　常因操作粗暴或插管取物时损伤，如出血较多要清理膀胱的血块，并保留导尿管引流尿液，连续冲洗，防止导管阻塞。

3. 膀胱穿通伤　常见于膀胱病变严重，容量过小加上操作用力过猛、插镜过深，或膀胱镜取样活检时操作不当，或膀胱肿瘤电切过深、反复穿刺。如疑有穿孔，患者出现绞痛、腹肌紧张，应立即手术探查。

4. 尿路感染　特别在尿路梗阻的患者，经膀胱镜检查及逆行肾盂造影后常出现尿路感染，尿痛、尿频、腰痛、畏寒、发热，严重者可出现菌血症，这类患者在检查前后应用抗生素预防感染，少数患者经上述处理感染仍不能控制，需经皮肾穿刺置管引流后才能控制。

（单保华）

第二节　输尿管镜检查术

近年来，由于输尿管镜不断改进，管径变细、光源照明清晰，并有弹性好、质软的输尿管导丝引导进行输尿管镜检查，提高了检查的安全性，但由于各种原因，还是有一定的并发症。因此，临床医生能顺利进行输尿管镜的操作，首先须了解输尿管的应用解剖。

一、输尿管镜手术应用解剖

（一）输尿管的解剖

输尿管是位于腹膜后间隙连接肾盂与膀胱的既可蠕动又能扩张的肌性管道。其长度与年龄、身高有一定的关系，成人长20~30cm，右侧输尿管较左侧约短1cm。输尿管管径全长粗细不一，平均直径为0.4~1.0cm。输尿管进入膀胱的角度变化很大，从90°~135°不等，Waloleyer鞘起抗反流作用。老年人因前列腺增生，膀胱三角区被抬高后此角度更大。女性输尿管进入膀胱的角度略小于男性。

输尿管左右各一，略呈S形走行，上起于肾盂，下终止于膀胱三角。解剖上分为腰、盆及膀胱3段，从肾盂、输尿管交界处至跨越髂血管处为腰段，自髂血管到膀胱壁为盆段，膀胱壁至膀胱内口处为膀胱段。

输尿管全长有三个生理性狭窄和三个弯曲：

1. 三个生理性狭窄。

（1）肾盂输尿管连接部：直径约 2mm。

（2）输尿管跨越髂血管部：直径约 4mm。

（3）输尿管膀胱连接部：直径为 1~3mm。

2. 三个弯曲。

（1）肾曲：位于肾盂与输尿管的连接部，为凸向外侧的弯曲。

（2）界曲：位于骨盆上口处（相当于输尿管跨越髂血管处），呈 S 形，先向下，然后斜转向内，过骨盆上口后，再转向下方。

（3）骨盆曲：位于骨盆内，由斜向内下方，转向前下方，为凸向后下方的弯曲。熟悉这些狭窄和弯曲，在行输尿管镜操作时可以减少或避免输尿管损伤。

（二）输尿管腔内标志

在输尿管镜检查过程中应正确认识输尿管腔内标志有助于熟练掌握输尿管镜进镜及观察技巧，避免盲目插镜造成输尿管损伤。

1. 输尿管膀胱壁内段 从输尿管开口进入输尿管 1.5~2cm 后可有"突破感"，可见输尿管相对较宽，然后退镜，可见 1 个相对狭窄环，此处就是输尿管镜下的下段（盆部）与壁内段的分界标志，是输尿管镜通过壁内段输尿管的重要标志。如果患者曾经排过结石或放置过支架管，狭窄环常不明显。

2. 输尿管跨越髂血管段 输尿管镜通过壁内段（进入输尿管下段），继续向后外方推进进入输尿管的骨盆曲（弯曲），此时，需沿着输尿管管腔转向内后方前行，至见到 1 个输尿管腔相对狭窄环（常较明显），其后壁可见明显搏动，此处即为输尿管跨过髂血管处，此处常可见 1 个 S 形弯曲（界曲），由内向前外上跨过狭窄环（髂血管），再转向内后方，进入输尿管上段。在将输尿管镜前推通过髂血管时可将镜尾下压、前端向外上方抬高，方可发现及看清输尿管腔和输尿管后壁出现脉冲式搏动，这是输尿管镜通过第 2 个生理性狭窄的重要标志。此处由于输尿管呈 S 形弯曲，推镜时最易引起穿孔。

3. 肾盂输尿管起始部 输尿管镜越过髂血管进入输尿管上段，此时进镜常感觉较紧，并可观察到输尿管随呼吸的移动。吸气时输尿管随肾下移，而出现成角或屈曲；呼气时输尿管伸直，利于输尿管镜的推进。输尿管中、下段因相对固定，不能观察到此现象。镜端抵达肾盂输尿管连接部时，可见到该处黏膜呈环状隆起及环形缩窄，即肾盂输尿管连接部，此处输尿管常呈一定角度弯曲（肾曲），由外向内后方转入肾盂，这也是输尿管镜进入肾盂的重要标志。进入肾观察到肾上盏，输尿管硬镜不能观察到所有肾盏，特别是下组及后组肾盏。

二、输尿管镜检查的适应证及禁忌证

（一）适应证

1. 用于诊断目的

（1）静脉尿路造影，或逆行肾盂造影，肾盂、输尿管充盈缺损，或可疑病变，需要明确性质者。

（2）影像学检查上尿路正常，但尿细胞学检查有肿瘤细胞者需要明确病变部位。

（3）输尿管开口有喷血，但找不到出血原因，需明确出血部位、原因。

（4）输尿管息肉、肿瘤术后观察，结石或体外冲击波碎石引起输尿管结石堆积形成石街导致梗阻，通过输尿管镜检查清理，疏通阻塞部位。

（5）输尿管内异物，常见为术中放置输尿管支架管未到达膀胱，或支架管回缩到输尿管内需取出。

（6）输尿管内狭窄或良性病变引起出血，需进行扩张或电凝止血。

2. 用于治疗目的

（1）上尿路结石，尤其是输尿管中、下段结石。也可通过输尿管镜完成尿路结石的碎石治疗。体外冲击波碎石后石街的治疗。

（2）肾盂、输尿管内体积较小、分化较好的乳头状移行上皮细胞肿瘤可经输尿管镜行活检、电灼或电切。

（二）禁忌证

（1）急性泌尿道炎症，不宜行此项检查，防止上行性感染及炎症扩散。

（2）病变以下有尿路梗阻或狭窄，防止组织或黏膜损伤和穿破伤。

（3）全身出血性疾病。

（4）膀胱炎变挛缩，容量过小，膀胱不能膨胀，影响操作及插镜。

（5）前列腺增生（含前列腺巨大囊肿）体积过大（超过90mL）者，不宜行此项检查，以免导致镜杆折断。

（6）有盆腔外伤、手术、放疗史，输尿管扭曲、固定和纤维化者。

（7）下尿路肿瘤患者。

三、输尿管镜的构造和种类

输尿管镜有硬性和软性输尿管镜两种，粗细和型号各不相同。

1. 输尿管硬镜　由金属制成，一般长40～46cm，管径F 6.9～13.5。目前临床上常用的是F 8.5和F 9.5的旁视输尿管镜。目镜与物镜在同一直线上的称为直视输尿管镜；目镜与物镜不在同一直线上的称为旁视输尿管镜，现临床多用。镜上设有冲水、放水及操作通道。

2. 输尿管软镜　输尿管软镜亦称纤维输尿管镜，分为单纯观察镜和观察治疗兼用镜两种。单纯观察镜由于没有操作通道而不能进行治疗。观察治疗兼用镜有F 9.9、F 10.8和F 12.3三种型号。其中URF－P2型输尿管软镜是目前世界上最细的可进行腔内操作的输尿管软镜。镜体全长为101cm，工作通道长70cm，镜体外径仅为F 9.3（0.33cm），镜端外径只有F 8.8（0.31cm），工作通道腔内直径为F3.6（0.12cm），具有高清晰度纤维光束的光学系统。内镜呈0°，视野为90°。通过操作手柄可将镜端部向上弯曲160°，向下弯曲100°，这样镜端很容易进入肾内各盏中，特别是容易进入肾下盏。

3. 附属部件　是输尿管镜检查所必备的器件，如：①导丝；②顶端开口式输尿管导管；③扩张器，塑料扩张器、气囊扩张器、液压灌注泵扩张器；④取石器械，如套石篮、取石钳；⑤活检钳等。

四、输尿管镜术前准备

1. 熟悉病情　术者在操作前应详细询问病史，查体，重阅影像学检查资料，明确检查的目的和作用。尤其应仔细分析影像学检查资料，以全面了解输尿管的走行方向，屈曲和狭窄的部位。

2. 患者准备

（1）术前全面检查心、肝、肺、肾等功能情况，若有异常应做相应的处理。

（2）尿常规化验，若白细胞增高，应做尿培养。检查前给予抗生素，控制尿路感染。术前灌肠，给予镇静药。

（3）向患者家属全面介绍检查目的、过程，可能出现的问题及处理方法等，争取患者的密切配合，提高成功率。

（4）署检查知情同意书。

3. 器械准备

（1）检查输尿管镜部件是否齐全，功能状况是否良好。尤其要检查输尿管镜的视野清晰度情况。发现问题及时纠正。

（2）检查配件是否齐全：备好各种型号的输尿管扩张导管、活检钳等配件。

（3）其他如灌水装置等亦应在术前做好准备。

五、输尿管镜操作要点

（一）硬镜操作要点

（1）全身麻醉或硬膜外麻醉成功后，取低截石位。

（2）经尿道直视下将输尿管镜插入膀胱：检查膀胱，输尿管镜从尿道口进入，边冲水边观察，了解膀胱内尤其是两侧输尿管口情况。适当充盈膀胱，找到输尿管间嵴，沿间嵴找到患侧输尿管开口。

（3）插入输尿管导管或导丝引导：经输尿管镜向检查侧输尿管口内插入 3F 或 4F 号输尿管导管或导丝，利用液压灌注泵扩张法扩张输尿管口是重要和基本的方法。

（4）输尿管镜插入方法：在输尿管导管或导丝引导下输尿管镜插入输尿管内。

沿导丝进境（套入法）：其优点是沿导丝上插，不会穿出输尿管壁；缺点是插到目标处后必须将导丝拔出，否则操作通道被导丝占据，不便操作。

沿导丝外进境（侧入法）：亦有医院采用此法。用液压灌注泵将生理盐水以低压 $30cmH_2O$ 持续向镜内灌注。如用吊瓶，则高度约在肾以上 30cm。保持视野清晰。镜体进入膀胱后找到输尿管口，调节角度，旋转镜体，其斜面向上外方，与输尿管口上唇相对，用镜端将导丝挑向外上方，使输尿管口上唇随之抬起。输尿管镜头部鸭样长嘴向后，使输尿管镜进入输尿管内沿后壁进入。持续灌注并进镜。输尿管镜只能在视野清楚条件下前行，直至病变部位乃至肾盂。输尿管有狭窄时，内镜不可强行通过，可通过导丝，插入气囊扩张管，通过狭窄进行扩张。扩张完毕，拔除气囊扩张管，重新插入内镜观察，直至病变部位。

（5）观察方法：镜前端穿过输尿管壁段后有"突破感"，随之可见黏膜光滑、管腔宽敞的输尿管，在跨越髂总动脉时，可以见到搏动，并应抬高镜端方可看清管腔，小心勿损伤。输尿管镜进入输尿管上段时，可以观察到患者吸气时出现一定的角度，此时需在呼气时推进镜体，到达肾盂输尿管连接部时，可见该处黏膜呈环状隆起。

（6）术中处理：术中如确定为结石可行激光或超声碎石；如见到肿瘤可行活检并行电灼、激光等治疗。如诊断为狭窄可行扩张、内切开等治疗。

（7）术后注意：留置输尿管导管或双J管，需留置输尿管导管者，应在输尿管镜结束时留置尿管，将输尿管导管固定在气囊尿管上以防导管向外滑出。

（二）软镜操作要点

（1）麻醉方法：同输尿管硬镜。

（2）先插入输尿管导丝：膀胱镜下将导丝插入患侧输尿管内，退出膀胱镜，再将输尿管软镜套在导丝上进入膀胱内，并找到输尿管开口。此时加大液压灌注泵的压力，由助手协助控制导丝，将输尿管软镜推入输尿管腔内。

（3）在导丝引导下，循腔进镜，输尿管腔及导丝能清楚地显示在输尿管软镜的视野中。观察内容同输尿管硬镜。进入肾盂后，观察肾盂、肾盏内有无结石、肿瘤、溃疡等病变。

（4）术中注意

1）操作要轻柔，决不能用暴力，保持视野清晰，在插入输尿管的过程中，以导丝作引导，保持导丝在视野内，看到管腔后再向前推进。

2）持续低压向输尿管镜内灌注，不宜压力过高及冲入太多，这样易造成肾内反流而引起患者不适及发热等并发症。根据视野的清晰情况决定注入水量，必要时放出部分水后再灌注。

3）输尿管镜插入受阻多因梗阻性病变或输尿管扭曲成角等因素所致。若因输尿管狭窄所致，用扩张器扩张后通过该处。输尿管扭曲引起者，通过旋转输尿管镜、调整检查台使之头低高臀体位来克服。必要时术中输尿管造影，查明原因后再检查。

4）检查过程中视野不清，满视野一片红时，可能为黏膜出血或镜面紧贴黏膜所致，试行冲水及稍向后退出镜体少许，看清管腔后再推进。

5）软性输尿管镜的检查方法同硬性输尿管镜，但视野小、定向比较困难，操作比较复杂，须有一定的学习过程，切勿小视。

六、输尿管镜检查术后并发症

输尿管镜术后并发症的发生率为 4.5% ~8%，但也有报道在 2% ~8% 的。随着内镜设备的普及和操作技术的熟练，其并发症逐年下降。输尿管镜的早期并发症主要有输尿管黏膜损伤（假道）、穿孔、出血、发热、尿外渗、腰痛等。严重的并发症有输尿管撕裂、断裂、剥脱、大血管损伤及严重感染等。远期并发症主要有输尿管狭窄或反流，多见于取石术后患者，其发生率占总并发症的 0.17% ~1.56%。

（单保华）

第三节　经皮肾镜检查

经皮肾镜主要用于诊断和治疗肾盂肾盏内疾病，亦有硬性、软性两种类型。

硬性经皮肾镜的镜鞘管径有 F24、F27 等类型。观察镜有 0°、5°、12°、30°、70° 等数种。

软性经皮肾镜镜鞘管径较细，有 F14.7、F18 等。软性肾镜在肾盂内可弯曲，更便于观察肾盏，弥补了硬性肾镜观察不全的缺点。

经皮肾镜是经皮肤用 B 超或 X 线定位，经皮肤穿刺直达肾盂通道，经过扩张形成皮肤至肾盂集合系统通道，然后用肾镜经此通道进入肾盂、肾盏进行检查及治疗，当肾镜取出后，必须在此通道口插入合适的导尿管（F14~F16）进入肾盂内，其目的有三：一是压迫通道止血，二是引流血性尿液，三是可以经此通道插入硬膜外导管或 F3 号输尿管导管滴入敏感抗生素预防术后肾内感染。

经皮肾镜操作时，需行腰麻或硬膜外麻醉。患者取俯卧位，患侧腹部垫高，在 B 超或 X 线透视引导下向患侧肾盂内穿刺套管针，拔出针芯，将导丝插入肾盂，沿导丝逐渐扩张皮下及肌肉组织和肾通道，将肾盂镜经扩张后的通道插入肾盂。在扩张肾组织的过程中可能会引起肾内出血，影响观察和治疗，所以也可以在扩张后留置导管，待肾内出血停止后再行二期诊断和治疗。

经皮肾操作能否成功，最主要的步骤是穿刺针成功进入肾盏、肾盂内，经过扩张，成功置入肾镜行肾镜检查术或建立一条最佳位置的经皮通道；其次，必须对肾解剖有充分的了解，能确认肾镜是否在肾盂内，即能在内镜下辨认出肾盂、肾盏、输尿管、肾实质及脂肪组织。为了能安全、有效、顺利地进行经皮肾穿刺和诊治操作，熟悉肾的立体结构及其与之相邻器官的解剖学知识是经皮肾镜操作成功的重要前提。

一、应 用 解 剖

（一）肾的位置

肾位于脊柱两侧，贴附于腹后壁，其纵轴与人体纵轴不全平行，而是斜向下外，肾倾斜角是指肾长径的延长线与躯干正中线相交所形成的角度，一般在 15°~45°，右肾体积稍大于左肾，一般位于第 11 胸椎与腰椎之间，因为肝位于右侧，故右肾位置稍低于左肾，右肾门位于第 2 腰椎横突水平，左肾门位于第 1 腰椎横突水平；在正常情况下肾的位置随体位和呼吸而略有改变，通常在 1~2 个椎体范围内（图 3-1）。经皮肾穿刺过程中需要把握住吸气末或呼气末的时间穿刺目标肾盏，最大限度地避免呼吸运动对穿刺过程的影响。肾的冠状切面与人体冠状面呈 30°~50° 夹角。尸体解剖可以清楚地看到，位于腰大肌前方的肾，其前面稍向前外侧，后面稍向后内侧，以肾门为中心旋转，因此，肾的冠状切面与人体冠状切面呈 30°~50°。穿刺过程中要充分考虑肾这一特点。当俯卧位垫高上腹部，特别是在麻醉后腹壁张力消失的情况下，肾的活动度增大，肾容易向头侧移位，影响穿刺。

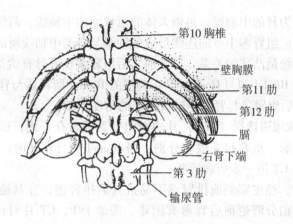

第10胸椎

壁胸膜

第11肋

第12肋

膈

右肾下端

第3肋

输尿管

图3-1 肾的体表位置

（二）肾的毗邻

右肾后面上部、左肾后面中部有第12肋骨斜行越过。右肾前上2/3与肝右叶紧贴，前下1/3与结肠肝曲相邻；内侧缘与十二指肠降部相邻，左肾前上方为胃后壁，中间有胰尾横过，下部为空肠襻和结肠左曲（图3-2）。胸膜下界左侧起自第6肋软骨中点，右侧起自第6胸肋关节后方，在锁骨中线、腋中线、肩胛线分别与第8、10、11肋相交，胸膜界线在脊柱的外侧越过第12肋，肾中上盏位于第12肋上或为其覆盖。解剖学研究表明：分别从腋后线第10肋间隙、肩胛线第10肋间隙、腋后线第11肋间隙、肩胛线第11肋间隙、腋后线第12肋间下缘穿刺目标肾盏，穿破膈胸膜的概率分别为56.25%、100%、6.25%、12.5%、0。因此，通常认为在第11肋间（第12肋上缘）或第12肋下进行经皮肾穿刺，胸膜损伤的机会较少，不易发生气胸。

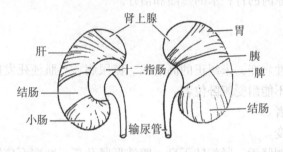

肾上腺

胃

肝

胰

十二指肠

脾

结肠

结肠

小肠

输尿管

图3-2 肾的毗邻关系

（三）肾的腔内解剖

肾的集合系统由肾小盏、肾大盏及肾盂构成，肾大盏通常分为上、中、下三组，三组肾大盏汇合成肾盂。对于经皮肾穿刺取石术，详细了解肾盏结构排列，对经皮肾穿刺位置的选择、经皮肾通道的设计是十分重要的。

肾盂为一漏斗状结构，位于肾动脉、肾静脉后下方，分肾内型肾盂和肾外型肾盂，容量一般为8～15mL，超过15mL为积水。而积水较多的肾盂，对穿刺、金属导丝置入和扩张皮肾通道是有利的。较大的肾外型肾盂，穿刺针易直接进入肾盂而不通过肾实质，因肾盂壁薄，容易产生尿漏、造瘘管脱落。所以经皮肾穿刺过程中尽量避免直接穿刺肾盂。

肾盂黏膜较致密，通常与肾实质粘连紧密，穿刺时"突破感"明显，但肾中度积水、重度积水后可导致肾盂黏膜与肾实质结合疏松，穿刺时导致穿刺针将黏膜顶起，与肾实质分离，在B超监视下观察穿刺针已经进入积水的肾盏，但拔除针芯后无尿液流出，而实际上肾盂黏膜未穿透。

通常肾小盏集合成肾大盏再汇集成肾盂，出肾门后方移行于输尿管。上、下盏通常呈单个向上、下极投射，其余肾盏分为前后两排（前组肾盏和后组肾盏），根据解剖学区分肾盏类型的方法，先做肾侧缘最凸部至肾门中点的连线为肾的中轴线，再做人体的冠状面的中轴线。两线所成的角度为肾与人体的冠状面所成的角度；做前、后组肾盏中点的连线形成的轴线与肾的中轴线所成的角度。可以根据这些角度判断前、后组肾盏与肾侧缘最凸部的关系，以及前、后组肾盏在静脉肾盂造影（IVP）前后位时的叠合情况。根据这些角度划分 Brodel 型与 Hodson 型：典型的 Brodel 型肾盏与肾的中轴线所成的角度小于30°；典型的 Hodson 型为肾后组肾盏与肾的中轴线所成的角度 >50°。

在典型的 Hodson 型静脉尿道造影（IVU）片中前组肾盏通常在外周，远端呈杯口状，而后组肾盏表现为中央较透亮的环状阴影。重叠起来很难分别。当 Brodel 型肾存在时，特别是后组肾盏与肾中轴线所成的角度很小时，需要 CT 进一步明确诊断。

前后肾盏并不直接相对，经皮穿刺前排肾盏不易进入后排肾盏，穿刺最好选择在后排肾盏，尤以中、下后肾盏较安全，但术前分清楚前后肾盏有困难，需做 IVP，CT 片对比。或在手术前逆行插管，术中（俯卧位）沿导管注入空气和造影剂，有空气为后组肾盏，有造影剂为前组肾盏。

二、适应证与禁忌证

（一）适应证

（1）肾盂、输尿管上段结石，取石及在直视下激光碎石，目前已广泛应用，效果好、创伤小、并发症少。

（2）肾盂内及输尿管上段异物的检查与取出。

（3）肾盂、肾盏内有占位病变的诊断与鉴别诊断，可通过活检确诊。

（4）肾盂、输尿管上段良性病变，可电灼切除及狭窄扩张。

（5）肾盂输尿管交界处狭窄的治疗。

（6）各种梗阻性及不明原因的肾积水的诊断和治疗。

（二）禁忌证

（1）全身出血性疾病。

（2）肾及肾周急性感染性病变，未纠正的高血压、糖尿病、心肌梗死发作后不足 3 个月的患者。

（3）严重的心肺疾病，不能耐受俯卧位者。

（4）严重脊柱后突畸形者。

（5）高度怀疑肾结核病变。

（6）肾内型肾盂、多枝型肾盂、肾旋转不良、蹄铁形肾及孤立肾取石应慎重。

三、术前准备工作

（一）患者的准备

1. 术前检查前　根据患者状况，进行 X 线、B 超、CT、MRI 及核素等技术检查和实验室检查，以明确诊断和了解患者各脏器功能情况。

2. 思想准备　术前应将手术的必要性告知患者，并让患者了解手术过程、术后可能出现的情况、术后应如何配合治疗以及如何休养才能尽快恢复等问题。消除患者的恐惧心理，稳定情绪，使患者休息充分，提高患者对手术的耐受程度。

3. 皮肤准备　将手术区域的毛发剃去，并清洗干净。

4. 术前用药　术前可用镇静或催眠药物，静脉使用广谱抗生素预防感染。

（二）医护人员准备工作

1. 常用器械　一般采用 B 超或 X 线透视引导定位和引导穿刺，但以 B 超引导更为常用。X 线透视时，术者及助手不仅要穿铅衣，还要戴甲状腺防护带。穿刺专用器械有肾造瘘通道扩张器、肾镜、钬激光机或气压弹道碎石机以及取石钳等。

2. PCN 器械

（1）穿刺针：穿刺时可选用 G18 PTC 穿刺针，可使直径为 0.088 9cm（0.035 英寸）或 0.096 52cm（0.038 英寸）的导丝进入收集系统。

（2）导丝：穿刺后所用的导丝依其目的有若干种类，均为不锈钢丝制成，其表面涂有聚四氟乙烯涂层、亲水聚合物涂层等其末端有直形、J 形等各种不同类型的制品。

软性引导导丝：以纤细的弹簧的钢丝呈同心轴式盘绕并焊接在一细钢丝上，末端极为柔软，其末端有直形、J 形等不同品种。常在用细针进行肾穿刺时使用，对尿路黏膜几乎无损伤。

硬性引导导丝：在不锈钢丝焊接弹簧丝盘绕而成的软尖，末端亦有直形、J 形等不同制品。其硬度较软性引导导丝高。用途广泛，尤其适用于肾穿刺通道的扩张。末端为 J 形的硬性引导导丝称为 Lunderquist 导丝。

超滑导丝：表面涂有亲水聚合物涂层的导丝，其硬度介于软性导丝和硬性引导导丝之间，代表性的制品为 Terumo 的 Radifocus 导丝，适用于因各种原因所致输尿管管腔狭小，而普通的硬性引导导丝难于插入的患者。

环扭可控导丝：是一种末端长度为 8cm 的软尖导丝，其后逐渐变细，末端为各种形状。

3. 扩张器

（1）金属扩张器：有单根扩张器和叠进式扩张器。常用的为叠进式扩张器，是由 F8 尖端圆钝的中心导杆及口径逐次递增的扩张器组成，因状如老式的单眼望远镜，故又称望远镜型金属扩张器。使用时无须取出上一次的扩张器，只要按顺序推进口径大的扩张器即可。

（2）Amplatz 扩张器：由 Teflon 制成，规格为 10～30F，扩张以 F2 递增。其中空腔内径为 8F，故能套入 8F 血管造影导管，在导丝引导下进行扩张，从而可避免导丝扭曲、失去通道等危险。临床应用较广泛。

（3）筋膜扩张器：由聚乙烯制成，规格为 8～36F，扩张以 F2 递增。此扩张器较软，通过瘢痕组织时阻力较大，当扩张器头部产生屈曲时，易损伤肾实质，也易引起导丝在肾深筋膜内扭曲，此时应特别小心。

（4）气囊导管扩张器：气囊位于导管前端，长度 4～10cm，导管长度为 60cm。导管腔内可通过 0.97mm（0.038 英寸）的导丝。采用气囊导管扩张器，扩张穿刺通道，迅速简便，是目前较为理想的扩张器。此管扩张安全，所需时间短，出血少，易于使用，但费用较高，且肾周有瘢痕组织时难以通过。

四、手术操作步骤

1. 麻醉　硬膜外麻醉或全身麻醉。

2. 体位　一般采用俯卧位或俯卧位患侧垫高 30°体位。

3. 手术步骤

（1）B 超引导穿刺置管：在多数经皮肾结石治疗中可使穿刺较为直接。CT 作引导系统可为复杂患者的处理提供清晰影视图像，特别是对并发有脾大、腹部手术史、肾手术史及肥胖体形者，CT 作引导是十分必需和安全的。经皮肾通道的建立，先采用截石位，向患侧输尿管内插入 F4～F5 的输尿管导管，向该导管注水，造成人工肾积水。改俯卧位或俯卧位患侧垫高 30°。

（2）穿刺点选择：术前逆行插管造影定位对选择穿刺点有较大帮助。目前临床上所使用的多为硬性肾镜或输尿管镜，故皮肾通道的设计必须径直，距离应当最短。皮肤穿刺点应在腋后线附近，肥胖患者因升、降结肠向腹侧移位，皮肤刺点应再向外侧移动。经 12 肋缘下穿刺可避免损伤胸膜，如肾位置较高时，也可取经 12 肋间或 11 肋间穿刺途径。理想的皮肾穿刺通道应从身体的后外侧进入，经肾实质进入后外侧肾盏顶端，再进入肾盂，可避免损伤肾盏周围的大血管。而穿刺通道肾实质部分起固定肾造口管和避免尿外渗至肾周间隙的作用。

（3）穿刺方法的作用：穿刺针经选好穿刺点刺入，当穿刺针由皮肤穿刺点处经皮肤、皮下组织、各层肌肉、肾深筋膜、肾实质进入合适的肾盏顶部时，可见穿刺针随呼吸上下移动，继续进针，最后进入肾盏或肾盂内时，可见尿液经穿刺针管流出，如已行膀胱逆行插入输尿管导管者，可经输尿管导管注入生理盐水，此现象则更为明显。上述指征不明显者，可通过 B 超观察针尖活动影像，或在 X 线透视下经穿刺针注入少量造影剂，进一步确定针头在肾收集系统中的位置。穿刺成功后，置入引导导丝，导丝往往易卷曲在最先穿刺的肾盏内，应旋转插入，使其不断改变角度和方向，便于其通过肾盏漏斗部而进入肾盂或输尿管，导丝如能进入输尿管则固定较为牢固，此时的导丝称为安全导丝。如不能做到这一步，可让导丝尽量在肾盂或肾盏内盘绕，避免在取出穿刺针时导丝随之脱出。

（4）扩张皮肾通道：在成功建立经皮穿刺通道之后，建立一个可供内镜或腔内器械进入的通道，便于诊治操作。扩张时最重要的是注意导丝位置，如果导丝进入输尿管，则应尽可能置入输尿管较低位，若导丝不能进入输尿管，应将导丝插入扩张的肾盂内 10～15cm，以免脱落，此为工作导丝。另外还应放置一条安全导丝，以防止工作导丝意外脱出而失去通道，置入方法是在插入第 1 条导丝后，用 8F 带鞘扩张导管沿导丝插入肾盂，第 2 条导丝则沿此鞘插入肾盂，通过输尿管上段向下至膀胱。

扩张瘘管沿工作导丝进行，每次扩张均必须到达肾收集系统，应按扩张器顺序扩张至所需通道管径，在最后的扩张管套入相应的工作外鞘，此时扩张皮肾通道完成。但不论使用何种扩张器，扩张器头部不要超过肾盂输尿管移行部，最好在 X 线或 B 超引导下进行，防止过深撕裂肾收集系统，引起出血和外渗。

（5）经皮肾镜操作方法：将肾镜置入镜鞘中，接冲洗管，以低压冲洗较为安全。利用镜体转动及进退调节观察肾盂全貌。进退过程中，特别是外退时，一定要在直视下进行。退至肾实质或肾外时，可见水肿的组织及脂肪，出血也较多，应当避免。向头侧抬起镜体外端，多可清晰观察输尿管上端。但有手术史、周围有粘连者则较难做到，不可勉强。观察及治疗结束后将肾镜取出，置入肾造口管。

4. 术中操作要点

（1）通道通畅：切开皮肤时应将浅筋膜一同切开，要使扩张器通过时阻力最小。导丝插入位置应足够深，同时应设置安全导丝，以免因导丝脱出而失去通道。

（2）避免假道：扩张器每次均应沿同一通道进入肾收集系统，避免形成假道，扩张期间，如导丝有扭曲成角或脱出，应及时更换新导丝。扩张时应根据通道处组织状况选择不同的扩张器，尽可能使用自己熟悉的扩张器。

（3）固定导丝：每次更换扩张器时，应让助手在靠近皮肤处固定导丝，以免随扩张器一并带出。

五、术后处理及并发症防治

（一）术后处理

1. 卧床休息　因手术时肾有不同程度的损伤，术后活动易引起出血。应保持尿色转清。同时注意水和电解质平衡。

2. 肾造口管堵塞　多为血凝块或小结石堵塞引起，一般不须更换肾造口管，2～3d 血凝块多自行溶解，必要时可用注射器抽吸，注意抽吸力量不可过大。避免冲洗肾盂。

3. 肾造口管插入过深　患者常感到疼痛不适、恶心、血尿加重等，可在 B 超或 X 线引导下调整造口管的深度。

4. 预防感染　预防性使用抗生素 2～3d，如患者有发热、尿常规有感染表现，应静脉使用敏感抗生素至体温正常。

5. 残余结石处理　术后检查发现有结石，可 1 周后再次行经肾镜取石术，如不能取尽结石，也可行体外冲击波碎石，将残余结石击碎后，使其从输尿管或肾造口管排出。

6. 拔除肾造口管　如肾内无结石残留，待尿液转清后夹管 24h，患者如无任何不适，如发热或腰部疼痛，应查明原因，对症处理，待尿色转清、体温恢复正常再拔管。

（二）术后并发症防治

经皮肾镜术近年逐渐普及，技术逐渐趋于成熟，但术后仍有许多并发症，其中常见的有术后出血、发热、重度感染、肾周血肿及积液。少见的亦有结肠损伤、肝、脾、胸膜损伤等。

1. 出血

（1）术中出血：为常见并发症。多为穿刺时损伤肋间或肾血管引起，扩张时操作过于粗暴，撕裂肾组织也可引起，一般经冲洗后可自行止血。如出血严重，可通过导丝向通道内放入较粗的扩张管压迫止血，也可插入气囊导管，通过气囊膨胀达到止血目的，如仍不能止血，则应考虑手术探查。穿刺时应注意避免损伤肋间血管，不要穿刺过深，否则会穿透肾盂引起出血。

（2）术后出血：术后均有不同程度的肉眼血尿，2~3d。而延迟出血多发生在术后3周内，可由感染、穿刺造成动静脉瘘等所致。出血严重者应行动脉栓塞或手术探查。

2. 感染　主要表现术后高热和尿路感染症状，引起原因与手术操作、经膀胱输尿管逆行插管或术前存在尿路感染有关。因此，术前应控制感染，给予抗生素治疗，术中严格无菌操作，尽可能缩短手术时间，术后保持肾造口管引流通畅。

3. 术后造口管脱出　造口管脱出后，应立即用与造口相同口径的气囊导尿管或1号的PVC导管经原通道试插，不可使用暴力，避免形成假道和损伤。试插失败，须尽快重新造口。

4. 肾周积尿及积血　多为肾造口管未完全置入肾收集系统或术中通道周围出血，造成引流不畅，尿液或血液集聚在肾周。患者感觉腰部胀痛，可伴有发热。通过B超检查确诊，须调整引流管的位置，如积尿较多则应在B超引导下及时穿刺置管引流。

5. 肾盂输尿管损伤　多发生在通道扩张或碎石时，发现后应停止操作，避免其进一步扩大，输尿管内放置双J管引流，并行肾造瘘术，肾造口管必须放置在肾盂或能充分引流的肾盏内。术后加强抗感染治疗，一般2周后自行愈合。如肾盂输尿管移行部穿孔损伤严重，甚至撕裂，应小心向输尿管内插入支架管入膀胱，不能插入者，可经膀胱行输尿管逆行插管至肾盂，否则术后易引起肾盂输尿管多处狭窄，必要时可考虑手术探查。

（单保华）

第四章

泌尿系损伤

第一节 肾脏损伤

一、概述

肾脏深藏于肾窝，受到周围结构较好的保护：其后面上部与膈肌接触，并借膈肌和第11、12肋相邻；下部和腰大肌、腰方肌相邻；两肾顶端都有肾上腺覆盖，两肾的前面各不相同，右肾前面上部紧贴肝右叶下面，下部与结肠肝曲相邻，内侧与十二指肠降部相邻，左肾前上部与胃底及脾脏相邻，中部有胰尾横过，下部与空肠及结肠脾曲相接。正常肾脏有1~2cm的活动度，故肾脏不易受损。但从另一方面观察，后面的骨质结构也可以引起肾损伤，如下位肋骨骨折的断端可穿入肾实质；肾脏被挤于脊柱和其横突之间而受到损伤。

肾损伤的发病率不高。肾损伤常是严重多发性损伤的一部分。在一组意外伤亡的326例尸解中，发现肾损伤36例（11%）。国内报道腹部损伤病例中，肾损伤占14.1%；腹部穿透伤中，肾损伤为7.5%。但实际上肾损伤的发病率要比这些数字所表示的高，因为严重的多发性损伤病例常忽视了肾损伤，而轻微的肾损伤常不伴有严重症状而被漏诊。

肾损伤大多见于20~40岁的男性。这与从事剧烈体力劳动和体育活动有关。男女病人数之比约4∶1。但婴幼儿的肾损伤比较常见。这与解剖特点有关：①婴幼儿肾脏相对较大，位置较低。②保护性的肾周脂肪较少，肌肉也不发达。③具有缓冲作用的肾周筋膜发育不全，肾脏直接依靠着相当紧张的腹膜。④有时患者有先天性肾积水、肾胚胎瘤等疾病而易发生损伤。有人统计，每2 000例住院儿童中即有1例肾损伤，而15岁以下的儿童占所有肾损伤病例的20%。在婴幼儿中性别对肾损伤发病机会的影响不明显。肾损伤大多是闭合性损伤，占60%~70%。可由直接暴力（如撞击、跌打、挤压等）或间接暴力（如对冲伤）所致。开放性损伤多见于战时和意外事故。无论是由冷兵器还是火器所致，常伴有其他脏器的损伤，后果严重。偶然医疗操作如肾穿刺、腔内泌尿外科检查或治疗时也可发生肾损伤。

（一）发病原因

（1）直接暴力：肾区受到直接打击，躯体跌倒在坚硬的物体上，或被挤压于两个外来暴力的中间。

（2）间接暴力：高处跌落时，双足或臀部着地，由于剧烈的震动而伤及肾脏。

（3）穿刺伤：常为贯通伤，可以损伤全肾或其一边，一般均伴发腹腔或胸腔其他内脏损伤。

（4）自发破裂：肾脏也可无明显外来暴力而自发破裂，这类"自发性"的肾破裂常由肾脏已有的病变如肾盂积水、肿瘤、结石和慢性炎症等所引起。

（二）发病机制

1. 闭合性肾脏损伤的机制 如下所述。

（1）直接暴力打击：外伤的着力点很重要，如果直接打击腹部，肾损伤发生率为10.0%~20.1%，腰部受到打击则为60%左右。致伤原因以撞击为主，其次为跌落、交通事故等。国外以交通事故居首，占50%以上，最高可达80%。体育运动时除被他人或球类撞击受伤外，身体突然旋转或强烈的肌肉收缩也可以引起肾损伤。此类损伤以镜下血尿多见，即所谓的运动性血尿，右肾多见。Fancz等曾利用计算机模拟肾脏的二维模型，研究肾脏受到打击时肾脏内能量的传导和压力的分配，他们发现最大压力点出现在肾实质边缘，而且该压力点的压力还受肾盂内的静水压以及肾实质内是否存在肾囊肿的影响，当肾盂内的静水压较高或肾实质内存在肾囊肿时，在同样的外力打击下肾实质边缘最大压力点的压力也随之提高。这与临床所见的在受到腹部钝性打击时肾脏损伤多出现在肾脏表面，以及梗阻积水的肾脏和伴有肾囊肿的肾脏更易出现肾损伤相符。

（2）减速伤：多见于从高处跌下足跟或臀部着地以及发生交通事故身体突然减速时，肾脏由于惯性作用，继续下降或猛烈的撞击肋骨或腰椎造成肾脏实质或肾蒂的损伤。由于肾脏急剧移位，肾蒂受到猛烈的向上或向下的牵拉，血管外膜及肌层被伸张，但无弹性的内膜则发生不同程度的挫伤或断裂，导致内膜下出血，管腔狭窄或血栓形成。较严重的损伤可使血管肌层和外膜破裂导致血管撕裂或断裂。

（3）冲击伤：冲击伤所致的肾脏损伤较少见且相对较轻，但其并发存在的心、肺、肝、脾、肠、胰腺损伤却很常见且较重。肾脏的损伤主要表现为包膜下或实质的斑块状出血，偶见有小的撕裂或梗死。其产生的损伤主要是由冲击波超压和动压的作用所致，负压也可能有一定的作用。它造成肾脏损伤的学说包括：

1）碎裂效应，亦称剥落效应：当压力波自较致密的组织传导至较疏松的组织时，在两者的界面上会引起反射，致使较致密的组织因局部压力突然增高而引起损伤。

2）惯性效应：致密度不同的组织，其压力波传递的速度有所不同，疏松的组织中传递较快，致密的组织中传递较慢，因而两者易造成分离性损伤。

3）近年来在冲击波致伤机制研究方面最主要的进展就是试图用生物力学阐明原发冲击伤的发生机制。美国Stuhmiller等提出机体对冲击波响应的物理过程包括3个阶段：①体表对冲击波负载的迅速响应：冲击波作用于体表力的大小称之为冲击载荷，朝向冲击波源的体表受力最大，组织结构的几何形状可使冲击波发生绕射或聚焦，在部分开放的结构内所受的冲击载荷较自由场中大得多。②冲击载荷作用于机体后，组织器官会发生变形，组织内产生应力。③组织应力和损伤：一定的应力可造成组织出血或破裂。

（4）挤压伤：多见于交通事故，致伤原因复杂，直接打击或挤压于腹部，引起腹内压急剧升高造成肾损伤。

2. 开放性肾脏损伤的机制　如下所述。

（1）现代火器伤：低速投射物穿入组织时，其作用力沿着弹道的轴线前进。在其前进过程中，直接离断、撕裂和击穿弹道上的组织，形成所谓的残伤道或原发伤道。高速投射物穿入组织不仅具有前冲力，形成原发伤道，而且还产生很大的能量和速度，并向四周扩散，迫使原发伤道的组织迅速向四周压缩与移位，由此形成一个比原发伤道或投射物直径大数倍甚至数十倍的椭圆形空腔，同时质轻、高速的枪弹进入人体内遇阻后易发生反跳，从而改变前进的方向，由此造成多脏器损伤。曾有高速枪弹击中臀部后急剧改变方向，穿过胸、腹腔造成胸、腹腔脏器多处损伤的报道。

（2）刺伤：利器所造成的肾脏开放性损伤在平时战时均可见到，可使利器刺入伤道所经过的器官组织发生直接损伤。因此，从身体不同部位刺入并造成肾脏损伤时，常并发不同组织、器官的损伤，其中以结肠、肝、脾的并发伤最常见。

（3）医源性损伤

1）对肾脏及其邻近组织、器官施行手术及行内腔镜检查、治疗时：如行肾盂或经肾窦肾盂切开取石术，或行经皮肾镜取石术等手术时造成的损伤。

2）行体外震波碎石术（ESWL）时所造成的肾损伤：早期肾损伤主要是肾小球和肾间质出血、肾小管坏死、肾小球滤过率下降和肾周血肿等，其机制尚不明确，可能与ESWL产生的高能震波通过产生空化效应所致。国内外亦有不少报道肾结石行ESWL治疗时并发肾包膜下血肿、肾裂伤、肾周血肿，乃至行开放性手术处理这些并发症，甚至肾切除。

（三）病理改变

肾损伤可分为闭合性损伤（如肾挫伤和肾裂伤）和贯通伤（如枪弹伤、刺伤）两类。根据肾损伤的严重程度可以分为以下几类：

（1）肾脏轻度挫伤：损伤仅局限于部分肾实质，形成实质内瘀斑、血肿或局部包膜下小血肿，亦可涉及肾集合系统而有少量血尿。由于损伤部位的肾实质分泌尿液功能减低，故其少有尿外渗，一般症状轻微、愈合迅速。

（2）肾挫裂伤：是肾实质挫裂伤。如伴有肾包膜破裂，可致肾周血肿；如肾盂肾盏黏膜破裂，则可见明显的血尿。但一般不引起严重尿外渗。内科治疗大多可自行愈合。

（3）肾全层裂伤：肾实质严重挫伤时外及肾包膜，内达肾盂肾盏黏膜，此时常伴有肾周血肿和尿外渗。如肾周筋膜破裂，外渗血尿可沿上腹膜外渗。血肿如破入集合系统，则可引起严重血尿。有时肾脏之一极可完全撕脱，或肾脏严重裂伤呈粉碎状——粉碎肾。这类肾损伤症状明显，后果严重，均需手术治疗。

（4）肾蒂损伤：肾蒂血管撕裂时可致大出血、休克。如肾蒂完全断裂，伤肾甚至可被挤压通过破裂的横膈进入胸腔。锐器刺伤肾血管可致假性动脉瘤、动静脉瘘或肾盂静脉瘘。对冲伤常使肾动脉在腹主动脉开口处内膜受牵拉而破裂，导致肾动脉血栓形成，使伤肾失去功能。

（5）病理性肾破裂：轻度暴力即可使有病理改变的肾脏破裂，如肾肿瘤、肾积水、肾囊肿、脓肾等。有时暴力甚至不被觉察，因而称之"自发性"肾破裂。

二、临床表现

肾损伤的临床表现颇不一致，有其他器官同时受伤时，肾损伤的症状可能不易觉察。其主要症状有：休克、出血、血尿、疼痛、伤侧腹壁强直和腰部肿胀等。

1. 休克 其程度依伤势和失血量而定。除血尿失血外，肾周筋膜完整时，血肿局限于肾周筋膜；若肾周筋膜破裂，血液外渗到筋膜外形成大片腹膜后血肿；如腹膜破裂，则大量血液流入腹膜腔使病情迅速恶化。凡短时间内迅速发生休克或快速输血两个单位后仍不能纠正休克时，常提示有严重的内出血。晚期继发性出血常见于伤后 2~3 周，偶尔在 2 个月后亦可发生。

2. 血尿 90% 以上肾损伤的患者有血尿，轻者为镜下血尿，但肉眼血尿较多见。严重者血尿甚浓，可伴有条索状或铸型血块和肾绞痛，有大量失血。多数病例的血尿是一过性的，开始血尿量多，几天后逐渐消退。起床活动、用力、继发感染是继发血尿的诱因，多见于伤后 2~3 周。部分病例血尿可延续很长时间，甚至几个月。将每小时收集的尿液留在试管中分别依次序排列在试管架上比较尿色深浅，可以了解病情进展情况。没有血尿不能排除肾损伤的存在，尿内血量的多少也不能断定损伤的范围和程度。肾盂遭受广泛性的损伤，肾血管受伤（肾动脉血栓形成、肾蒂撕脱），输尿管断裂或被血块或肾组织碎片完全堵塞导致血液流入腹腔，以及血和尿同时外渗到肾周围组织等损伤情况时，尽管伤情严重，但血尿可不明显。

3. 疼痛与腹壁强直 伤侧肾区有痛感、压痛和强直，身体移动时疼痛加重，但轻重程度不一，这种痛感是由于肾实质损伤和肾被膜膨胀所引起。虽然腹壁的强直会影响准确的触诊，但在某些病例仍可在腰部扪到由肾出血形成的肿块。疼痛可局限于腰部或上腹，或散布到全腹，放射到背后、肩部、髋区或腰骶部位。如伴腹膜破裂而有大量尿液、血液流入腹腔，可致全腹压痛和肌卫等腹膜刺激征象。当血块通过输尿管时可有剧烈的肾绞痛。腹部或腰部的贯通伤常有广泛的腹壁强直，可由腹腔或胸腔内脏的损伤引起，但亦可为肾区血肿或腹腔内出血所致。

4. 腰区肿胀 肾破裂时的血或尿外渗在腰部可形成一不规则的弥散性肿块，如肾周筋膜完整，则肿块局限；否则在腹膜后间隙可造成广泛性的肿胀，以后皮下可出现瘀斑，这种肿胀即使在腹肌强直时也往往可以扪及。从肿胀的进展程度可以推测肾损伤的严重程度。为缓解腰区疼痛，患者脊柱常呈侧突，有时尚需与脾、肝包膜下出血所形成的肿块相鉴别。

三、诊断与鉴别诊断

（一）影像学检查

1. X线检查 对肾损伤的诊断极为重要，应尽可能及早进行，否则可因腹部气胀而隐蔽肾脏阴影的轮廓。

（1）腹部平片：腹部平片上，肾阴影增大暗示有肾被膜下血肿，肾区阴影扩大则暗示肾周围出血。腰大肌阴影消失、脊柱向伤侧弯曲、肾阴影模糊或肿大、肾活动受到限制以及伤侧横膈常抬高并活动幅度减小则更可表示肾周组织有大量血或尿外渗。由于肠麻痹而可见肠道充气明显。另外尚可能发现有腹腔内游离气体、气液平面、腹腔内容变位、气胸、骨折、异物等严重损伤的证据。

（2）排泄性尿路造影：能确定肾损伤的程度和范围。轻度的肾损伤可无任何迹象或仅为个别肾盏的轻度受压变形或在肾盏以外出现囊状的局限阴影。血块存在于肾盂、肾盏内表现为充盈缺损。在断层片上可见肾实质有阴性阴影。广泛肾损伤时，一个弥漫不规则的阴影可扩展到肾实质的一部分或肾周，造影剂排泄延迟。集合系统有撕裂伤时可见造影剂外溢。输尿管可因血尿外渗而受压向脊柱偏斜，肾盂输尿管连接处向上移位和肾盏的狭窄等，排泄性尿路造影亦可反映两肾的功能。先天性孤立肾虽极少见，但应想到这一可能。休克、血管痉挛、严重肾损伤、血管内血栓形成、反射性无尿、肾盂输尿管被血块堵塞等原因可导致肾脏不显影。故首先必须纠正休克，使收缩血压高于 12kPa（90mmHg）后才进行排泄性尿路造影。大剂量排泄性尿路造影（50% 泛影葡胺 2.2mL/kg + 150mL 生理盐水快速静脉滴入）可得到比一般剂量更好的效果，并且可避免压腹引起的疼痛。

（3）膀胱镜逆行尿路造影：膀胱镜逆行尿路造影可了解伤肾破裂情况，但由于可引起逆行尿路感染，尽可能不采用此检查。

（4）主动脉和选择性肾动脉造影：主动脉和选择性肾动脉造影应在伤后 2h 以后进行，以避免受外伤引起的早期血管痉挛的影响。肾轻度损伤时肾动脉造影可完全正常。肾实质裂伤时可见肾实质边缘典型的开裂，有时须与胚胎性分叶肾区别。根据包膜动脉和肾盂动脉的引长或移位，可以诊断较小的周围血肿。典型的肾内血肿表现为叶间动脉的移位或歪斜以及局部肾实质期显影度降低。如其周同为均匀的正常显影表示血供良好，而周围呈斑点状不均匀的显影或显影度降低应考虑周围肾组织外伤性血管栓塞或严重而持久的血管痉挛。这些伤员常易发生迟发性出血或腹膜后尿液囊肿形成。无血管区限于小范围肾实质时说明伤情轻、预后好。肾动脉血栓形成表现为肾主动脉或其分支为一盲端，呈切断现象。并常伴有动脉近端的球状扩张，相应肾实质显影不良；在肾静脉期时静脉不显影。外伤性肾动静脉瘘则表现为肾静脉过早显影，于动静脉之间有一囊状结构的通道。动静脉瘘较大时，由于血流动力学改变，动静脉瘘的虹吸作用引起相应肾实质缺血，显影减低。肾动脉造影还能提供肾皮质梗死后是否有侧支存在。如伴有其他内脏损伤，尚可行选择性相应脏器的血管造影。电子计算断层扫描（CT）对一些小的肾裂伤和其他内脏损伤也可能做出诊断。

2. B型超声波 超声可以随访血肿的大小和进展，也可用于鉴别肝、脾包膜下血肿。放射性核素肾扫描时受伤区呈核素低浓度之"冷区"，肾轮廓不整齐。该方法安全、简便，不受肠内容物干扰，尤其适用于排泄性尿路造影显影不佳时。

3. CT检查 CT 在肾损伤的诊断及随访中均具有十分重要的价值。在患者全身情况允许的情况下，应作为首选的检查。它不仅可以准确了解肾实质损伤的程度、范围以及血、尿外渗的情况，还可同时明确有无其他腹腔脏器的损伤。单纯包膜下血肿大多只是肾实质的轻微损伤，一般不累及收集系统，除非临床血尿明显。CT 影像诊断肯定，如爪字形高密度改变，可见实质损伤达髓质区，薄层扫描利于清楚显示；肾周血肿常并发包膜下血肿，多有集合系统的损伤，因尿液的渗入 CT 图像显示血肿密度不均匀；单纯肾挫裂伤相对少见，也可并发集合系统损伤致临床血尿，一般 CT 影像表现为肾实质内点状或条状高密度模糊区，增强扫描不强化，临床血尿阳性；严重肾损伤 CT 影像表现肾实质横断、碎裂，可伤及肾血管蒂，并发肾周及包膜下血肿，集合系统损伤肯定存在，尿液外渗；牵拉所致肾盂输尿管移行段（UPJ）撕脱伤，常仅限于儿童，当有大量尿液外渗，且位于内侧而非通常的肾后外侧的肾周间隙部，加上输尿管不显影时，高度提示输尿管或肾盂破裂。血块堵塞输尿管或发生肾蒂断裂时可无血尿，但后者临床急性全身失血征明显，CT 扫描显示腹膜后腔大量积血，密度不均匀，增强扫描或静脉肾盂造影（IVP）检查患侧肾盂输尿管不显影。肾损伤的治疗力求保守治疗，保守治疗无效、严重肾损伤及肾盂输尿管断裂时需及时手术，术中力求保存肾组织，除非对侧肾功能正常、患肾破碎不堪难以保存时才做肾切除。CT 平扫及增强扫描，必要时 IVP 检查补充可为临床诊疗提供充分的依据。

CT 检查迅速、安全，评估肾损伤的程度、范围准确度高，分类细致全面，是临床诊疗依据及时可靠的信息来源，具有重要的地位。条件允许时，特别是对开放性损伤，CT 检查宜作为首选。

4. 放射性核素扫描　对肾损伤的诊断及随诊检查也有一定帮助，扫描方法简单而安全，可根据情况采用。

（二）诊断要点

根据受伤史、临床表现及尿液检查即可对肾损伤做出初步诊断。血尿为诊断肾损伤的重要依据之一，对不能自行排尿的伤员，应导尿进行检查。腹部 X 线平片（KUB）、静脉尿路造影（IVU）可了解骨折、肾实质破裂及肾周围血肿情况。B 超可初步了解肾实质的伤情。CT 为无创性检查，可精确了解肾实质损伤及血、尿外渗情况，并能及时发现并发伤。肾损伤出现典型腹膜刺激症状或移动性浊音时，应警惕并发腹内脏器损伤的可能。腹腔穿刺有一定的诊断价值。

（三）鉴别诊断

1. 腹腔脏器损伤　主要为肝、脾损伤，有时可与肾损伤同时发生。表现为出血、休克等危急症状，有明显的腹膜刺激症状；腹腔穿刺可抽出血性液体；尿液检查无红细胞；超声检查肾无异常发现；IVU 示肾盂、肾盏形态正常，无造影剂外溢情况。

2. 肾梗死　表现为突发性腰痛、血尿、血压升高，IVU 示肾显影迟缓或不显影。逆行肾盂造影可发现肾被膜下血肿征象。肾梗死患者往往有心血管疾患或肾动脉硬化病史，血清乳酸脱氢酶、谷氨酸草酰乙酸转氨酶及碱性磷酸酶升高。

3. 自发性肾破裂　突然出现腰痛及血尿症状，体检示腰腹部有明显压痛及肌紧张，可触及边缘不清的囊性肿块。IVU 检查示肾盂、肾盏变形和造影剂外溢。B 超检查示肾集合系统紊乱，肾周围有液性暗区。一般无明显的外伤史，既往多有肾肿瘤、肾结核、肾积水等病史。

四、并发症

肾损伤后并发症分为早期和晚期两类。所谓早期并发症是指损伤后 6 周之内所发生的那些威胁患者生命，或者使损伤的肾脏丧失的情况，如继发性出血、尿外渗、肾周围脓肿、急性肾小管坏死、尿瘘等。晚期并发症包括高血压、肾积水、结石、慢性肾盂肾炎、慢性肾功衰竭、动静脉瘘等。这两类并发症大都发生于严重肾损伤之后，个别例外。

高血压是晚期并发症中最常见的，发病率为 0.7% ~33%。主要原因是由于肾缺血引起肾素 - 血管紧张素系统活性增加，如肾蒂周围血肿、肾周围血肿、肾被膜下血肿机化、肾实质广泛瘢痕形成、肾内假性动脉瘤等对肾实质压迫造成供血不足，导致近球细胞及颗粒斑分泌肾素增多而继发肾素性高血压，对此应长期随诊观察。

五、治疗

（一）非手术治疗

肾脏损伤者大多数可以通过非手术治疗而保留肾脏，约 74% 获得成功，肾脏损伤患者经过积极的保守治疗和密切的临床观察，其中大部分患者病情可以渐趋平稳，血尿停止、肿块缩小、并发症少，一般无重大后遗症，在一组 186 例外伤性肾损伤报道中，非手术治疗的肾切除率为 3%，而手术治疗肾脏切除率高达 20%。Mansi 等报道 108 例肾损伤中，Ⅲ级肾损伤非手术治疗，结合及时穿刺引流或腔镜治疗，不仅能保留肾组织而且少有晚期并发症发生。而肾脏探查和修补术后并发症发生率可达 3% ~

20%，可见有效的保守治疗不仅可降低肾脏切除率，而且能有效地减少并发症。

非手术治疗包括紧急处理和一般治疗，紧急处理包括迅速的输血、输液、复苏。对严重肾损伤患者，即使血压在正常范围，亦应采取防止休克的治疗，并密切观察血压、脉搏等生命体征变化及腹部肿块大小、血尿颜色等变化，对伴有休克的患者应在休克被纠正后，尽快进行必要的检查，以确定肾脏损伤的程度和范围，便于选择下一步的治疗方案。一般治疗包括：

1. 绝对卧床休息　卧床休息的时间因肾脏损伤的程度而异，肾脏裂伤应卧床休息 4~6 周，2~3 个月不宜参加体力劳动和竞技运动。

2. 止血、镇静　应立即给予有效的止血药物，以减少继续出血的可能，由于肾损伤出血引起肾周血肿、肾纤维膜，以及肾周筋膜受牵拉而出现腰部胀痛或出血进入集合系统，血凝块引起输尿管梗阻，出现肾绞痛，故肾损伤患者多有明显的疼痛表现，而疼痛又会引起患者烦躁、不安、活动，进而加重肾脏出血。因此，应给予必要的镇静处理。

3. 感染的防治及补液　应给予广谱抗生素预防感染，防止血肿感染形成脓肿，并注意补入足够的能量、血容量，维持水、电解质平衡，及时补充机体在非常态下的代谢需要。

4. 保持两便通畅　严重肾损伤患者应立即给予保留导尿，一方面有利于观察尿液颜色变化，另一方面能防止患者排尿时加重肾脏损伤。必要时给予缓泻剂帮助患者通便。防止用力排便增加腹压，引起继发性出血可能。

非手术治疗的注意事项：①密切注意生命体征变化，在肾损伤的非手术治疗过程中，特别是第 1 周，应严密观察患者血压、脉搏、呼吸等生命体征。②绝对卧床休息，对于防止再出血至关重要。③观察尿液颜色变化，如果尿液逐渐转清，局部症状逐渐改善，提示出血停止；若尿液突然转清，但出现腹部疼痛加重，可能是由血凝块堵塞输尿管所致，不能盲目认为出血停止。④观察局部包块大小，对于可触及肿块的患者，入院时及时给予标记肿块范围，并观察其大小的变化。

（二）介入治疗

肾动脉栓塞疗法：通过选择性动脉造影的检查注入栓塞剂可达到满意的止血效果。常用的栓塞剂为可吸收的自体血块和吸收性明胶海绵碎片。如先注入少量肾上腺素溶液使正常肾血管收缩，可达到使栓塞剂较集中于受伤部位的目的。

（三）手术治疗

1. 适应证　肾损伤的大部分患者可以通过保守治疗而获治愈，但部分肾损伤患者应及时给予手术治疗，否则会引起更严重的后果。对于保守治疗的患者，在非手术治疗过程中应密切观察病情的变化，做必要的手术治疗准备。在下列情况下应采用手术治疗：

（1）开放性肾损伤或贯通肾损伤患者应急诊手术，术中不仅需要修补损伤的肾脏，还应注意其他脏器的损伤情况以及有无异物的存在等。

（2）并发有胸、腹腔脏器损伤者。

（3）严重休克经大量输血补液仍不能矫正或血压回升的短期内又下降，提示有大出血可能者。

（4）非手术治疗过程中，肾区肿块不断增大，肉眼血尿持续不减，患者血红蛋白逐渐下降，短期内出现贫血者。

（5）静脉尿路造影或 CT 增强扫描显示造影剂明显外渗等。

（6）经较长时期的非手术治疗，仍反复出现血尿或并发感染或继发性高血压等。

2. 手术方式　如下所述。

（1）肾部引流：肾损伤的患者早期手术常可达到完全修复的目的，引流只是作为整个手术的一部分。但在尿外渗伴感染、肾周血肿继发感染、病情危重而又不了解对侧肾脏情况时，则只能单做引流术。如发现腹膜破裂，应吸尽腹腔内的血液和尿液，然后修补腹膜裂口，在腹膜外放置引流，引流必须彻底。引流不彻底常是肾周感染不能控制、大量纤维瘢痕形成的原因。如能放置硅胶负压球引流，则效果最佳。术后引流至少留置 7d，每日引流量少于 10mL，连续 3d 后才能拔除。如肾脏损伤严重而患者处于危险状态时，经积极而快速输血和输液后应及时行肾切除术。

（2）肾修补术或部分肾切除术：肾实质裂伤可用丝线缝合。修补集合系统裂口应用可吸收缝线。如垫入脂肪块或肌肉块可防止缝线切割。失去活力的破碎组织应清创。如无明显感染，一般不必留置内支架或造瘘。创面应彻底引流。在平时的闭合性肾损伤中，这些方法的疗效是良好的。但在战时有感染的贯通伤，结果多不满意。因肾实质感染、坏死和晚期出血等常需第二次手术，甚或被迫切除全肾。

（3）肾切除术：肾损伤后的处理应尽一切力量保留伤肾，但在病情危重时则需行肾切除。此时必须在了解对侧肾功能良好后进行，肾切除适应于：①无法控制的大出血。②广泛的肾裂伤，尤其是战时的贯通伤。③无法修复的肾蒂严重损伤。④伤肾原有病理改变且无法修复者，如肾肿瘤、肾脓肿、巨大结石和肾积水。肾错构瘤易发生破裂出血，但属良性，且肿瘤常为多发并可能侵犯双肾，故应尽量争取做部分肾切除。

（4）肾血管修复手术：肾动脉是终末分支，结扎其任一支动脉即可致相应肾实质梗死。而肾静脉分支间有广泛交通，只要保留其一条较粗的分支通畅即不影响肾功能。左肾静脉尚通过精索静脉（或卵巢静脉）和肾上腺静脉等分支回流。故可在这些分支的近腔静脉端结扎肾静脉主干而不影响肾血液循环。因此，在肾静脉损伤时左肾有较多的挽救机会。对冲伤引起的肾动脉血栓形成，一旦经动脉造影证实即应手术取栓。文献有报告伤后9d仍取栓成功的病例，故应积极争取。动静脉瘘和主动脉瘤应予修补，如在肾实质内则可行部分肾切除。

目前国内外已可用冷冻的肾脏保存液灌注肾脏并冷冻保存72h而不影响肾功能的恢复，故有可能经工作台仔细修复伤肾后冷冻保存，待患者情况稳定后再行植入髂窝。

3. 肾损伤伴腹腔其他脏器伤的处理　如下所述。

（1）伴胰腺损伤：为了避免术后发生并发症，既往肾切除率高达33%。如处理得当，则能最大限度地保留肾组织。手术时应注意：①严密缝合肾脏集合系统，且张力不能过大。②将大网膜、筋膜或结肠置于肾和胰腺之间。③充分引流，而且两个引流分别从不同部位引出。

（2）伴结肠损伤：肾损伤与结肠同时损伤约占全部肾损伤患者的2.5%，处理不当极有可能发生感染性尿囊肿和肾周围脓肿。目前所采取的处理原则：①75%由开放伤所致，故应积极手术探查。②术前影像学检查难以对肾损伤做出分类时应当剖腹探查，既可了解肾损伤的真实情况，又可使结肠损伤得到及时治疗。③肾损伤的处理原则与通常无异，即便有粪便污染依然如此，包括去除无生机的组织，止血、缝合集合系统，覆盖创面，肾被膜不能应用时可以大网膜片或腹膜片作为覆盖材料。结肠伤和肾脏伤较近者，应以大网膜片将其隔开。血管损伤者，并不因结肠伤而放弃修补。④放置引流。

（3）伴腔静脉损伤：这些伤员伤势极其严重，往往由于致命出血而死亡。为了挽救患者生命，关键在于各级抢救成员从受伤地点起就应积极复苏，尽快送往附近医院。一旦患者入院，在积极抢救休克之同时经腹进行探查，靠近肾门处切开后腹膜，直达肾蒂血管或腔静脉，迅速控制出血，清理手术野，依据伤情给予修补。

（魏澎涛）

第二节　输尿管损伤

一、概述

输尿管为一细长的由肌肉黏膜构成的管形器官，位于腹膜后间隙，周围保护良好并有相当的活动范围。因此，由外界暴力（除贯通伤外）所致成的输尿管损伤殊为少见。在输尿管内进行检查操作和广泛性盆腔手术时可引起输尿管损伤。输尿管损伤的发病率甚难确定，实际上超过一般统计数字。输尿管受外界暴力损伤时，其症状几乎全被伴发的其他内脏损伤所隐蔽，多在手术探查时才被发现。在盆腔手术和应用输尿管器械所致的输尿管损伤的若干病例中，因症状不明显而未能诊断确定。随着腔内泌尿外科的开展，器械操作所致的输尿管损伤的发病数有所上升。

（一）发病原因

（1）外伤性损伤：贯穿性损伤是输尿管损伤最常见的原因，主要是枪伤或锐器刺割伤；非贯穿性损伤少见，多发生于车祸、高处坠落。常发生于骨盆、后腹膜的手术中，如结肠、直肠、子宫切除以及大血管手术，由于上述部位的解剖较复杂，手术野不清，匆忙止血，大块钳夹、结扎而误伤输尿管。

（2）手术损伤：见于下腹部或盆部手术，以输尿管下 1/3 段多见，经膀胱镜逆行输尿管插管、扩张、取（碎）石等操作均可导致输尿管损伤的发生。当输尿管有狭窄、扭曲、粘连或炎症时，还可能发生输尿管被撕裂、甚至被拉断。以妇科手术最多见，占医源性损伤的 50% 以上。

（3）腔内器械损伤：多见于输尿管插管、套石、输尿管镜检查等，致输尿管穿孔或撕裂。

（4）放射性损伤：高强度的放射性物质引起输尿管及周围组织的充血、水肿及炎症，最终因为局部瘢痕纤维化粘连而狭窄。

（二）病理

输尿管损伤的病理改变因损伤类型、处理时间不同而异，可有挫伤、穿孔、结扎、钳夹、切断或切开、撕裂、扭曲、外膜剥离后缺血、坏死等。输尿管轻微的挫伤均能自愈，而不引起明显的输尿管狭窄。输尿管损伤后发生腹膜后尿外渗或尿性腹膜炎，感染后可发生脓毒血症。输尿管被结扎或切断，近端被结扎可致该侧肾积水，若不及早解除梗阻，会造成肾萎缩。双侧均被结扎则发生无尿。输尿管被钳夹、外膜广泛剥离或被缝在阴道残端时则可发生缺血性坏死。一般在 1~2 周形成尿外渗或尿瘘，伴输尿管狭窄者可致肾积水。

二、临床表现

输尿管损伤的临床表现取决于发现时间、单侧或双侧损伤、感染存在与否以及尿瘘发生的时间及部位。

1. 病史　有盆腔手术和输尿管腔内器械操作损伤史或有严重的贯通伤史。手术损伤包括根治性全子宫切除术、巨大卵巢肿瘤切除术、结肠或直肠肿瘤根治术以及腹膜后纤维化松解术等。

2. 腰痛　输尿管被结扎或钳夹损伤后，由于输尿管全部和部分梗阻，导致肾、输尿管积水而引起腰部胀痛。体检时，患侧肾区有压痛及叩击痛，上腹部可触及疼痛和肿大的肾脏。

3. 尿瘘或尿外渗　若术中未及时发现输尿管被切断或切开，术后可发生切口漏尿、阴道漏尿、腹腔积尿或腹部囊性肿块等。

4. 无尿或血尿　双侧输尿管断裂或被完全结扎后可出现无尿症状，此类损伤易被及时发现。此外，部分患者还会出现血尿，但不出现血尿并不能排除输尿管损伤的可能。

5. 发热　输尿管损伤后，由于尿液引流不通畅或尿外渗等情况，可继发感染或局部组织坏死。此时可出现寒战、发热等症状。当尿液渗入到腹腔时还可出现腹膜炎症状。

三、诊断与鉴别诊断

（一）影像学检查

外部暴力引起的输尿管损伤 90% 表现为镜下血尿，其他原因引起的输尿管损伤行尿液检查及其他检查对诊断的帮助很小。除非双侧输尿管梗阻，否则血肌酐水平是正常的。

1. 静脉尿路造影　95% 以上的输尿管损伤都能通过静脉尿路造影确诊，50% 可定位输尿管损伤部位的水平。可表现为输尿管完全梗阻；输尿管扭曲或成角；输尿管断裂、穿孔，并表现为造影剂外渗；病变上方肾盂输尿管扩张。

2. 逆行输尿管插管和肾盂输尿管造影　当静脉肾盂造影不能明确诊断或有疑问时，应配合逆行输尿管插管和肾盂输尿管造影以明确诊断。

3. 超声检查　超声可发现肾积水和尿外渗，是术后早期排除输尿管损伤的较好的检查手段。单侧肾积水；盆腔不规则的无回声包块，此为尿外渗所致，有时可看到与之相连的输尿管；用探头挤压包块可见液体自阴道断端排出；阴道积液，提示有阴道瘘；动态观察时阴道内无回声区范围增大；当并发尿路感染时，超声还可发现多发的偏低回声包块，可能为盆腔感染灶。

4. CT 检查　由于损伤部位和性质的不同，CT 表现不同。盆腔手术造成的输尿管破裂往往有造影剂外漏，CT 可扫描到高密度的腹腔积液。肾盂输尿管连接部断裂在 CT 上可表现为腹膜后血肿、尿外渗（尿囊）、输尿管不显影等。当有大量尿外渗，且位于内侧而非通常的肾后外侧的肾周间隙部，加上输尿管不显影时，高度提示输尿管或肾盂破裂。如果检查显示肾实质完整，则更支持诊断，应进一步行逆行造影检查。

5. 靛胭脂静脉注射试验　手术中怀疑输尿管有损伤时，由静脉注射靛胭脂，蓝色尿液就会从输尿管裂口流出。

6. 术中或术后做膀胱镜检查　术中或术后做膀胱镜检查并做靛胭脂静脉注射时，如伤侧输尿管口无蓝色尿液喷出，输尿管插管至损伤部位受阻，多表示输尿管梗阻。

7. 亚甲蓝试验　通过导尿管注入亚甲蓝溶液可鉴别输尿管瘘与膀胱瘘，若膀胱或阴道伤口流出的液体仍澄清则可排除膀胱瘘。

8. 放射性核素肾显像　可显示结扎侧上尿路梗阻。

（二）鉴别诊断

输尿管损伤的早期诊断十分重要，及时明确诊断并做出正确处理，结果多良好。故在处理外伤或施行腹部、盆腔手术时，应注意检查有无尿外渗、外伤创口是否经过输尿管行径、手术野有无渗尿，或直接观察输尿管损伤的情况等。

结扎双侧输尿管引起的无尿应与急性肾小管坏死区别，必要时做膀胱镜检查及双侧输尿管插管，以明确有无梗阻存在。

1. 肾损伤　有外伤史也可出现尿外渗、肾周积液和肾功能损害，与输尿管损伤有相似之处。但肾损伤出血明显，局部可形成血肿，休克多见。检查肾区多可见瘀斑、肿胀，触痛明显。IVU 可见造影剂从肾实质外溢，严重者肾盂、肾盏及输尿管显示不清。B 超和 CT 检查可见肾实质破裂或包膜下积血。

2. 膀胱损伤　外伤或手术后出现无尿和急性腹膜炎，尤其是尿液自伤口流出时，两者易混淆。但膀胱损伤常并发骨盆骨折，虽有尿意感但无尿液排出或仅有少许血尿。导尿时发现膀胱空虚，或仅有极少血尿。向膀胱内注入 100～150mL 无菌生理盐水，稍等片刻后再抽出，抽出液体量明显少于或多于注入量。膀胱造影示造影剂外溢。

3. 急性腹膜炎　与输尿管损伤尿液渗入腹腔引起的尿性腹膜炎相似。但急性腹膜炎多继发于消化道溃疡穿孔、肠梗阻、急性阑尾炎，常有寒战、发热症状；无手术及外伤史，无尿瘘及尿外渗症状。

4. 膀胱阴道瘘　输尿管损伤出现阴道瘘者易与膀胱阴道瘘混淆。但膀胱阴道瘘患者有外伤、产伤等病史。排泄性上尿路造影一般无异常发现。膀胱镜检查可发现瘘口。阴道内塞纱布、膀胱内注入亚甲蓝溶液后可见纱布蓝染。

四、并发症

1. 输尿管狭窄　可试行输尿管插管、扩张或留置双 J 形输尿管支架引流管（F6），根据不同情况决定留置时间长短。狭窄严重或置管不成功时，应视具体病情决定手术，进行输尿管周围粘连松解术或狭窄段切除术。如输尿管完全梗阻暂不能解除时，可先行肾造瘘术，1～2 个月后再行输尿管修复。

2. 尿瘘　输尿管皮肤瘘或输尿管阴道瘘发生后 3 个月左右，伤口水肿、尿外渗及感染所致炎性反应消退，若患者全身情况允许应进行输尿管修复，一般应找出输尿管近端，游离后与膀胱或膀胱壁瓣吻合。

3. 其他　对损伤性输尿管狭窄所致严重肾积水或感染，肾功能重度损害或丧失者，若对侧肾正常，则可施行肾切除术。

贯通伤所致的输尿管损伤常有明显的并发伤，这些组织器官损伤的发生率依次为小肠、结肠、肝、胰、膀胱、十二指肠、直肠和大血管。钝性输尿管损伤几乎均伴有骨折和（或）肾、膀胱及其他内脏破裂和挫伤。

五、预防

（一）手术时输尿管损伤预防要点

（1）首先必须熟悉输尿管的解剖与毗邻器官的关系，尤其是上述易损伤的部位。

（2）剪开乙状结肠侧腹膜时，左侧后腹膜的切开应在输尿管的外侧，盆腔部乙状结肠右侧腹膜的切开则应在输尿管的内侧。

（3）在结扎肠系膜下动脉之前，应在左侧髂总动脉分叉处找到左侧输尿管，在其右侧找到右侧输尿管，并继续向上显露至乙状结肠系膜根部，然后把左侧输尿管引向外侧，在明视下结扎肠系膜下动脉，这样便可避免损伤输尿管。

（4）处理两侧直肠侧韧带之前，应将盆段输尿管下段及膀胱牵开，若有必要可将双侧输尿管向下显露直至膀胱，同时将直肠向对侧上方提起，在直视下贴近盆壁分束切断侧韧带。

（5）术中始终要明辨解剖层次，操作轻柔，细心分离，避免大块结扎，切忌盲目钳夹止血，否则均有可能损伤输尿管。要时刻注意输尿管可能与结肠系膜粘连而被提起，因此在结扎切断系膜血管时必须在明确不是输尿管后再切断。

（6）若肿瘤较大、较固定，有盆腔炎病史，曾做过盆腔或下腹部手术，或盆腔放疗病例，术前应做泌尿系造影检查，以了解输尿管有无移位、畸形或其他病变，必要时可进一步做膀胱镜检查和输尿管逆行插管，以利于术中辨认输尿管。手术中可先显露正常部位的输尿管，再根据其走行关系以便追踪保护。

（7）为减少对输尿管营养血管的损伤，手术中输尿管只需显露而不应游离，必须游离时亦不宜超过10cm，且须注意保持其外膜的完整，否则输尿管的血供将受损。这是因为输尿管的血液供应是多源性的，不同部位有不同的血液来源。由于血液来源不恒定，且少数输尿管动脉的吻合支细小，故输尿管手术时若游离范围过大，可影响输尿管的血运，有发生局部缺血、坏死的危险。由于供血到输尿管的动脉多来自内侧，因此手术时应在输尿管的外侧游离，可减少血供的破坏。

（8）缝合盆底腹膜时要看清输尿管并避开。

（9）手术结束关腹之前，应再次检查双侧输尿管的完整性，以便及时发现问题并能立即修复，否则术后将酿成严重后果且处理困难。

（二）外伤致输尿管受损伤

应尽早修复，保证通畅，保护肾脏功能。尿外渗应彻底引流，避免继发感染。而轻度输尿管黏膜损伤可应用止血药、抗菌药物治疗，并密切观察症状变化。小的输尿管穿孔如能插入输尿管内支架管并保留可望自行愈合。

六、治疗

对输尿管外伤性损伤，因病因、部位、性质、发现时间及并发损伤等不同，无法制订统一治疗方法，需要视患者具体情况区别处理。但应注意以下原则：

（1）术中发现输尿管损伤，若无污染，应施行一期修复手术；若输尿管完全断裂于术后早期（36h以内）即发现，此时盆腔炎症不明显，可考虑行输尿管端端吻合术或输尿管膀胱吻合术；对输尿管完全断裂缺损范围较小（2~5cm者），可施行损伤段切除，输尿管端端吻合术；如输尿管损伤段较长，脐以下输尿管缺损或不能利用时，可行输尿管膀胱瓣成形术；若缺损段过长，可利用输尿管断端与对侧输尿管行端侧吻合术。

（2）若损伤大于48h，宜先行肾造瘘，引流外渗尿液，3个月后再行修复手术。

（3）中段输尿管缺损明显，可行自体肾移植术、回肠代输尿管术或上尿路改道术。无论应用何种手术方法做修复，在尿外渗区皆应置放外引流，以防术后感染，影响修复处的愈合。

（魏澎涛）

第三节　膀胱损伤

一、概述

膀胱损伤在泌尿系损伤中并不常见，多见于外伤，往往并发有其他下腹部脏器或骨盆、会阴部的损伤，尤其是在膀胱充盈时；少数也可因膀胱壁异常而导致自发破裂。近年来，医源性膀胱损伤越来越多见，特别是内腔镜操作导致膀胱损伤的报道已屡见不鲜。一般可通过病史、体征以及膀胱造影明确膀胱破裂的诊断、受伤部位、并发损伤情况，超声及影像学检查对快速准确判断膀胱损伤的类型有积极作用。膀胱损伤类型不同，其处理差异较大。腹膜外型膀胱破裂可采取留置导尿较为简单的保守方法，而腹膜内型膀胱破裂以及穿刺伤、贯通伤或医源性膀胱损伤则一般需开放手术修补。

（一）解剖及损伤特点

成人膀胱为盆腔内器官，四周有骨盆保护，上有腹腔脏器遮盖，在膀胱空虚状态下受钝性损伤机会较小；而当膀胱充盈、体积增大高出耻骨联合伸展至下腹部，才有可能因遭受外力而导致较严重的损伤。小儿膀胱几乎完全为一腹腔内脏器，因而在容量较小时也有破裂的可能。

外伤后单发的严重膀胱损伤较少见，83%~95%的膀胱损伤并发骨盆骨折。除了尖利骨片有刺穿膀胱的可能，骨盆骨折的剪力作用也可以撕裂膀胱壁导致膀胱破裂，这类破裂虽然由骨盆骨折造成，但其部位往往与骨盆骨折部位不一致，有报道称仅有35%的膀胱破裂与骨盆骨折相邻，而一些膀胱破裂部位往往与骨盆骨折相对，提示膀胱内压的骤然增高是造成这类膀胱破裂的可能机制。

（二）病因

外伤造成膀胱单一损伤极少见，80%~94%的膀胱损伤均伴随有非泌尿系的损伤，这类外伤由车祸、高处跌落、重物冲击等体外钝伤导致腹部的次级伤害造成。很多伤者在受伤时膀胱充盈，本已拉长变薄的膀胱壁不能承受下腹部压力突然增高，导致膀胱壁撕裂。一些伴随神经性疾病或其他原因如酗酒等感知异常的情况，尚存在自发性膀胱破裂的可能。

膀胱穿透伤则往往由外力造成，如匕首、长钉等尖锐器物造成，在一些严重多器官损伤的病例中，钝性开放性伤害也可由邻近脏器波及膀胱，造成膀胱的开放性损伤。

自发性膀胱破裂并不多见，且往往并发有其他疾病或膀胱本身存在一定的疾病基础，如各类原因造成膀胱的感觉及运动神经传导障碍或反射迟钝，使膀胱逼尿肌失去神经支配及营养，膀胱可长期处于充盈状态，失去收缩功能，在咳嗽及排便等腹压轻微增加时即易破裂，这种自发性膀胱破裂最易误诊而延误病情，从而产生严重的后果。膀胱的流出道不完全性或完全性梗阻是自发性膀胱破裂的最主要诱因，其他一些膀胱的病理性改变（如膀胱流出道慢性梗阻等）也是膀胱自发破裂重要的疾病基础。另外，有报道称妊娠分娩或产后也有可能导致自发性膀胱破裂，可能与分娩中膀胱感觉功能减弱、腹压增大有关。自发性膀胱破裂大多发生在膀胱较薄弱的顶后壁，该处仅有腹膜反折覆盖，缺少筋膜及骨盆支持，因此膀胱充盈时该处最易破裂。

有报道称，几乎一半的膀胱损伤由医源性原因造成，在开放性手术操作中，以妇产科手术出现膀胱损伤最为常见；另外，近年来内腔镜，特别是腹腔镜、宫腔镜、结肠镜以及膀胱镜的应用越来越多，以及下腹部、会阴部各类植入物的广泛应用（包括植入物置入的操作及植入物本身的不良反应），都增加了医源性膀胱损伤的机会。泌尿道手术操作时，发生膀胱损伤可造成冲洗液渗出膀胱外，检查可发现膀胱破口出血或下腹胀满。妇科、肛肠科手术对膀胱的损伤多由于盆腔内多次手术致粘连广泛、解剖不清、术中分离困难等造成。普外科疝修补术中膀胱损伤多见于膀胱滑疝，误将膀胱作为疝囊切开。下腹或盆腔手术中缝扎过深，缝线贯穿膀胱，或盆腔肿瘤介入治疗等造成的损伤往往造成膀胱延迟破裂，形成尿液性腹膜炎，直至下腹疼痛及排尿困难时方才被发现。

二、分类

（1）按损伤类型分为膀胱挫伤和膀胱破裂。
（2）按损伤部位分为腹膜内型膀胱破裂和腹膜外型膀胱破裂。
（3）按损伤时间分为即发型和迟发型。

根据 2002 年的分类资料，腹膜内型破裂占 38% ~40%，腹膜外型占 54% ~56%，并发内外破裂者占 5% ~8%。

膀胱挫伤是由于膀胱黏膜和（或）膀胱肌层的损伤尚未破坏膀胱壁的连续性，膀胱挫伤由于症状较轻，仅见于一些剖腹探查病例的报道中，因此这类损伤往往被低估。腹膜外型膀胱破裂往往伴随骨盆骨折，而腹膜内型膀胱破裂除了骨盆骨折原因外，还可以由穿刺伤以及膀胱充盈时外部骤然高压所致的爆裂等造成。

三、诊断

准确快速的诊断及分型对治疗有积极意义。膀胱损伤的临床症状并不典型，大多数意识清醒的患者会有耻骨或下腹部的疼痛以及不能排尿，但这些很容易与骨盆骨折或下腹损伤的症状混淆，主要体征包括耻骨上压痛、下腹部瘀青、肌紧张、强直以及肠鸣音消失等。膀胱损伤最典型、最有意义的表现是肉眼血尿，95% 的膀胱损伤会出现肉眼血尿，因而在伤后早期予留置导尿对判断有无并发膀胱损伤至关重要。在急诊处置过程中还需注意有无尿道外口滴血，据统计，有 10% ~29% 的患者可同时并发膀胱与尿道损伤，如发现伤者存在尿道口滴血，应考虑即刻行尿道造影。

（一）影像检查

对于损伤后出现肉眼血尿，或并发骨盆骨折者应考虑膀胱影像检查，肉眼血尿同时并发骨盆骨折是膀胱影像检查的绝对指征，有资料显示 29% 的血尿并发骨盆骨折者同时存在膀胱破裂，相对指征则包括骨盆骨折、无骨折的肉眼血尿或骨盆骨折并发镜下血尿等，虽然这类患者膀胱破裂的机会较小，但如出现其他膀胱损伤表现时仍应考虑进行影像检查。另一方面，如出现下腹部开放性损伤，骨盆、髋部骨折并发镜下或肉眼血尿时，均应考虑早期行膀胱影像检查。

（二）膀胱造影注意点

（1）造影一般应在留置导尿前进行，以发现可能的尿道损伤。
（2）造影剂应通过重力作用自然进入膀胱而非直接注入，这样极有可能加重膀胱的损伤。
（3）使用稀释的造影剂，一般容量 350 ~400mL。

逆行及顺行膀胱造影几乎可 100% 诊断膀胱的破裂，但需要患者的配合及经验，强调造影剂的注入量应超过 250mL，否则一些小的膀胱裂口有可能漏诊；其次建议使用常规三次摄片，即平片，膀胱造影片及膀胱排空后的再次摄片，因为有些膀胱后方的裂口可能在膀胱造影片中不能及时显示。在膀胱影像检查的同时有必要进行上尿路检查，以免漏诊及重复检查。

盆腔内出现火焰样造影剂积聚是腹膜外型膀胱破裂的典型 X 线表现，如损伤严重破坏了盆底筋膜的完整性，则造影剂可出现于腹膜后腔，阴囊、阴茎、大腿内侧、下腹壁等区域，而造影剂外泄的数量并不一定与膀胱裂口的大小一致。腹膜内型膀胱破裂则直接可在腹腔内显示肠型，较易判断。

目前 CT 已被广泛用于评估外伤程度，因而 CT 膀胱造影也可用于判断膀胱损伤的部位与程度，从应用效果来说，CT 膀胱造影的准确性和可靠性与 X 线相似，但造影剂的浓度要求低于 X 线造影，只要 2% ~4% 的造影剂就可发现病损，由于膀胱后间隙一览无余，也无须进一步的延迟摄片。常规的 CT 扫描有时也可发现一些膀胱裂口，但并不能替代 CT 膀胱造影，在怀疑有膀胱破裂的可能时，还是应该考虑 CT 膀胱造影。

四、处理

（一）非手术处理

通常，对于腹膜外型膀胱破裂较为简单的保守处理方法是留置导尿，一般会选择直径较大的导尿管（F20~24），以保证充分的引流。一般流管时间在14d左右，并建议在拔管前行膀胱镜检，从受伤开始直至拔管后3d均应给予抗生素预防感染。

（二）手术修补

20世纪90年代有些学者发现，膀胱损伤后采取开放手术修补，患者术后出现瘘管、延迟愈合、血凝块堵塞等并发症的机会远远小于保守留置导尿（5%：12%），基于此，有人提倡在对一些有条件的伤者进行剖腹探查的同时可考虑行腹膜外膀胱破裂的修补，可直接经膀胱前壁由膀胱内找到膀胱破裂口，以单层可吸收缝线进行膀胱壁全层缝合，膀胱周围的血肿则不予处理。另一方面，如骨盆骨折较为复杂，需进行手术内固定时，则应该同时修补膀胱破裂，以降低尿液外渗与植入钢板接触造成进一步严重感染的风险。

所有外伤导致的开放性膀胱损伤或腹膜内型膀胱破裂均应即刻手术修补。这类损伤往往会比膀胱造影显示的情况更严重，几乎没有自行愈合的可能。如不及时修补，创伤的同时再并发尿液性腹膜炎还会增加处理的难度。在膀胱修补过程中必须注意输尿管开口，建议在手术中采用靛青红或亚甲蓝等染料或直接经输尿管开口置管，损伤累及输尿管开口者需根据情况留置输尿管支架管甚至输尿管再植，膀胱周围应留置引流。对于膀胱手术修补的患者，可仅于围手术期3d内使用抗生素，拔除导尿管时间可掌握在术后7~10d，仍建议于拔管前行膀胱造影。膀胱开放修补患者是否需耻骨上造瘘一度引起争论，进入21世纪后越来越多的证据证明并没有常规耻骨上造瘘的必要。

对于一些严重损伤同时累及膀胱及周围器官，特别是直肠或阴道时，应尽量将两器官受伤部分充分完整分离，避免缝线间重叠、交错，有条件时应将一些健康组织夹于两器官受损部位之间，以保证可靠愈合。将纤维蛋白原直接注射或黏附于膀胱壁层有助于加速膀胱壁的愈合并提高这类修补的成功率。

（三）即刻手术修补指征

（1）外伤导致腹膜内型膀胱破裂。

（2）穿刺伤，贯通伤或医源性膀胱损伤。

（3）经留置导尿后发现引流不充分或血块堵塞导管。

（4）经证实膀胱颈部有损伤。

（5）并发直肠或阴道的损伤。

（6）开放性骨盆骨折或骨盆骨折需行内固定或切开复位。

（7）膀胱壁疑有骨片传入者。

（魏澎涛）

第四节　尿道损伤

一、概述

尿道损伤是泌尿系统常见的损伤，占整个泌尿系损伤10%~20%。由于男女尿道解剖、生理等各方面的差异，尿道损伤多见于男性青壮年。尿道外暴力闭合性损伤、占其他原因引起尿道损伤的85%以上，其中最主要的是会阴部骑跨伤引起的球部尿道损伤及骨盆骨折并发的后尿道损伤。近年来，与医源性因素有关的尿道损伤呈逐渐上升趋势，不规范的导尿管引流、尿道腔内暴力性的器械操作以及各种化疗药物的尿道内灼伤使尿道损伤及之后出现的尿道狭窄等并发症的处理越发棘手。因此，如何根据尿道损伤时的情况以及患者的情况选择正确的处理方法，将直接关系到尿道狭窄、勃起功能障碍、尿失禁等并发症的发生率。

男性尿道损伤可根据损伤部位的不同分为前尿道（阴茎部及球部尿道）损伤和后尿道（尿道膜部及前列腺部）损伤。由于男性尿道解剖上的特点，使其较易遭受损伤，同时不同部位的尿道损伤其致伤原因、临床表现、治疗方法均不相同，至今临床上仍有许多处理意见不尽一致。尿道损伤后可能产生的尿外渗、感染、狭窄、尿失禁、勃起功能障碍等并发症的发生率也会因早期处理的正确与否而有所影响。

女性尿道短而直，一般很少受到损伤，但严重骨盆骨折和移位，并且同时发生膀胱颈部和阴道撕裂的情况下，尿道也会发生损伤。国外报道在骨盆骨折的患者中，6%的女性并发尿道损伤。女性尿道损伤通常是尿道前壁的部分撕裂，很少发生尿道近端或远端的完全断裂。

（一）分类和病因

尿道损伤的分类，如根据受伤性质的不同可分为开放性和闭合性损伤两类，而根据损伤部位的不同又可分为前尿道和后尿道损伤两类。近年来则根据致伤原因的不同分为以下四类：

（1）尿道内暴力伤：绝大多数为医源性损伤，另外较为少见的是将异物如发夹、电线等放入尿道为满足快感而损伤尿道。医源性损伤常由粗暴的尿道腔内器械操作或操作不当所致，如暴力导尿、尿道超声、尿道扩张和各种内镜操作如膀胱镜、输尿管镜、TURP、TURBt、DVIU等，尿道内有病变如狭窄、炎症、结石时更易发生，损伤大多为黏膜挫伤，严重时可穿破尿道伤及海绵体甚至进入直肠。

（2）尿道外暴力闭合性损伤：尿道外暴力闭合性损伤主要由会阴骑跨伤和骨盆骨折所致。会阴骑跨伤是由高处摔下或滑倒时会阴部骑跨于硬物上，使球部尿道挤压于硬物与耻骨联合下方之间所致。损伤的程度取决于受暴力的程度，在严重的暴力下尿道可能完全断离，但在大多数情况下尿道只是部分断离。

有些性交时的阴茎海绵体折断伤也可伴有尿道的损伤，其发生率大约为20%。一些使用阴茎夹控制尿失禁的截瘫患者由于阴茎感觉的降低和缺失会引起阴茎和尿道的缺血性损害。

骨盆骨折常见于交通事故、高处坠落伤或挤压伤。尿道损伤的程度取决了膀胱尿道的移位，可能导致尿道挫伤、裂伤、断裂，当耻骨前列腺韧带断裂，膀胱和前列腺往往悬浮于血肿上，拉长了膜部尿道，尿道断裂最常发生。但大多数患者在一段时间后，随着血肿的机化或吸收，膀胱或后尿道会逐渐下降，只发生一小段管腔闭锁。对于儿童患者，由于前列腺发育不良，尿道损伤更容易向膀胱颈延伸，因此儿童尿道损伤后尿失禁的发生率高于成人。严重的骨盆骨折不仅发生尿道损伤，而且离断的骨折片可刺破膀胱和直肠并发膀胱破裂或直肠损伤。外伤性骨盆骨折不仅造成尿道损伤，同时有可能损伤周围的血管神经，这是阴茎勃起功能障碍发生的原因之一。

（3）尿道外暴力开放性损伤：多见于枪击伤或锋利的器械伤，一般同时伤及海绵体，偶发生于牲畜咬伤、牛角顶伤等，常并发阴囊、睾丸的损伤，病情较为复杂。

（4）非暴力性尿道损伤：主要包括化学药物烧伤、热灼伤、放射线损伤等，近年来较为多见的是膀胱肿瘤术后采用尿道内直接灌注化疗药物而导致的长段尿道损伤。

（二）病理

1. 损伤程度　根据尿道损伤程度可分为三种类型：挫伤、裂伤和断裂。尿道挫伤损伤程度最轻，仅为尿道黏膜水肿和出血，部分伴海绵体损伤；尿道裂伤表现为部分尿道全层断裂，同时尚有部分尿道壁完整，借此保持尿道的连续性；尿道断裂为整个尿道的完全离断，尿道的连续性丧失。由于这种分类比较笼统，目前针对后尿道损伤的程度主要采用Steven提出的4型分类法：

（1）尿道牵拉伤，逆行尿道造影无造影剂外渗。

（2）前列腺膜部尿道部分或完全断裂，但尿生殖膈保存完好，造影剂局限于尿生殖膈上。

（3）前列腺膜部尿道和尿生殖膈均受累，损伤可延伸到球部尿道，造影剂扩展至尿生殖膈上下。

（4）损伤累及膀胱颈及前列腺部尿道。

2. 病理分期　将损伤后不同时期的病理变化分为三期：损伤期、炎症期和狭窄期。这是因为尿道从损伤至组织愈合，不同阶段的病变具有不同的特点，治疗原则也有所区别。闭合性尿道损伤后72h内为损伤期，此期的病理生理改变主要是出血及创伤引起的创伤性休克；尿道创伤处的缺损、组织挫伤、尿道失去连续性所引起的排尿困难和尿潴留；以及膀胱过度充盈后不断排尿使尿液经尿道破损处外溢于组织内而发生的尿外渗。在此期，创伤局部无明显感染，亦无明显创伤性炎症反应。因尿道血液循环丰富，故在此期内应争取进行尿道修补、吻合或其他恢复尿道连续性的手术，效果较为满意。尿道闭合伤超过72h，或开放伤虽未超过72h但已有感染者，均称为炎症期。此期可出现组织水肿、细胞浸润、血管充血，尿外渗由于未经引流可出现发热、白细胞增高等一系列全身症状。此期治疗应以控制感染为主，辅以尿外渗的引流、耻骨上膀胱造口等。若能妥善处理，炎症感染可迅速控制，然后再做进一步治疗。必须强调此期内不宜进行任何尿道手术及机械操作，否则，因创伤部位炎症水肿、组织脆弱，不仅尿道修补不能愈合，而且还将导致感染范围扩大，局部坏死，并向周围蔓延或穿破，形成窦道、瘘管；有骨盆骨折者，极易发生骨髓炎，尿道感染亦最终不可避免；部分患者可发生败血症甚至死亡。尿道创伤后3周，局部炎症逐渐消退，代之以纤维组织增生和瘢痕形成，致尿道狭窄，故称为狭窄期。尿道狭窄的程度视尿道损伤程度以及是否并发感染而定。除尿道挫伤外，尿道破裂和断裂均可导致不同程度的尿道狭窄，临床上出现排尿困难。

3. 尿外渗及血肿　尿道破裂或断裂后，尿液及血液经裂损处渗至周围组织内，形成尿外渗及血肿。其蔓延的区域、方向、范围与局部解剖有密切关系。由于盆底及会阴部筋膜的限制，不同部位的尿道破裂或断裂，尿外渗和血肿的部位及蔓延方向各不相同。

（1）阴茎部尿道：如尿道海绵体破裂而阴茎筋膜完整时，尿外渗及血肿仅局限于阴茎筋膜内，呈现阴茎普遍肿胀、紫褐色，极似一大圆紫色茄子。如阴茎筋膜同时破裂，则尿外渗及血肿范围同球部尿道破裂。

（2）球部尿道：如阴茎筋膜破裂，则尿外渗及血肿先聚积于阴囊内，使阴囊普遍肿胀。尿外渗进一步发展，可沿会阴浅筋膜向上蔓延至腹壁浅筋膜的深面，使耻骨上区、下腹部皮下亦发生肿胀。由于尿生殖膈完整，故盆腔内无尿外渗。

（3）膜部尿道：尿生殖膈由尿生殖三角肌和两层坚韧的筋膜组成。膜部尿道破裂所引起的尿外渗和血肿蔓延范围因尿生殖膈的破裂程度而异。一般膜部尿道破裂多有尿生殖膈上筋膜破损，故尿外渗与前列腺部尿道破损所致的尿外渗相同。如尿生殖膈完全破裂，不但有膀胱周围尿外渗，尿液亦可通过破裂的尿生殖膈进入阴囊内，同时产生与球部尿道破裂相同的尿外渗范围。

（4）前列腺部尿道：尿外渗向耻骨后膀胱周围间隙内蔓延，甚至可沿腹膜后向上扩散。因尿生殖膈完整，血液及尿液不能进入会阴浅袋，故体表看不到尿外渗和血肿。

二、临床表现

尿道损伤的临床表现往往根据损伤部位、损伤程度以及是否并发有骨盆骨折和其他损伤而定。

1. 休克　并不少见，尤其是儿童患者，当同样的损伤程度作用于儿童时，发生休克的可能性大大增加。其次，在严重尿道损伤，特别是骨盆骨折后尿道断裂的同时并发其他内脏损伤者，常发生休克。

2. 尿道出血　为前尿道损伤的最常见症状。损伤后尿道口鲜血流出或溢出，如尿道连续性尚存在，排尿时为血尿。后尿道损伤时若无尿生殖膈破裂，可于排尿后或排尿时有鲜血滴出。尿道流血或肉眼血尿是尿道损伤的有力证据。

3. 疼痛　主要发生于损伤部位及骨盆骨折处。如血肿或尿外渗蔓延，疼痛部位也会扩散至下腹部，并出现肌紧张。有些患者因尿潴留又无法排尿而造成腹部胀痛，以及排尿疼痛并向阴茎头和会阴部放射。

4. 排尿困难和尿潴留　排尿困难、尿潴留和尿道外口出血被称为尿道破裂三联征。尿道挫伤时即使尿道连续性存在，但因伤后疼痛导致括约肌痉挛，发生排尿困难；如损伤严重导致尿道完全断裂者伤后即不能排尿，出现急性尿潴留。

5. 局部血肿　骑跨伤时常在会阴部、阴囊处出现血肿及皮下瘀斑、肿胀等。典型的局部血肿如

"蝴蝶样"会阴血肿可能并不常见。后尿道损伤如尿生殖膈未破裂，血肿往往局限于盆腔内，如出血严重，血肿可蔓延至膀胱和腹壁。

6. 尿外渗　尿道破裂或完全断裂后如患者用力排尿，尿液及血液可从破口或近端裂口渗入周围组织内，形成尿外渗及血肿。其蔓延的区域、方向、范围与局部解剖有密切关系。尿外渗如未及时处理，会导致广泛皮肤及皮下组织坏死、感染及脓毒血症，并可形成尿瘘。

三、诊断

在诊断尿道损伤时应注意解决以下问题：①确定尿道损伤的部位。②估计尿道损伤的程度。③有无其他脏器并发伤。

1. 病史和体检　大多数患者有明确的会阴部骑跨伤或骨盆骨折史，对于无意识及全身多发伤的患者，检查者往往容易忽视下尿路损伤的存在，这就需要进行详细的体检，如发现尿道口有滴血，患者有排尿困难或尿潴留时，首先要想到尿道损伤。如膀胱同时损伤，则尿潴留和膀胱膨胀不会出现。直肠指检对判断后尿道损伤，尤其是并发骨盆骨折、直肠穿孔时，诊断意义较大。当后尿道断裂后，前列腺窝被柔软的血肿所替代，前列腺有浮动感，手指可将前列腺向上推动，或仅能触到上移的前列腺尖部，甚至有时前列腺可埋入血肿之中，触诊有一定困难。若前列腺位置仍较固定，说明尿道未完全断裂。

2. 诊断性导尿　仍有争议，因为对尿道损伤尤其是有撕裂伤的患者而言，盲目的试插导尿管可使部分尿道损伤变成完全性尿道损伤，并有可能加重出血或使血肿继发感染。但多数医生仍建议使用，因为它可判断尿道损伤的程度，而且绝大部分患者只为尿道挫裂伤，若一次试插成功则可免于手术。因此有指征时应在严格无菌条件下轻柔地试插导尿管，若成功，则可保留导尿管作为治疗；若失败，则不可反复试插；若高度怀疑为尿道破裂或断裂者，则不宜使用。如果导尿量少或导出血性液体，可能是由于尿道完全断裂导尿管进入盆腔血肿内，也可能是休克少尿或膀胱破裂导致膀胱空虚。

3. 尿道造影　所有怀疑尿道损伤的患者均有指征行逆行尿道造影。可先摄前后位的骨盆平片以确定有无骨盆骨折、骨移位或有无异物，再置患者于25°~45°斜位，将25mL水溶性造影剂从尿道外口注入，此时尿道逐渐呈扩张状态，斜位可显示全部的尿道和任何部位的尿外渗，如有破口，可发现造影剂从破口处外溢。女性患者怀疑尿道损伤时，很难获得较为满意的尿道造影片，可使用尿道镜检查代替尿道造影。

4. 尿道镜检查　曾被认为是急性尿道损伤的相对禁忌证，因为盲目的器械操作和冲洗液的注入有可能使破口扩大、外渗加重和盆腔感染。但近年来对怀疑有球部尿道部分损伤的患者行微创尿道镜下尿道会师术，使诊断和治疗融为一体，在有条件的单位可考虑在开放手术前尝试。

四、治疗

首先进行休克的防治，并注意有无骨盆骨折及其他脏器的并发损伤。尿道损伤治疗的原则是：①尽早解除尿潴留。②彻底引流尿外渗。③恢复尿道连续性。④防止尿道狭窄的发生。

（一）急诊处理

新鲜的尿道创伤，应根据尿道创伤的程度、伴发损伤的情况以及当时的条件，采取适当的治疗措施，难以强求一律。治疗原则是先控制休克及出血，处理严重的危及生命的并发损伤，后处理尿道的问题。如果伤情严重无法进行复杂的修复手术或需转院时，均应采取最简单的方法解决尿潴留的问题。轻微损伤、能通畅排尿者，不需要特殊处理；较严重的损伤，可选用下列六种处理方法：

（1）留置导尿管：诊断时试插的导尿管如成功进入膀胱者，应留置2周左右作为尿道支撑和引流尿液之用。如试插导尿管不成功者，有时需考虑尿道括约肌痉挛的可能，此时不可反复试插以免增加尿道创伤，待麻醉后括约肌松弛再轻轻试插，有时会成功。

（2）耻骨上膀胱造瘘术：尿道创伤后，如诊断性插管失败，在患者伤情较重或不便进行较复杂的尿道手术时，为避免伤口被尿液浸渍及尿道吻合口漏尿，同时解决患者尿液引流的通畅，需进行膀胱造瘘术。一旦后尿道断裂采取耻骨上膀胱造瘘，就必须接受不可避免的尿道狭窄或闭锁，待损伤后至少3个月行延迟尿道修复。Morehouse报道最初尿道修复和延迟尿道修复的结果显示，尿道狭窄的发生率分别为14%和6%，尿失禁发生率分别为21%和6%，勃起功能障碍的发生率分别为33%和10%，表明延迟性尿道修复使尿道狭窄、尿失禁和勃起功能障碍的发生率降低。从创伤角度看，耻骨上膀胱造瘘并不是一种姑息性消极的治疗手段，这种处理避免了患者在严重创伤的基础上接受尿道内器械的操作。然而，对于严重的球膜部尿道的错位，膀胱颈为主的撕裂伤及伴有盆腔血管或直肠损伤，仍建议在情况稳定时进行探查，以避免因膀胱造瘘或内镜尿道恢复连续性后发生复杂性尿道狭窄和其他严重并发症。

（3）尿道镜下尿道会师术：当会阴部发生骑跨伤时，绝大多数患者尿道为部分损伤，由于球部尿道宽大且固定于尿生殖膈前方，目前较提倡采用尿道镜下尿道会师术恢复尿道连续性。此手术微创、操作简单、成功率高，但由于破裂口并没有进行黏膜间的吻合，破口间的组织愈合仍依靠瘢痕填充，以后拔除导尿管发生尿道狭窄不可避免。当发生骨盆骨折后尿道损伤时，由于患者无法摆放截石位，且损伤的后尿道在盆腔内活动空间较大，很难通过尿道镜下完成会师术。因此，原则上尿道镜下尿道会师术只适合于球部尿道部分损伤的患者。

（4）尿道修补或尿道端端吻合术：尿道镜下尿道会师术失败或球部尿道完全断裂时，如患者伤情不重，需立即进行尿道修补术或尿道端端吻合术。清除血肿后，通过探杆找到裂口所在，修剪裂口中失去活力的组织，并进行修补。如尿道断裂后近端尿道口无法找到，可经膀胱将探杆插入后尿道，显示近端黏膜，进行远、近端尿道无张力吻合。

（5）开放性尿道会师术：骨盆骨折后尿道损伤的早期治疗包括抗休克、抗感染、治疗危重脏器，基本原则应当在可能条件下争取早期恢复尿道的连续性。但开放性尿道会师术只是通过膀胱和尿道外口插入的探杆完成尿道内导尿管的留置，此种操作会加重尿道的损伤，而且并不能清除坏死组织及血肿，离断的尿道是依靠局部导尿管牵拉完成对合，并不是黏膜间的吻合，因此最后形成尿道狭窄的机会甚多，难免需进行延期尿道修复重建术。尽管尿道会师术可能不能防止尿道狭窄的发生，但因为把前列腺和尿道拉的更近，所以可以降低开放性后尿道成形术的难度。

（6）早期后尿道端端吻合术：后尿道损伤早期是否可行尿道端端吻合术目前仍存在争论。从理论上讲，一期后尿道端端吻合术能达到满意的解剖复位，效果最为理想。但这些患者往往有骨盆骨折及盆腔内出血，手术术野深，难度大，创伤更大；而且骨盆骨折时根本无法摆放截石位，因此更明智的方法是根据损伤的程度和伴发周围组织损伤来决定治疗的方法和时间。

（二）复杂性尿道损伤

尽管尿道损伤很难用单纯性和复杂性加以区分，但复杂性尿道损伤的概念越来越受到重视，我们将以下一些情况下的尿道损伤定义为复杂性尿道损伤：

（1）女性尿道损伤：对于骨盆骨折导致尿道破裂的女性患者，大多数学者建议行及时的一期修补，或至少通过留置导尿管行尿道复位，从而避免尿道阴道瘘和尿道闭锁的发生。同时发生的阴道撕裂也应及时闭合，避免阴道狭窄的发生。延期重建对于女性患者而言并不合适，因为女性尿道太短，如包埋在瘢痕内，其长度不足以进行吻合修补。对严重骨盆骨折导致尿道破裂，甚至并发其他脏器损伤时，急诊一期修复的难度很大，可先行膀胱造瘘，待患者稳定后行尿道重建和瘘口修补手术。

（2）儿童尿道损伤：儿童一旦发生骨盆骨折尿道断裂，绝大多数属于复杂性尿道损伤，这是因为在和成人相同创伤外力的作用下，儿童的损伤往往更严重，甚至危及生命。儿童的骨盆环及前列腺部尿道周围韧带未发育完全，尿道断裂部位绝大多数位于前列腺部尿道，膀胱上浮后位置极高，后期修复远较成人困难。

（3）尿道损伤并发直肠破裂：尿道损伤的同时如并发直肠破裂，无论是高位还是低位的直肠破口，急诊一期修复的难度都很大，比较统一的处理方法是膀胱和肠道分别做造瘘，待患者稳定后行尿道重建和瘘口修补手术，3个月后患者的病情已成为复杂性后尿道狭窄。

（4）膀胱抬高、上浮或伴随膀胱颈撕裂伤：创伤后发现伤及膀胱颈部或膀胱被血肿抬高、上浮，如不处理，远期尿道发生长段闭锁或严重尿失禁的可能性极大，颈部如处理不及时或不准确，后期即使尿道修复成功，也很难完成正常的排尿。

（魏澎涛）

第五节 阴茎损伤

阴茎创伤是泌尿外科急症，自 1924 年首例阴茎创伤报道以来，其发病率呈逐渐上升趋势，阴茎创伤修复已成为泌尿外科医生面临的挑战。

一、概述

阴茎创伤分为钝性伤和锐性伤两类。由于两类创伤的机制不尽相同，临床治疗亦各有特点。

钝性伤所致的阴茎破裂（折断）可用非手术疗法治愈，有人联合应用经验性抗生素、导尿、安定（降低勃起的强度和频率）以及冰敷加压包扎等处理成功治愈阴茎损伤。但近期的文献推荐手术疗法，手术疗法包括早期探查和修复被膜撕裂。

锋利物体所致的锐性阴茎伤应尽早手术修复。伴有血管和神经损伤的阴茎断裂及深的撕裂伤可用显微外科方法修复。显微外科修复与普通的修复不同，能有效改善畸形、纤维化、持久疼痛、皮肤坏死和感觉障碍等并发症。非显微外科方法修复阴茎创伤时，阴茎背动、静脉的修复至关重要，因为其是阴茎皮肤、龟头和软组织血供的主要来源，且与勃起功能的修复密切相关。

阴茎皮肤的缺失可用附近有活力的皮肤或中厚皮片移植修复。

（一）钝性伤

1. 挫伤 单纯的挫伤通常是阴茎处于松弛状态时由外力所致，伴血肿和瘀斑。

2. 破裂（折断） 阴茎破裂（折断）常发生在勃起状态下。引发的原因包括：勃起的阴茎被强力弯曲、与坚硬表面发生撞击、搓揉阴茎以减轻勃起和在床上滚动等。不同地域阴茎破裂的病因亦不同，在西半球，阴茎破裂主要由性交所致，占 30% ~ 50%；中东地区主要由手淫和揉搓阴茎以减轻勃起所致。目前没有肛交、口交致阴茎破裂的报道。

阴茎破裂常表现为血肿形成、肿胀、变色和阴茎偏位。阴茎破裂时，右侧海绵体损伤较常见。双侧海绵体同时受损时，尿道损伤概率高。阴茎背侧邻近耻骨的部位是损伤易发之处，但损伤也可发生在阴茎体的任何部位，甚至是海绵体固定的位置。

3. 缢勒伤 头发、环、带子及其他收缩性装置引起的阴茎缢勒伤也属阴茎钝性伤，缢勒伤最先引起软组织和皮肤的损伤，如不及时解除勒压，还可伤及阴茎体和尿道。

（二）锐性伤

阴茎锐性伤发生时常常导致阴茎断裂、撕裂和穿孔等，主要病因包括：刀伤或枪伤、工业或农业机械损伤、自残、动物咬伤、车祸或化学试剂引起的烧伤以及医源性损伤等。迷幻剂和神经错乱亦是阴茎锐性伤发生的重要病因。伴发尿道损伤的阴茎锐性伤会加重创伤程度；阴茎锐性伤如有异物残留会导致感染和继发组织损伤。

二、临床表现和诊断

（一）钝性伤

病史和物理检查可诊断阴茎破裂。勃起状态阴茎损伤时，患者及患者的妻子或伴侣可听见清脆的声响，如同折断玉米秆或玻璃棒，并伴有勃起消退、肿胀、变色（由血液外渗所致）、中到重度疼痛以及阴茎偏位，形成典型的"茄子畸形"（eggplant deformity），损伤部位可触及柔软而有韧性的隆凸表现为"滚动征"（rolling sign）。会阴部出现蝴蝶形血肿提示尿道损伤。阴茎破裂如未及时治疗，晚期可表现为勃起功能障碍、阴茎偏位，形成 Pevronie 病样斑块，尿道海绵体瘘和尿道皮肤瘘，以及尿道狭窄引起的症状。

阴茎破裂伤时也可出现阴囊、耻骨上区和会阴肿胀等不常见的症状。

阴茎钝性伤常伴发尿道部分破裂。如尿道口有血并伴有肉眼血尿，就应高度怀疑尿道损伤，所有病例皆应做尿道造影。另外，阴茎钝性伤引起的血肿和水肿会压迫尿道进而加重排尿困难。海绵体炎或海绵体纤维化亦可引起阴茎破裂，但皆缺乏无创伤史及损伤时的断裂声响。

海绵体造影可以确定外渗的位置，对可疑病例的诊断有帮助。如果早期海绵体造影未能显示病灶，一定要再做延时造影（10分钟），因为只有等造影剂充满血肿后才能显示渗漏。虽然海绵体造影有助于阴茎折断的诊断，但其假阳性率和假阴性率较高；同时该种有创检查还可导致海绵体纤维化和造影剂反应等并发症。

超声检查虽然无创，但诊断率有赖于检查者的技术水平，小撕裂伤和被血凝块堵塞的缺口，可能不易与正常白膜分辨开。

磁共振成像（MRI）可能是海绵体损伤最好的诊断方法。在 T_1 加权像上，显示高信号的血管窦状隙，容易与血管较少显示低信号的白膜区分开来。由于 MRI 检查费用高，还不能作为常规的检查手段，但对那些需要较好影像质量的病例可进行 MRI 检查。

（二）锐性伤

阴茎离断时残端应低温保存并与患者一起送至急诊室。正确的保存可降低移植反应提高成活率。

阴茎枪伤首先应确定损伤的程度。根据武器的口径和类型可估计发射物的速度。低速飞弹导致的病灶只在其运行轨迹上；高速飞弹可造成远离其运行轨迹一定距离的组织的损伤。尿道造影（逆行尿道造影）有助于诊断潜在的尿道损伤。

阴茎锐性伤入院后可记录到阴茎疼痛、肿胀和捻发音；偶尔可发现明显的皮肤坏死。较大阴茎锐性损伤伴发的皮肤缺失，在尿道和软组织修复后应立即进行重建。重建的皮肤可阻止感染向他处蔓延，还可阻止其他生殖区与筋膜面相通。

三、治疗

（一）阴茎破裂（折断）

保守治疗适用于白膜破口较小、海绵体损伤但白膜完整的病例，包括冰敷加压包扎、抗感染、应用纤溶剂、抗雄激素抑制勃起等内容。手术治疗是大多数阴茎破裂伤常用的处理手段，因为持续的血肿会引起感染，并且二期修复所引起的纤维化会导致阴茎畸形或者疼痛，从而损害勃起和性交。手术切口有去颏套切口、直接纵向切口、腹股沟阴囊切口、高阴囊中线切口和耻骨上切口等多种选择。

外科治疗包括清除血肿、控制出血、伤处清创后用 3-0 的可吸收线间断缝合创面。阴茎破裂伴尿道部分或全部横断的，应尽早手术并留置导尿管。无尿道损伤的阴茎破裂术后当晚留置导尿并轻度加压包扎。

（二）阴茎断裂和撕裂

不管何种原因导致的阴茎锐性伤，都应先用 0.9% 的无菌生理盐水充分冲洗，然后进行保护阴茎血供的清创，取出异物和去除无活力组织。在阴茎根部上止血带或者结扎血管可减少出血。修复创伤后根据具体情况决定是否放引流管。

对于阴茎断裂伤，如果断裂的远端保存良好，可用显微外科方法进行再植。断端应浸入冷盐水或林格氏液中冰上运输。一般阴茎完全离断在 18～24 小时，再植成功率较高。伤后 48 小时以内仍可手术治疗，但术后并发症的发生率会升高。

阴茎断裂重建时将尿道断端修整成舌状，置入硅胶导尿管，用 5-0 可吸收线双层吻合尿道；用 3-0 的可吸收线间断缝合白膜；阴茎背动脉用 10-0 的尼龙线吻合；9-0 的尼龙线缝合背深静脉；9-0 的尼龙线缝合背神经鞘。一般无须吻合阴茎海绵体中央动脉。Buck 筋膜和 Colles 筋膜用 3-0 的可吸收线间断缝合，以降低吻合口的张力，皮肤用 4-0 的可吸收线缝合。阴茎体部轻度加压包扎，必要时做耻骨上膀胱造瘘，留置2周行排尿期尿道造影，无外渗时拔除造瘘管。彩色超声监测术后动、静脉开放状态。

虽然显微外科手术能降低感觉障碍、狭窄等常见的并发症，但一定程度的皮肤坏死仍会发生，此情况下可用自体中厚皮片植皮。精神心理原因导致的阴茎创伤，特别需要全面而细致的护理。

较深的阴茎部分撕裂伤的处理和阴茎断裂伤处理相同，只要条件具备都应用显微外科手术修复创伤。

（三）阴茎枪伤

低速枪伤应仔细探查并修补损伤。依据出血的强度选用缝合或手工压迫止血。高速枪弹导致的损伤修复较困难。如果尿道造影显示尿外渗，应立即设法留置尿管并修复损伤，清创进口和出口后按单纯撕裂伤缝合之。

（四）阴茎咬伤

用0.9%的生理盐水冲洗、清创后，注射破伤风抗毒素并使用广谱抗生素。通常情况下，表浅的咬伤清洗后包扎，每天换2次药。对于伤情延搁并有感染迹象的患者，应住院并静脉应用抗生素，对该类患者有时需要再次手术以减少感染扩散，一旦感染控制伤口清洁了，即可行重建治疗。

（五）阴茎撕脱和皮肤缺损

完全撕脱的或仅余少许残端与机体相连的阴茎撕脱伤应清洗后复位。如果皮肤不能成活，应连同肉芽组织一起切除。大多生殖区皮肤的缺损由感染所致，一旦感染发生，应湿敷创面并每日换药2次，彻底清创以及应用广谱抗生素，为日后的重建创造条件。阴茎撕脱伤导致的阴茎裸露会引起一定程度的情绪紧张，应注重心理方面的治疗。

年轻患者的大腿前外侧是常用的皮片供区，由于该处易于显露且取自该区的中厚皮片愈合时收缩率较小。筛孔状中厚皮片由于能良好的引流移植片下的液体，其覆盖创面和修复外观俱佳；虽收缩率较高，但对勃起功能修复并非首要目标的患者而言，仍不失为一种最佳材料。

中厚皮片较适用于部分或全部阴茎撕脱伤（全厚皮片是另一种选择，但供区需移植才能修复），为避免术后水肿引起的狭窄，所有远端阴茎皮肤都应在冠状沟水平切断。优先缝合移植片的腹侧，以保持正中外观和避免痛性勃起。用5-0的铬线将移植片边缘分别固定于阴茎根部、冠状沟和腹侧中缝。用矿物油纱布包扎移植片，外加套管以制动，再加保护性弹性外包扎。最后，留置尿管或耻骨上膀胱造瘘管和应用抗生素。

（六）阴茎烧灼伤

三度烧伤须立即切除损伤的皮肤并进行移植。一度和二度烧伤经清创和一般的包扎，通常能获得满意的恢复，不需要移植重建。高压电流在组织内传播导致电灼伤属凝固性坏死，首先应进行必要的处理，待正常组织与坏死组织界限分明后再进行清创和修复。

（七）阴茎缢勒伤

应及时解除勒压，一般可用砂轮锯断缢勒物，否则将导致阴茎坏死。

（陈　霞）

第六节　睾丸损伤

睾丸悬垂于大腿之间并受到大腿和白膜的保护，能承受50kg的钝性损伤而不破裂。但中度钝性损伤即可引起睾丸实质出血并伴小血肿的形成，更重的损伤会引起白膜破裂导致肉膜内血肿。阴囊损伤时如伴有睾丸鞘膜破裂血肿会波散至腹股沟和会阴。

一、概述

睾丸锐性伤发生时常常导致睾丸撕裂或破裂、穿孔等，主要病因包括外伤、刀伤或枪伤、工业或农业机械损伤、自残。创伤性阴囊内精索完全断离较为少见，离断后睾丸能否再植成功不仅取决于睾丸血管吻合是否通畅，也取决于睾丸缺血时间的长短，因为再植成功的标志是恢复睾丸的内分泌和生殖功能。

睾丸损伤包括钝性伤和锐性伤两类：钝性伤的主要病因包括：体育运动、暴力袭击、摩托车事故以及自残等。50%的严重阴囊钝性伤伴有睾丸破裂，但大多数是单侧睾丸损伤，只有1.5%的病例发生双侧睾丸损伤。睾丸钝性伤的发病机制还不清楚，可能的解释是外力将睾丸抵于骨盆或大腿导致其破裂。

锐性伤的主要病因包括：暴力袭击、自残以及枪伤等。锐性伤导致双侧睾丸损伤的概率15倍于钝性伤。

二、临床表现和诊断

1. 睾丸挫伤　伤后睾丸疼痛剧烈，向大腿内侧及下腹部放射。体检见阴囊肿大，睾丸光滑、肿大、触痛明显。B超示睾丸白膜完整，睾丸内回声尚均匀。

2. 睾丸破裂　阴囊伤处疼痛剧烈，甚至休克，常伴恶心、呕吐。体检可见阴囊肿大，皮肤有瘀斑，睾丸界限不清，触痛明显。B超检查示白膜不完整，睾丸内回声不均匀。CT平扫及增强扫描可明确破裂部位及裂口大小。

3. 睾丸脱位　由于暴力挤压使睾丸移出阴囊外，多见睾丸位于腹股沟管、会阴及大腿内侧皮下。体检时阴囊空虚，而在腹股沟管或会阴处扪及球形肿物。B超可帮助明确此肿块为睾丸。应与隐睾鉴别，后者有明确隐睾病史。

4. 睾丸开放损伤　多见于刀刺及战伤。检查可见阴囊有伤口、出血、血肿及睾丸白膜破裂，睾丸组织外露或缺损，如有阴囊壁缺损，可见睾丸完全外露。

5. 睾丸扭转　睾丸疼痛剧烈，并向腹股沟、下腹部放射，常伴恶心、呕吐。体检可见精索短缩上移，托起阴囊后疼痛不减轻，反而加重。阴囊皮肤发红、水肿。彩超提示患侧睾丸血流频谱明显减弱或消失。

超声检查是除体格检查外对睾丸损伤有诊断价值的辅助检查，但其不能确定白膜破裂的具体位置且有较高的误诊率。超声检查对于少数伴发睾丸扭转和肿瘤的病例可提供有价值的信息。

无外伤史的睾丸疼痛可进行核素扫描以查找可能的病因。

三、治疗

（一）手术探查和修复

所有伴有明显阴囊血肿、睾丸内血肿或睾丸白膜破裂的病例皆应尽快进行手术探查和修复。拖延手术治疗只会增加睾丸切除比例，既往的研究发现，睾丸损伤后71小时内进行手术治疗睾丸切除率仅为20%，但9天以后睾丸切除率则上升到67%。近期的研究显示即刻进行手术探查者睾丸切除率为6%，延期手术者睾丸切除率约为21%。

双侧睾丸损伤者应尽力挽救功能性睾丸组织并进行良好的止血和清洁伤口，预防感染。钝性伤伴睾丸内血肿者应进行引流减压以防睾丸萎缩。睾丸修复手术中应清除血肿及失活的睾丸组织，强行还纳被挤出白膜外的组织只会升高睾丸内压力增加组织坏死。手术后适度加压包扎可减轻水肿减少出血。

（二）睾丸再植

创伤性阴囊内精索完全断离较为少见，离断后睾丸能否再植成功不仅取决于睾丸血管吻合是否通畅，也取决于睾丸缺血时间的长短，因为再植成功的标志是恢复睾丸的内分泌和生殖功能。Smith根据动物实验研究资料指出，睾丸缺血6小时，生精细胞消失，部分间质细胞损害。而Giuliani在钳夹睾丸血管60分钟后就发现生殖上皮发生严重损伤，表面冷却和冷灌注均不能避免损伤的发生。

（1）将离体的睾丸迅速冷藏，不要浸入生理盐水中或放在冷冻室。

（2）将睾丸放入4℃灌洗液和抗生素的混合液中，轻轻挤压睾丸，尽量将睾丸内残留的血液挤出，睾丸表面呈灰白色。

（3）将带有精索的睾丸与近心端精索做再植。先用3-0丝线将离断的精索固定数针，用11-0尼龙线将睾丸内动脉间断缝合4针，用9-0尼龙线间断缝合静脉8针后开放血供。

（4）血循良好后用9-0尼龙线按两层法缝合输精管。

（5）术后加强抗凝、抗菌治疗，预防感染。

（陈　霞）

第七节　阴囊损伤

一、概述

阴囊的皮肤疏松，损伤易引起出血和肿胀，皮下血管破裂可引起广泛血肿。阴囊及其内容物组织脆嫩，虽然活动度大，但严重的阴囊损伤（injury of the scrotum）常并发睾丸、阴茎、精索损伤。阴囊损伤分为开放性损伤和闭合性损伤两类。

阴囊损伤的原因：①钝器伤或闭合伤。②锐器切割伤。③阴囊皮肤撕脱伤。④灼伤、烧伤、电伤。⑤放射性损伤：为放疗后的并发症，可有脱毛、水肿、皮肤萎缩、表皮脱落甚至溃疡发生。

二、诊断

1. 病史　有外伤、烧灼伤等病史（如睾丸穿刺活检）。
2. 临床表现　阴囊肿胀疼痛，表面皮肤有瘀斑、出血、破损、撕脱等。血肿大时睾丸触摸不清。
3. 辅助检查　B超、CT检查可帮助了解阴囊内容物损伤情况，尤其对睾丸、附睾损伤有意义。

三、治疗

1. 闭合性损伤　轻度损伤仅需卧床休息，抬高阴囊，早期行局部冷敷、止痛及抗感染治疗。对严重损伤者，若阴囊血肿进行性增大，应手术切开止血、清除血肿并充分引流。
2. 开放性损伤　严格消毒清创，清除异物及失活组织，回纳内容物。应用抗生素及破伤风抗毒血清。阴囊皮肤撕脱，缺损严重时，应行游离全层植皮重建阴囊。

（陈　霞）

第八节　精索损伤

一、概述

精索内有血管和输精管，当受到外伤或某些医源性损伤如隐睾下降固定、男性结扎等手术，可造成血管破裂、睾丸血运障碍、输精管损伤等。

二、诊断

1. 病史　有腹股沟、阴囊部的外伤或手术史。
2. 症状　阴囊部疼痛、肿胀。疼痛可向下腹、会阴及腰部放射。可伴恶心、呕吐等症状。
3. 体检　见阴囊部肿胀，皮下有瘀血或血肿。精索增粗，触痛明显，部分患者后期可伴睾丸萎缩。
4. 彩超或放射性核素显像　可显示伤侧睾丸血流情况。

三、治疗

（1）一般治疗以卧床休息、抬高阴囊、止血、镇痛、冷敷、应用抗生素预防感染为主。

（2）出血严重者应手术探查，清除血肿，彻底止血，充分引流。

（3）输精管断裂者应予输精管吻合术。

（4）对精索广泛性损伤、睾丸无血运者，应行睾丸切除。

（陈　霞）

第五章

泌尿系结石

第一节 肾结石

结石病是现代社会最常见的疾病之一,并在古代已有所描述。随着全球饮食文化的西方化,结石形成的部位已经从下尿路转向上尿路,同时这种曾经只发生于男性的疾病开始无性别差异。在过去的20年中,结石病微创和无创技术的革新使结石更容易去除。然而,手术虽可以去除结石,但难以改变疾病的过程。2000年与肾结石病诊断相关的总体花费约21亿美元,比1994年增加50%。考虑到结石的高复发率,希望开展有效的医学措施来预防结石复发。为此,有必要全面了解尿路结石病的病因学、流行病学和发病机制。

一、病因

肾结石病的患病率在1%~15%,可能因年龄、性别、种族和地理位置等差异而有所不同。美国的结石病患病率在10%~15%。Scales从美国国家卫生和营养调查数据库(NHANES II和III)的数据,得到1988—1994年肾结石病的患病率为5.20%,而1976—1980年为3.8%,同比增加了37%。其他学者也发现结石病的患病率在逐渐增加。

1. 性别 成年男性比女性更容易患结石病。从一些数据,包括住院患者、门诊患者和急诊患者等看,男性患者是女性患者的2~3倍。然而也有证据表明男女间患病率差异很小。Scales及其同事用"美国国家住院患者抽样数据库"代表出院患者,发现肾或输尿管结石患者总体人口校正出院率2002年较1997年仅增加1.6%,女性患者出院率增加17%,男性患者出院率降低8.1%。这种趋势反映了男女出院率比率的变化,从1997年的1.7降到2002年的1.3。的确,此数据库中2002年男女出院率是一致的。然而,还不能确定出院率的变化趋势是否能准确反映总体疾病发生率的变化。Stamatelou及其同事(2003)也在NHANES数据库中注意到结石病的男女比率轻微降低,从1.75(1976—1980)降到1.54(1998—1994)。

2. 人种(种族) 结石病患病率存在人种(种族)差异。Soucie及其同事(1994)发现美国男性中结石患病率最高者为白种人,其次分别为西班牙人、亚洲人和非洲裔美国人,患病率分别是白种人的70%、63%和44%。美国妇女中,白种人患病率最高,而亚洲妇女最低(约是白种人的1/2)。其他作者报道在美国白种人和亚洲人之间患病率有更大的差异(3~4倍)。有趣的是,尽管结石病患病率存在种族差异,Maloney及其同事(2005)观察到同一地理区域的白种人和非白种人结石患者代谢异常的分布不同,但代谢异常的发生率相当接近,提示在决定结石高危性方面饮食和其他环境因素比种族影响要大。

结石病的性别差异与人种有关。Samina及其同事(1987)报道结石病的男女比率在白种人中为2.3,在非洲裔美国人中为0.65。Michaels及其同事(2004)在一组接受ESWL治疗的患者中注意到西班牙人和非洲裔美国人男性患病率正好相反,报道的男女比率亚洲人为1.8,白种人为1.6,西班牙人为0.7,非洲裔美国人为0.50 Soucie及其同事(2004)观察到相似的变化趋势,亚洲人为3.4,白种人为 2.6，西班牙人为 2.1，非洲裔美国人为 1.8，尽管两组研究实际的比率不同。Dall'era 及其同事（2005）回顾了急诊登记表中有肾或输尿管结石症状的患者，发现男女比率西班牙人为 1.17，白种人为 2.05。

3. 年龄 20 岁之前发生结石相对少见，但 30 ~ 50 岁高发。女性结石发病有两个年龄段，第二个发病高峰在 40 ~ 50 岁，正是绝经期的开始。相对于男性，女性结石病发病率低，可能是绝经前妇女雌激素有防止结石形成的作用，可增加肾钙的吸收并减少骨的再吸收。实际上，Heller 及其同事（2002）发现与男性相比，女性尿中草酸钙和透钙磷石的饱和度较低。而且在 50 岁之前，尿钙水平女性比男性低，50 岁后两性水平相同。

另外，Fan 及其同事（1999）在实验鼠动物模型中发现，雄激素能够增加而雌激素能够降低尿和血清中的草酸，后者或许与降低女性结石形成危险性有关。然而 Van Aswegen 及其同事（1989）发现与非结石患者对照相比，结石患者尿睾酮水平低，这使问题更加复杂。

4. 地理 结石病地理分布趋势与环境危险因素有关。结石病高患病率见于炎热、干旱或干燥气候，如高山、沙漠或热带地区。然而，遗传因素和饮食的影响可能要强于地理因素。Finlayson（1974）回顾了多个世界范围地理因素调查报告，发现结石患病率高的地区包括美国、大不列颠群岛、斯堪的纳维亚和地中海国家、印度和巴基斯坦北部、澳大利亚北部、中欧、马来半岛的一些岛屿和中国。Mandel 发现美国退伍军人患者中，东南地区草酸钙结石比例增高，东部地区尿酸结石比例最高。Soucie 及其同事（1994）发现经男女年龄校正的患病率随着地理位置从北到南和从西到东而增高，最高的患病率发生在东南部。除外其他危险因素，学者们认为周围温度和日照时间与结石患病率相关。

5. 气候 结石病的季节性变化很可能与温度有关，通过出汗导致体液丧失以及日照增加维生素 D 而影响结石形成。Prince 和 Scardino（1960）注意到夏季 7 ~ 9 月份结石病高发，最高峰发生在平均温度最高的 1 ~ 2 个月。同样，Bateson（1973）报道在澳洲结石病高发期在每年的 12 月到 3 月间，相当于夏季。

军队到沙漠地区的换防提供了研究气候对特定人群作用的机会。Pierce 和 Bloom（1945）报道，位于未开发沙漠地区的美军士兵在夏季症状性肾绞痛的发作增加。另一项有关军队换防到科威特和伊拉克后出现症状性结石的研究表明，结石形成的平均时间是 93d 的研究测量了士兵调往海湾前和抵达后 10d 的尿钙和尿镁，发现尿钙增加见于夏季换防者，而"寒冷季节"换防者没有尿钙增加，此现象过去归因于日照引起的 $1-25-$ 二羟基维生素 D_3 产生增加。很有可能气候和地理环境间接地通过温度和可能的日照影响结石病的患病率。

6. 职业 暴露于热源和脱水同样是结石病的职业危险因素。英国皇家海军厨房和工作室人员暴露于高温环境，结石形成比率最高。同样 Atan 及其同事（2005）发现暴露于高温的炼钢工人比在正常温度下工作者结石发病率显著增高（8% vs 0.9%）。对这两组工人进行代谢评价显示高温环境的工人低尿量和低枸橼酸尿发生率增加。Borghi 及其同事（1993）也在玻璃厂工人中注意到长期暴露于高温导致大量出汗与不暴露于高温者结石病发病率和尿路结石危险因素的差异。暴露于高温者尿量减少、尿 pH 降低、尿酸水平增高、尿比重增加，从而导致尿酸饱和度增加。因此，这些有结石形成的工人尿酸结石发生率（38%）显著增高。

长期久坐的工作人员，如从事管理或专职工作的人员，结石形成危险性增加但原因不明。此发现与 Robertson 及其同事（1980b）的研究一致，后者报道结石病危险增加见于富裕的人群、国家和社会，可能是不健康的饮食和生活习惯的反映。

7. 体重指数和体重 体格大小与结石病发病率的关系已有研究。两组不分男女的大样本的前瞻性队列研究发现，两性结石发病率和危险性的增加直接与体重和体型指数相关，相关度女性比男性大。尽管这些研究确定增加液体摄入（两性），以及降低蛋白摄入（男性）可降低偶发结石形成的危险，但是肥胖和体重增加可单独增加偶发结石形成的危险，而且不是由于饮食的作用。最近关于肥胖及胰岛素抵抗与尿 pH 低及尿酸结石有关的证据，以及高胰岛素血症和高钙血症相关的证据可用于解释肥胖患者尿酸和（或）含钙结石危险性的增加。

8. 水 一直认为增加水摄入有助于预防结石。在两组大样本观察性研究中发现液体摄入与偶发肾结石呈负相关。另外，一项前瞻性随机试验评价液体摄入对首次特发性钙结石形成患者结石复发的影响，发现增加液体摄入组比对照组未接受建议者尿量显著增加，并且结石复发率明显降低（分别为12%和27%）。

结石发病率的地理差异在一些病例中曾经归因于不同地区水中矿物质和电解质含量的差异。尽管许多研究者报道供应"硬"水地区结石发病率低于供应"软"水地区，这里水的"硬度"由碳酸钙的含量决定，有些作者发现没有差异。Schwartz及其同事（2002）虽然发现水硬度与尿中镁、钙和枸橼酸水平相关，但没有发现水的硬度与结石发作的相关性。

9. 物理化学 结石形成的物理过程是一系列复杂的事件，当肾小球滤过液在肾单位通过时发生。首先是成石盐过饱和，然后溶解的离子或分子从溶液中析出，形成晶体或成核。晶体一旦形成，可能随尿排出或停留在肾内附着部位促进生长和聚集，最终导致结石形成。下面的讨论从理化学角度描述结石的形成过程。

10. 饱和态 含有完全可溶性盐的离子或分子溶液描述为浓度积，是表示盐的纯化学组成成分（离子或分子）浓度乘积的一种数学方法。例如，氯化钠的浓度积（CP）表达式为 CP = [Na^+] [Cl^-]。盐的纯水溶液达到不能溶解更多盐时称为饱和。达到饱和点的浓度积称作热动力学溶度积，亦用Ksp表示，是指在特定条件下溶解的和结晶的成分处于平衡状态。这种情况下，饱和溶液增加更多的结晶体将导致结晶析出，除非溶液的条件（如pH或温度）发生变化。

尿液中，尽管成石的盐成分，如草酸钙的浓度积超过溶度积，但是由于抑制物和其他分子的存在，允许溶液中含有高浓度的草酸钙并维持在析出或结晶前状态，结晶过程不一定发生。在这种饱和态下，尿液被认为是该盐的亚稳态。当盐浓度继续增加，达到不能维持在溶液中时，结晶形成。此时的浓度积称为形成积Kf。

溶度积和形成积区分尿饱和度的三种主要状态：未饱和、亚稳态、非稳态（图5-1）。溶度积以下任何情况均不能形成结晶，结晶溶解理论上是可能的。超过形成积的浓度，溶液为非稳态，将形成结晶。大多数常见的结石组分的浓度积位于亚稳态范围内，在溶度积和形成积之间，尽管尿液超饱和，不会发生自发成核或析出。正是在此范围内控制结石形成的调节因子发挥作用，治疗干预应作用于此。

在浓度积的亚稳态范围，尽管结晶生长能发生在已有的结晶体上，在正常尿液从滤过到达膀胱的这段时间内新的结晶形成不会发生。但是在某些情况下，浓度积此范围内结晶形成能够发生。首先，部分肾单位局部浓度积可能超过形成积足够长的时期，允许成核发生。其次，上尿路局部梗阻或尿液不畅可能延长尿液通过时间，使亚稳态尿中发生结晶形成。再次，尿中微颗粒或其他组分可能以类似于自然结晶形成的方式，通过吸收成石盐的成分，促进成石盐的成核过程。这种"异质成核"过程所需要的能量远远低于"同质成核"过程所需要的能量。

为了评价某一组分，例如草酸钙或磷酸钙的饱和度状态，Pak和Chu（1973）建立了一个活度积比值的数学公式，将尿pH和与结石形成直接有关的全部主要离子的离子活度或那些影响尿中总体离子强度的离子活度考虑进去。Finlayson随后建立了计算机程序EQUIL2测量饱和度状态，目前已得到广泛应用。相对饱和度比值或浓度积比值定义为尿浓度积与某一成石盐溶度积的比值。数值减小将导致某一成石盐尿未饱和，从而降低析出的可能性，可通过降低结石组分的尿浓度（比如钙或草酸），降低滤过负荷，或增加泌尿系统的重吸收等达到。另外，与某些物质，如枸橼酸混合，降低游离钙的存在，从而降低相对饱和度比值。另一方面，调控pH等因素可显著影响离子浓度，如磷酸盐的产生是高度pH依赖的。调控pH对草酸浓度影响较小，因为草酸是强酸（pK=4），生理范围的pH变化对草酸浓度影响很小。

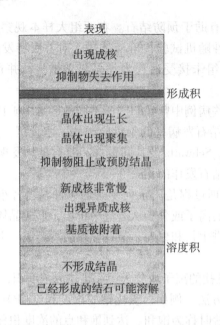

表现

| 出现成核 |
| 抑制物失去作用 |

————形成积

| 晶体出现生长 |
| 晶体出现聚集 |
| 抑制物阻止或预防结晶 |
| 新成核非常慢 |
| 出现异质成核 |
| 基质被附着 |

————溶度积

| 不形成结晶 |
| 已经形成的结石可能溶解 |

图 5-1 饱和状态

列出的是在一定浓度积范围内可能要发生的固态－液态现象。一般考虑三种情况：①浓度小于溶度积（未饱和）；②能够形成沉淀的亚稳态浓度（在溶度积和形成积之间）；③浓度高于形成积（非稳态）

历史上一直认为尿草酸在草酸钙结石形成中的作用比尿钙重要。此观点是基于 Nordin 及其同事（1972）的发现，他们注意到尿钙浓度增加在增加尿草酸钙饱和度方面的作用弱于尿草酸浓度的增加所起的作用。他们进一步的研究显示，在尿高钙浓度下，草酸钙饱和度达到的高度不能超过草酸钙的理论形成积，而在尿高草酸浓度下则可以，从而增加草酸钙结晶形成的危险性。Pak 及其同事（2004）对尿草酸在草酸钙结石形成发病机制中的作用强于尿钙的观点提出挑战。他们证明用于计算相对饱和度比值的稳定常数的选择决定着尿钙和尿草酸浓度的相对作用。采用普遍接受的稳定常数 2.746×10^3（用于EQUIL2 程序），证明尿钙和尿草酸的作用是均等的。由此他们得出结论，尿钙和尿草酸对草酸钙结石的形成都重要并作用相当。依此，降低钙和草酸都有效地降低相对饱和度此值，因此防止结石形成的干预手段，可以针对钙和草酸进行。

11. 成核和结晶生长、聚集及滞留　正常人尿中草酸钙的浓度比其在水中的溶解度高 4 倍。尿中有助于结石形成的因子，包括低尿量和低枸橼酸以及增加的钙、草酸、磷酸和尿酸，都增加草酸钙浓度超饱和。一旦草酸钙的浓度积超过溶度积，结晶过程就可能发生。然而，在尿中抑制成分或其他物质存在的情况下，草酸钙析出只在超饱和浓度超过溶解度 7~11 倍时才发生。

同质成核是单一溶液中核形成的过程。核是最早的结晶结构，不会解离。小的核不稳定，在低于一定的阈值时，结晶溶解胜过结晶生长。如果成石驱动力（超饱和水平）及核的稳定性合适，以及成核所需时间与尿通过肾单位时间足够短，核将维持存在。抑石成分（例如枸橼酸）使核不稳定，而促石成分则通过提供结合表面容纳核的结晶结构促进核稳定。在尿中，结晶核通常通过异质成核过程，在上皮、细胞残骸或其他结晶存在的表面吸附形成核。

在尿通过肾单位的时间内（5~7min），结晶不能生长到足够的大小以阻塞肾小管管腔。然而，如果有足够的核形成和生长，结晶的聚集将在数分钟内形成大的颗粒阻塞肾小管管腔。抑石成分能防止结晶的生长和聚集过程。镁和枸橼酸可抑制结晶聚集。肾钙素，是肾的一种酸性糖蛋白，抑制草酸钙成核、生长和聚集。Tamm - Horsfall 黏蛋白是尿中最丰富的蛋白，可抑制聚集，尿桥蛋白可抑制结晶生长。必库林（bikunin）是 α 交联抑制因子的轻链，是结晶成核和聚集最有效的抑制药。

有关结晶颗粒形成和生长相反的观点已经导致有关游离结晶颗粒生长和固相生长的争论。尽管最初结论是，在正常尿通过肾单位时间内游离结晶颗粒生长是不可能的，然而，利用目前肾单位模型、超饱和度和结晶生长率的重新计算确定结晶颗粒能形成到足够大，并在正常通过肾单位时间内滞留在肾内。

固相生长理论提出了多种机制解释结晶的固定过程。假设结晶体附着于一个固定位置，从而延长结晶暴露于超饱和尿中的时间，有利于结晶生长和聚集。一种易接受的理论提出草酸导致肾小管上皮细胞损伤促进草酸钙结晶的附着。在结石形成的动物实验中，高草酸负荷导致草酸钙结晶形成，尿中细胞损伤酶标志物的升高，包括 N－乙酰－p－葡萄糖酐酶和碱性磷酸酶，提示对肾小管上皮细胞的损伤。尽管草酸导致肾小管上皮细胞损伤的确切机制尚不清楚，许多研究提示可能是通过自由基形成介导所致。不仅高浓度的草酸对肾小管上皮细胞有毒性作用，而且草酸钙结晶本身也能促进对细胞的损伤。尽管有动物模型和体内系统的这些发现，人体内草酸导致肾小管损伤一直缺乏证据。事实上，的确没有观察到正常人摄入大量草酸负荷后氧化状态或肾细胞损伤标志物的增加，尽管在结石患者中还未确定是否有这种反应。

草酸导致肾小管上皮细胞的损伤如何具有促进结晶滞留的作用还不清楚。Randall（1937）首先观察到肾乳头表面与上皮下斑块相关的损伤部位。其后，对高草酸大鼠结构分析显示结晶附着在集合管损伤的上皮表面。体外研究证明草酸钙结晶与培养的受损肾上皮细胞结合增加。尚不清楚构成结石形成的原发部位的是肾小管细胞还是间质。在草酸代谢障碍患者中已经显示草酸钙结晶被肾小管细胞吞噬的证据。这些结晶在细胞内有致细胞死亡的作用，而且间质结晶沉积，或者结晶从管腔到基底膜的转运可能促进细胞损伤，继而侵入肾乳头表面。Knoll 及其同事（2004）在细胞培养中显示草酸导致的损害在非肾小管细胞系中比在肾小管细胞系中更突出，另外，肾上皮细胞在基底侧比管腔侧对草酸的毒性作用更敏感，提示间质可能是原发结石形成的部位。

受最近这些发现的启示，许多研究人员重新评价 Randall 斑在结石形成发病过程中的作用。Low 和 Stoller（1997）记录了进行腔内结石治疗患者的肾乳头图，并以腔镜治疗与结石无关疾病的患者作为对照，发现乳头斑见于74%的结石患者中，而对照仅为43%。Stoller 及其同事（2004）提出假说认为，结石形成的诱发因素可能是乳头近端直小管的血管损伤。修复损伤的血管壁可能牵涉粥样硬化样反应导致内皮的钙化，随后破溃入乳头间质，再进入集合管，在此作为起点形成结石。

Evan 及其同事提出另一种结石形成的观点，后者基于对从特发性草酸钙结石患者经皮取石术中获得的活检标本中乳头斑块详尽的分析。他们将斑块的起源定位于 Henle 襻细段的基底膜，证明斑块沿着髓质层间质逐步延伸到上皮下部位。一旦斑块突破尿路上皮，就会形成一个稳定的附着表面，在其上草酸钙成核并生长为附着结石。他们进一步提出在特发性草酸钙结石患者中乳头表面斑块覆盖的多少与尿量呈负相关，与高钙尿及结石形成的数目呈正相关，为他们提出的结石形成序列理论提供了更加翔实的临床证据。

与此相反，因肥胖行小肠短路导致的肠源性高草酸尿症患者没有斑块，却有磷灰石结晶析出堵塞集合管末端，并伴有上皮损伤、炎症和间质纤维化。在形成透钙磷石的患者中发现介于草酸钙结石患者和小肠短路患者之间的病理改变，表现为间质磷灰石斑块和磷灰石堵塞集合管末端，伴有集合管损伤和间质纤维化。透钙磷石生成过程被认为是通过集合管磷灰石结晶方式，随后集合管损伤和细胞损伤导致集合管增大，间质炎症，最后逐步影响到邻近肾组织。

不同的结石患者明显不同的形态学亚型特征是患者不同的表现型的发现，与其具有的不同病理生理异常相一致，并支持尿化学/饱和度状态以及局部因素在结石生成过程中的作用。

12. 结晶形成的抑制物和促进物　在尿中大多数成石盐组分（包括钙、草酸和磷酸）的浓度下，尿是超饱和的，从而利于结晶形成。但是，提高启动结晶成核所需的超饱和度分子的存在，或降低结晶生长或聚集速度的分子的存在可防止常规状态下结石形成的发生。尽管已经确认草酸钙和磷酸钙抑制物质，但影响尿酸结晶过程的特殊抑制物质还未知。

全尿加入到磷酸钙溶液后，将提高启动磷酸钙结晶过程所需的超饱和水平。研究发现无机焦磷酸盐占防止磷酸钙结晶过程全尿抑制活性的25%～50%。但是，通过不同方法，枸橼酸、镁和焦磷酸盐一起约占有全尿抑制活性的20%，其中枸橼酸是三者中最重要的因素。

枸橼酸通过多种作用作为草酸钙和磷酸钙的抑制物质。首先，与钙发生络合反应，减少与草酸或磷酸作用的钙离子。其次，直接抑制草酸钙的自发析出，并阻止草酸钙结晶聚集。尽管枸橼酸对草酸钙结晶生长的抑制作用有限，但其降低磷酸钙生长的作用很强。最终，枸橼酸通过尿酸一钠防止草酸钙异质成核过程。

镁的抑制活性来自其与草酸的络合作用，后者减少草酸离子浓度和草酸钙超饱和度。另外，镁在体外实验中可降低草酸钙结晶生长速度。

聚阴离子，包括黏多糖、黏多糖酸和 RNA 能抑制结晶成核和生长。在黏多糖中，肝素与一水草酸钙结晶的作用最强。

尿中含有两种糖蛋白，肾钙素和 Tamm－Horsfall 糖蛋白（THP），是草酸钙一水合物结晶聚集有力的抑制物。肾钙素是一种酸性糖蛋白，主要含有酸性氨基酸，在近曲肾小管和升枝粗段合成。在纯溶液中肾钙素强烈抑制草酸钙一水合物结晶的生长。已确认肾钙素有 4 种异构体：非结石患者排泄大量具有最大抑制活性的 2 种异构体，而结石患者排泄尿中富含缺乏抑制活性的 2 种异构体。具有抑制活性的异构体含有 γ－羧基谷氨酸残基，后者在结石患者中分离的异构体中是缺乏的。

Tamm－Horsfall 糖蛋白由肾小管升枝粗段和远端小管的上皮细胞表达，作为附膜蛋白，其附着部位被磷酸酯酶或蛋白酶分解后释放到尿中。Tamm－Horsfall 糖蛋白是尿中最丰富的蛋白，是一水草酸钙结晶聚集有力的抑制物质，但不能抑制生长。Tamm－Horsfall 糖蛋白作为抑制物质、促进物质或无关物质的作用尚有争论，可能依赖分子本身的状态，在某些条件下能够自身聚集。使用 THP 敲除小鼠动物模型的研究显示饲乙二醇乙烯和维生素 D 的小鼠肾中草酸钙结晶自发形成，提示 Tamm－Horsfall 糖蛋白具有抵抗钙盐结晶过程的保护作用。

骨桥蛋白，亦称尿桥蛋白，是一种磷酸化的酸性糖蛋白，分别在骨基质和远端小管及 Henle 襻升支上皮细胞表达。骨桥蛋白能抑制草酸钙结晶成核、生长和聚集，同时体外实验降低结晶与肾上皮细胞的结合。在骨桥蛋白敲除小鼠模型中，通过乙二醇乙烯的喂养使小鼠暴露于高草酸水平，可诱导小管内草酸钙结晶。有趣的是，在 THP 敲除小鼠模型中，喂养乙二醇乙烯和维生素 D 的小鼠，其骨桥蛋白水平比基准显著性增加，但仍形成草酸钙结晶。这些作者推论骨桥蛋白可能与持续表达的 TH 蛋白协同作用，构成可诱导的草酸钙结晶抑制物质，以防止结晶形成。

最后，内 α－胰蛋白酶是肝合成的糖蛋白，由三条多肽链组成（2 条重链和 1 条轻链），其中必库林组成轻链。必库林是体外草酸钙结晶、聚集和生长的重要的抑制物质，而且在大鼠暴露于草酸时其表达上调。

13. 基质肾结石 由晶体和非晶体共同组成非晶体成分称为基质，通常占结石重量的 2.5%。在某些情况下，基质构成结石的大部分（可达 65%），多与长期泌尿系感染有关。基质的准确成分难以确定，因为只有 25% 是可溶的；然而，化学分析显示一种异质性混合物由 65% 蛋白、9% 非氨基糖、5% 氨基糖、10% 结合水和 12% 有机残渣组成。基质中的蛋白组分包括 TH 蛋白、肾钙素（一种富含 γ－羧基谷氨酸蛋白）、肾胰石蛋白、白蛋白、黏多糖、游离碳酸盐和一种称作基质物质 A 的黏蛋白。Boyce 及其同事（1962）发现基质物质 A 具有免疫特异性，存在于所有结石患者的结石基质中。Moore 和 Gowland（1975）确定基质物质 A 由针对不同结石的 3 或 4 个不同的抗原构成，在 85% 结石患者的尿中检测到，正常人中没有。基质在结石形成中的确切作用是作为促进者、抑制药，还是一种被动的附加产物，有待澄清。

14. 矿物质代谢 30%~40% 的摄入钙从肠道吸收，其中大多数在小肠，仅 10% 在结肠吸收。通过一种肠道适应过程，钙吸收随钙摄入变化。当低钙摄入时钙节段性吸收增加；当高钙摄入时钙节段性吸收减少。富含钙饮食时，一种非饱和的细胞旁通路对钙吸收占优势。当限钙饮食时，一种可饱和的维生素 D 依赖的跨细胞通路组成主要的小肠钙吸收途径；此通路在无钙饮食时下调。由于钙转运的可饱和性，与一次大剂量摄入相比，多次剂量不同时段摄入可导致大量钙吸收。一小部分钙分泌到肠腔中，从而减少钙的净吸收。平均每天摄入的 600~1 200mg 钙中，100~300mg 被吸收。

钙以离子状态吸收，钙吸收不全部分是由于在肠腔内形成可溶性钙复合物。因此，与钙结合的物质，如磷酸、枸橼酸、草酸、硫酸和脂肪酸减少可吸收的离子钙。钙在肠腔内易于与磷酸结合，但是，因为磷酸钙形成依赖于 pH （pK = 6.1），肠腔内高 pH 有利于磷酸钙络合从而减少钙离子的量。另外，草酸钙络合物的形成较少依赖 pH 而且络合形成不可逆。因此，富含草酸的饮食减少钙吸收。跨细胞钙吸收由 1，25 - 二羟基维生素 D_3 介导，后者增加钙在肠上皮细胞刷状缘的通透性。

维生素 D 的活性形式 1，25 - 二羟基维生素 D_3，是肠内钙吸收最有力的刺激剂，去羟基胆固醇在皮肤日光促进下转化成维生素 D_3 前体后，维生素 D_3 前体在肝内羟化形成 25 - 羟基维生素 D_3，后者继续在肾近曲小管羟化形成 1，25 - 二羟基维生素 $D_3$0，25 - 羟基维生素 D_3 向 1，25 - 二羟基维生素 D_3 的羟化在 PTH 和低磷血症刺激下进行。血清钙的降低增加 PTH 的分泌，后者反过来直接刺激 1α - 羟化酶，后者位于肾近曲小管的线粒体中。通过血液运到肠 1，25 - 二羟基维生素 D_3 与肠上皮细胞刷状缘的维生素 D 受体结合增加钙吸收。

骨化三醇除了有增加钙从肠道吸收的作用，也作用在骨骼和肾。在骨骼，1，25 - 二羟基维生素 D_3 同 PTH 一起促进破骨细胞形成和分化，继而从骨骼动员钙。结果滤过的钙和磷增加。然而，PTH 增加肾钙的重吸收并增加磷排泄，导致血清钙的净增加，后者最终压制 PTH 的继续分泌和 1，25 - 二羟基维生素 D_3 的合成。

PTH 在维持细胞外液正常钙浓度中起关键作用。PTH 是一种由 84 个氨基酸组成的蛋白，是前体蛋白 PTH 前体的分解产物。成熟的 PTH 从甲状旁腺分泌出来，有力地促使血清钙的降低。PTH 通过作用于破骨细胞，刺激钙从骨骼的动员，进一步提高血清钙和磷。PTH 的作用通过 cAMP 和磷脂酶 C 的变化介导。在肾，PTH 增加钙的重吸收并降低肾小管对磷的重吸收。它也刺激 1，25 - 二羟基维生素 D_3 的合成，导致小肠钙和磷的重吸收。PTH 对小肠钙的重吸收没有直接的作用。

磷与钙相同，无机磷的重吸收依赖于饱和的跨细胞转运和非饱和的旁细胞转运两种途径。磷浓度低时（1~3mmol/L）发生饱和的吸收性转运。磷水平高时吸收无饱和地增加。饮食中 60% 的磷被小肠吸收。磷从小肠的主动吸收牵涉 1，25 - 二羟基维生素 D_3 调节的、钠依赖的转运过程。磷的重吸收极大依赖 pH，肠腔低 pH 降低磷转运，而肠腔高 pH 促进磷转运。

65% 吸收的磷由肾排泄，其余的由小肠排泄。正常健康男性 80%~90% 滤过的磷由肾小管重吸收，10%~20% 随尿排出。肾对磷的调节主要靠 PTH，后者抑制肾小管对滤过的磷的重吸收。

镁从小肠通过被动扩散或主动转运吸收，但主要通过被动扩散。镁在大肠和小肠均能吸收，大部分在远端小肠吸收。镁的激素调节主要通过维生素 D。

草酸代谢明显不同于钙代谢。尽管 30%~40% 的摄入钙从小肠吸收，但只有 6%~14% 摄入草酸被吸收。草酸吸收发生在整个肠道，1/2 发生在小肠，另 1/2 在结肠。虽然草酸吸收难以直接测定，但可由尿草酸排泄评价。近期的一项研究提示高草酸尿结石患者比正常草酸排泄结石患者吸收更多的口服草酸。同样，小肠疾病或小肠切除而结肠完整的患者，草酸吸收明显增加。过去曾认定饮食草酸对尿草酸的影响不超过 20%。然而，Holmes 及其同事（2001）证实饮食草酸和尿草酸的相互关系是曲线型，这是由于饮食摄入低时比摄入高时吸收率较高。

许多因素能影响草酸吸收，包括能结合草酸的阳离子的存在（如钙和镁）以及能降解草酸的细菌的存在。同时摄入含钙和草酸的食物导致草酸钙复合物形成，限制能够被吸收的游离草酸的供给。降解草酸的细菌，特别是产甲酸草酸杆菌，利用草酸作为能量来源，从而减少小肠草酸的吸收。吸收的草酸几乎全部在尿中排泄。然而，高达 80% 的尿草酸源自肝内生性产物（40% 来自维生素 C，40% 来自甘氨酸），20% 源自饮食。超过 98% 的草酸是可滤过的，而草酸的重吸收可以忽略不计。

二、发病机制

1. 肾石病的分类　泌尿系结石最常见的成分是钙，在 5% 的结石中是主要组分草酸钙占全部结石的 60%，混合性草酸钙和羟磷灰石占 16%~20%，透钙磷石占 15%~20%。尿酸和磷酸镁铵结石占 10%，胱氨酸结石罕见（1%）。与药物及其代谢产物有关的结石，如氨苯蝶啶、腺苷、硅酸盐、茚地那韦和麻黄碱，很少见并且可以预防。

大多数肾石病分类系统以与结石相关的代谢或环境异常为基础（表 5 - 1）。一些病理生理紊乱，包括高钙尿症、低枸橼酸尿症、高尿酸尿症和高草酸尿症，单独或联合参与含钙结石形成。尿酸、胱氨酸和磷酸镁铵结石在相对特殊的环境下形成：尿酸结石只在酸性尿中形成；胱氨酸结石是肾重吸收胱氨酸功能损害的结果；感染石发生在由产尿素酶细菌造成的碱性尿中。某些结石，如胱氨酸结石，对结石化学组分的了解可能提供足够的信息，用来进行恰当的治疗。但是，由于多种原因与钙结石相关，了解其背后倾向于结石形成的代谢异常和环境因素，以实施合理的治疗方案是必要的。最近探索结石形成的分子和遗传因素的研究可能最终转化为较新的治疗策略。

表 5 - 1　与结石有关的代谢或环境异常

疾病	代谢/环境缺陷	发生率（%）
吸收性高钙尿症		20 ~ 40
Ⅰ型	胃肠钙吸收增加	
Ⅱ型	胃肠钙吸收增加	
肾磷酸盐漏	肾磷吸收受损	
肾性高钙尿症	肾钙重吸收受损	5 ~ 8
重吸收性高钙尿症	原发性甲状旁腺功能亢进症	3 ~ 5
高尿酸尿性含钙肾石病	饮食嘌呤过多，尿酸过多生产	10 ~ 40
低枸橼酸尿性含钙肾石病		10 ~ 50
单独的	特发性	
慢性腹泻综合征	胃肠碱流失	
远端肾小管酸中毒	肾酸排泄受损	
噻嗪药导致的	低血钾	
高草酸尿性含钙肾石病		2 ~ 15
原发性高草酸尿症	草酸过多生产	
饮食性高草酸尿症	饮食草酸增多	
肠源性高草酸尿症	小肠草酸吸收增加	
低尿镁性含钙肾石病	小肠镁吸收降低	5 ~ 10
痛风体质	低尿 pH	15 ~ 30
胱氨酸尿症	肾胱氨酸重吸收受损	<1
感染石	产尿素酶细菌感染	1 ~ 5
低尿量	液体摄入不足	10 ~ 50
其他或无异常	未知	<3

2. 钙石症

（1）高钙尿症：钙结石患者中高钙尿是最常见的异常症。但是，由于在结石患者和非结石患者间尿钙水平有交叉，高钙尿在结石形成中的作用是有争议的。有很多证据支持高钙尿在结石形成中的致病作用。首先，高钙尿在结石患者中常见，占35%~65%。确实，目的在于降低尿钙水平的治疗策略与结石复发率下降相关，且药物治疗在持续性高钙尿患者中常疗效欠佳。有关遗传性高钙尿性结石形成的大鼠研究提示，高钙尿和继发的磷酸钙超饱和在结石形成中起到关键作用。最近有关 Randall 斑作为潜在的钙结石形成的前体的研究显示，Randall 斑更常见于结石患者中，而且其数目与尿钙水平和结石发作的次数直接相关。

高钙尿浓度导致尿中钙盐饱和度增加，并且通过与带负电荷的抑制物质，如枸橼酸和硫酸软骨素发生络合反应降低尿中抑制物质的活性。正常肾每天大约滤过 270mmol 的钙，多数被重吸收，只排出 4mmol。但是，多种情况导致尿钙水平增加，增加尿钙盐的饱和度。高钙尿的定义标准有很多种，最严格的定义将高钙尿定为坚持400mg钙、100mg钠饮食1周后每天尿钙超过200mg。Parks 和 Coe（1986）定义高钙尿为钙排泄超过每天 4mg/kg，或超过 7mmol/d（男性），或超过 6mmol/d（女性）。

历史上，特发性高钙尿一词用于那些难以确定代谢异常的结石患者。钙转运在三个部位调节：小肠、骨骼和肾。任何部位调节失常都能导致高钙尿。另外，钙转运途径可能相互关联，在遗传性高钙尿大鼠的研究提示高钙尿可能涉及多种钙转运系统的调节失常。1974年，Pak及其同事根据特殊的病生理异常将高钙尿分为三种不同的亚型：①由于小肠钙吸收的增加引起的吸收性高钙尿症；②由于原发性肾钙漏出引起的肾性高钙尿症；③由于骨骼去矿化的增加引起的重吸收性高钙尿。

这个分类系统由于其使用中将特殊的代谢异常的理解和治疗简单化，目前仍在广泛使用。尽管如此，许多人认为高钙尿和多种相互有关的异常有关，不能简单地划分到一种器官系统。另外有关结石形成的分子机制的研究已确定能影响多种器官系统最终高钙尿的基因突变。对结石病分子和遗传因素了解的提高可能改变将来结石的分类和治疗。

（2）吸收性高钙尿症：吸收性高钙尿症（AH）定义为口服钙负荷后尿钙排泄增加（肌酐>0.2mg/dl）尽管AH患者禁食，尿钙通常正常（肾小球滤过率<0.11mg/dl）。严重的AH可能偶尔同样具有禁食高钙尿。AH的病理生理异常是小肠钙吸收的增加，其发生在55%的患者中（Menon，1986）。AH分为：Ⅰ型，此时尽管低钙饮食（每天饮食钙400mg）仍有高钙尿；Ⅱ型，此时限制钙摄入尿钙正常。由于小肠钙吸收增加引起的全身钙负荷增加可导致一过性的血钙升高，后者抑制血清PTH并导致肾钙滤过增加，最终导致高钙尿。

小肠钙吸收增加的原因有多种，归因于维生素D非依赖性和依赖性的过程，以及维生素D受体的上调。但是，提出的机制没有完全解释所有与吸收性高钙尿症相关的发现，而且没有明确的证据说明小肠钙吸收增加的上调是主要原因。但是，对维生素D的超敏感增加小肠钙吸收。多项研究已将高钙尿与维生素D受体（VDR）基因连在一起。Jackman及其同事（1999）发现在有肾石病和高钙尿家族史的19例患者中发现一种VDR基因多态性，这样建立一种可能的联系。同样，Scott及其同事（1999）在47例患有特发性高钙尿和钙性肾石病法国籍加拿大人家系的队列研究中发现染色体12q12～14上微卫星标志物与VDR位点的连锁。

但是，其他研究不能证明VDR异常与高钙尿有关。的确，其他遗传位点已发现与AH有关。Reed及其同事在染色体1q23.3～q24绘出遗传性AH值点图，并在此区域发现12例无血缘关系的白种人AH患者中，存在一种假定基因（后来其他人证实与大鼠可溶性腺苷酸环化酶基因同源）。

另一种假设：AH病因为肾磷丢失导致继发性活性维生素D增加。伴有高钙尿的遗传性低磷血症软骨病（HHRH）患者表现为这种异常。这些患者表现为肾磷重吸收下降并且继发维生素D水平增加。与HHRH有关的基因突变认为是常染色体隐性遗传。但是，肾磷漏出是肾石病的少见原因，最多影响2%～4%的患者。

（3）肾性高钙尿症：肾滤过约270mmol的钙，其中98%以上的钙必须重吸收以维持钙均衡。70%的钙重吸收发生在近曲小管，以细胞旁通路为主。在肾性高钙尿症，肾小管钙重吸收的损害导致尿钙升高引起继发性甲状旁腺素增高。血清钙水平维持正常是由于肾性钙缺失被代偿，后者通过增加钙肠吸收和继发于PTH分泌增加及1，25-二羟基维生素D₃合成增加的骨重吸收。禁食尿钙水平高（肾小球滤过率>0.11mg/dl）同时血清钙正常是肾性高钙尿症的特征。升高的禁食尿钙和血清PTH水平可区分肾性高钙尿症和吸收性高钙尿症。

多种证据支持存在关键的肾钙漏出。首先，部分禁食的高钙尿和血清PTH水平升高患者，摄入磷酸纤维素钠（可结合肠腔阳离子，包括钙）尽管能降低小肠钙吸收，但尿钙水平没有改善。其次，肾性高钙尿症和继发性血清PTH水平升高的患者对氢氯噻嗪（HCTZ）反应过强，提示肾小管溶质重吸收缺陷。另外，与AH患者及正常对照相比，肾性高钙尿症患者基础钙分泌值较高，尿钙对口服糖负荷的反应在糖摄入3h后也显著升高。

尽管提出了多种理论，包括肾损伤、结构异常和功能缺陷，肾钙漏出的确切原因依然不明。饮食中钠过度摄入可导致类似于肾性高钙尿症患者中见到的变化。然而Pak发现单独限盐不能矫正肾性高钙尿症患者中可见的生化改变。

另一种理论涉及尿中前列腺素在肾性高钙尿症发病机制中的作用。高前列腺素E综合征/产前Bartter 综合征患者表现出典型的肾性盐丢失、高钙尿、肾钙质沉着以及继发性高醛固酮症。高前列腺素 E 综合征/产前 Bartter 综合征患者使用环氧化酶 - 2 特异的抑制药尼美舒利（nimesulide）显示可阻断肾前列腺素 E_2 的合成，从而缓解高前列腺素尿和继发性高醛固酮症，以及纠正高钙尿。其他研究也支持前列腺素升高与高钙尿的相关性并显示多种前列腺素抑制药对高钙尿的矫正作用。Bartter 及其同事（2000）注意到肾石病患者与对照比较，血浆磷脂花生四烯酸含量、前列腺素 E_2、维生素 D 和尿钙有显著增高。强制 30d 的鱼油饮食可使血浆磷脂花生四烯酸水平降低，而且，除了血清 1，25 - 二羟基维生素 D_3 水平，血液和尿液参数恢复正常，肠钙吸收亦如此。Calo 及其同事（1990）也发现用于治疗肾性高钙尿症的氢氯噻嗪（HCTZ）明显促进尿前列腺素 E_2 水平的降低。

对多种遗传性疾病的研究引发了对与肾性高钙尿症相关异常的新认识。Dent 病（X 连锁隐性肾石病）特征为高钙尿、蛋白尿、肾石病和肾钙质沉着，与 X 连锁低血磷酸盐软骨病/骨软化（XLR）一样，都与 CLC - 5 氯通道缺陷有关。CLC - 5 基因与肾小管和骨细胞上发现的 9 种已知的电控跨膜氯通道有关，后者具有多种细胞功能，如跨上皮转运、囊泡内酸化、体积调节和跨膜电位稳态。尽管不清楚 CLC - 5 氯通道缺失导致高钙尿的确切机制，但后者有可能引起维生素 D 和 PTH 的异常调节。目前可进行 CLCN5 基因用 DNA 筛查分析，将来可在与任一种 X 连锁隐性疾病相关的遗传咨询方面起作用。

Bartter 综合征特征为低钾低氯代谢性碱中毒，后者由于与肾髓襻升支粗段相关的 3 个基因中的一个缺陷。后者或为 $Na^+ - K^+ - 2Cl^-$ 基因 NKCC2，或为 K^+ 通道基因 ROMK，或为氯通道基因 CLCNKB。这些突变的任意一个都与高钙尿和肾石病有关。

重吸收性高钙尿症是不常见的异常现象，常与原发性甲状旁腺功能亢进症有关。原发性甲状旁腺功能亢进症在 5% 的病例中是肾石病的原因。甲状旁腺腺瘤的 PTH 过度分泌导致骨骼过度重吸收，而且肾合成 1，25 - 二羟基维生素 D_3 增加反过来促进小肠钙的吸收；最终结果是血清和尿钙水平升高和血清磷水平降低。尽管大多数原发性甲状旁腺功能亢进症患者表现为高钙血症和高钙尿，有些病例存在血清 PTH 不适当地增高的情况但其血清钙可能正常，这使得诊断比较困难。可以用噻嗪类利尿药试验，噻嗪类利尿药能够增加肾钙重吸收而加重高血钙，可以证实诊断（噻嗪试验：thiazide challenge）。诊断原发性甲状旁腺功能亢进症时，应当排除高血钙的其他原因。

（4）原发性甲状旁腺功能亢进症患者占肾石病不到 5%。然而，当患者有肾石病以及血清钙水平超过 10.1mg/dl 时应考虑该诊断。血清钙水平可波动达 5%，轻度甲状旁腺功能亢进症患者血清钙增加相对少些。因此，必须重复检测血清钙。可疑病例检测离子钙可能有帮助，因为后者在正常血钙时可能升高。尿 cAMP 水平已用来诊断原发性甲状旁腺功能亢进症，因为 PTH 促使肾释放 cAMP，使尿 cAMP 水平升高。然而此测定已经废弃转而直接测定血清 PTH。PTH 也促进近曲肾小管排出碳酸氢盐和磷，导致磷尿和轻度高氯性酸中毒。Aro 及其同事（1977）注意到当血清中氯与磷的比值超过 33 且血磷低于 2.5mg/dl 时应高度怀疑甲状旁腺功能亢进症。

3. 类肉瘤病和肉芽肿性疾病 其他罕见的吸收性高钙尿症原因，包括肿瘤性高钙血症、类肉瘤病、甲状腺功能亢进症和维生素 D 中毒。已有报道多种肉芽肿性疾病，如结核、类肉瘤病、组织胞质菌病、麻风病及硅沉着病等产生高钙血症。其中类肉瘤病最常见于肾石病。肉瘤样肉芽肿产生 1，25 - 二羟基维生素 D_3，引起小肠钙吸收增加、高钙血症和高钙尿。类肉瘤病患者肺泡细胞及其淋巴结具有合成维生素 D 的功能，这种功能通常属于肾的功能。大多数类肉瘤病患者 PTH 由于高钙血症而被抑制。皮质类固醇治疗一开始快速缓解高钙血症可用来将类肉状瘤病从其他诊断区别出来。

4. 肿瘤相关的高钙血症 原发性甲状旁腺功能亢进症是门诊高钙血症最常见的原因，而恶性肿瘤是住院患者高钙血症的主要原因。

总 PTH 检测有助于将甲状旁腺功能亢进症患者与其他原因引起的高钙血症患者相区分。发生于高钙血症患者的肿瘤产生 PTH 相关蛋白（PTHrP）。60% 的肿瘤相关高钙血症由肺癌和乳腺癌引起，其余的由下列肿瘤引起：肾细胞癌（10% ~ 15%）、头颈部癌（10%）、血液系统肿瘤如淋巴瘤和骨髓瘤（10%）。直接的骨质破坏是高钙血症的一个原因，许多肿瘤分泌体液因子，如 PTHrP、转化生长因子仪和细胞因子（如白介素 - 1 和肿瘤坏死因子），这些因子激活破骨细胞导致骨骼溶解和高钙血症。

糖皮质激素引起的高钙血症糖皮质激素通过作用于骨骼、小肠和甲状旁腺等显著改变钙代谢。其中最有效的作用与骨骼的骨代谢有关，糖皮质激素促进骨骼再吸收并减少骨骼形成，长期使用最终引起骨质疏松。另外，糖皮质激素刺激 PTH 释放。另一方面糖皮质激素抑制小肠钙吸收，其预防类肉瘤病引起的高钙血症的作用与此有关。因为肾石病在 Cushing 综合征中常见，糖皮质激素的最终作用可能有助于结石形成。在一项研究中发现，结石发生于 50% 的 Cushing 综合征活跃期患者，27% 的治愈患者和 6.5% 的正常人。与对照组比较，活跃期患者高钙尿、低枸橼酸尿和高尿酸尿的患病率显著增高，但是这些患者肥胖和糖尿病的危险性也较高，此两种疾病和结石形成有关联。

5. 高草酸尿症 高草酸尿症定义为尿中草酸高于 40mg/d，导致尿草酸钙饱和度增加，继而促使草酸钙结石形成。另外草酸可能通过肾小管细胞损伤参与结晶生长和滞留，其细胞损伤作用由脂类过氧化反应和产生氧自由基介导。细胞膜损伤利于草酸钙结晶的附着固定和生长。抗氧化药治疗已经显示出可防止草酸钙在鼠肾析出并减少结石患者草酸排泄的作用。同样体外尿路上皮草酸钙结晶析出过程可用自由基清除剂预防，后者包括非丁醇和甘露醇，据称可保护细胞膜免受自由基介导的损伤。然而最近对正常人进行的研究发现，食入大剂量草酸（高达 8mmol）后，未发现氧化应激或肾损害标志物的增加，从而对草酸引起的细胞膜损害在草酸钙结石形成中的重要性产生怀疑。

高草酸尿症的原因，包括生物合成通路的失调（原发性高草酸尿症）；与炎症性肠病、慢性腹泻或小肠切除等有关的小肠吸收不良状态（肠源性高草酸尿症）；以及过度饮食摄入或替代物（维生素 C）水平高（食源性高草酸尿症）。

原发性高草酸尿症。原发性高草酸尿症是一种少见的常染色体隐性遗传病，表现为乙醛酸代谢异常，乙醛酸向甘氨酸的正常转化被阻止，导致乙醛酸向草酸（终末代谢产物）的氧化转化反应占先（图 5-2）。因此产生明显的高草酸尿（>100mg/d），草酸钙饱和度增加，结石聚集形成，导致肾石病。催化乙醛酸向甘氨酸转化的酶主要是丙氨酸乙醛酸转氨酶（AGT），后者在肝合成。该基因的突变导致原发性高草酸尿症 I 型。对 AGT 晶体结构（2.5A）的阐明提高了我们对此蛋白转变的了解。AGT 基因（AGXT）最常见的突变导致在 170 位上甘氨酸被精氨酸替代，使该酶不能形成二聚体，从而错误地与肝线粒体而不是肝过氧化物酶体作用。体外实验显示，加入丙三醇和调节温度可使该酶形成二聚体的功能正常。其他突变导致 AGT 加速水解，在过氧化物酶体内聚集，丧失催化能力。对这些突变理解的加深可采用合理的治疗策略，采用小分子伴侣或核糖酶为主的治疗措施。原发性高草酸尿症 II 型与肝脏乙醛酸还原酶（GRHPR 基因）突变有关，导致高草酸尿性肾石病，但进展缓慢不易肾衰竭。

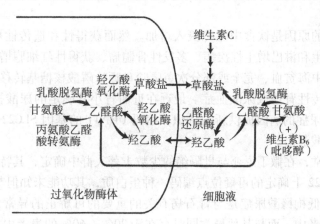

图 5-2 草酸代谢过程

原发性高草酸尿症如果不治疗会不可避免地导致终末肾衰竭，50% 的患者在 15 岁之前会出现这种情况，总死亡率为 30%。由于肝是乙醛酸代谢的唯一器官，对于大多数严重原发性高草酸尿症患者，联合肝肾移植是可接受的治疗。移植后 5 年存活率为 80%，10 年存活率为 70%。另外据报道，存活者的肾功能维持稳定多年。

肠源性高草酸尿症获得性高草酸尿症最常见原因是肠源性高草酸尿症。此异常和长期腹泻有关，由于脂肪吸收不良导致脂肪酸与二价阳离子，如钙和镁发生皂化反应，减少草酸钙络合物而增加可用的草酸池用于重吸收。难吸收的脂肪酸和胆盐可能增加结肠对草酸的渗透性，进一步增加肠草酸重吸收。粪脂肪与尿草酸排泄之间存在很强的相关性，此在脂肪痢患者中被证实。脱水、低钾血症、低镁尿、低枸橼酸尿和低 pH 尿也增加慢性腹泻综合征患者草酸钙结石形成的危险性。任何原因的吸收不良都能导致小肠增加草酸的重吸收。同样地，小肠切除、内源性疾病和空回肠短路都与高草酸尿症有关。

食源性高草酸尿症过度食用富含草酸的食物，如坚果、巧克力、茶饮料、菠菜、绿花椰菜、草莓和大黄能在其他正常的患者中导致高草酸尿。增加动物蛋白摄入也能提高尿钙和草酸的水平。另外，严格限钙饮食可能导致小肠结合草酸的减少而增加小肠草酸吸收。补充的维生素 C 能通过体内代谢转变为草酸从而增加尿草酸水平，尽管临床结石形成的增加还没有非常肯定地与服用维生素 C 联系起来。

近期研究也提示产甲酸草酸杆菌（Oxalobacterformigenes），一种降解草酸的肠道菌，可作为有力的肠腔草酸水平的调节物而在某些结石形成者中减少草酸吸收。许多研究将产甲酸草酸杆菌缺失与结石形成增加和结石者草酸排泄增加相联系。

特发性高草酸尿症的许多研究提示在特发性草酸钙结石发病机制中轻度高草酸尿和高钙尿同样是重要因素。在某些人群中，如阿拉伯半岛的居民，尽管几乎完全没有高钙尿，但其含钙结石患病率比西方人群高出很多。这提示高草酸尿在该人群中是主要的危险因素。

草酸代谢和转运的异常可能引起草酸钙肾石病。与正常对照比较，Baggio 及其同事（1986）在 114 例有草酸钙肾结石病史的患者中检测到非发病期红细胞膜有较高的草酸流通率，单独口服 HCTZ（50mg/d）或阿米洛利（5mg/d）或两药合用治疗，在所有最初显示红细胞膜草酸流通率增加的患者中红细胞膜草酸流通率恢复正常或接近正常。而在高达 50% 的时间里，红细胞草酸转运异常与高草酸尿无关。Motola 及其同事进一步发现在非草酸钙结石患者中发现高的草酸流通率，这导致一些人质疑此机制在草酸钙结石形成中的重要性。

6. 高尿酸尿症　高尿酸尿症定义为尿中尿酸超过 600mg/d。高达 10% 含钙结石患者只有高尿酸水平一项指标异常。高尿酸尿症增加尿中尿酸钠的水平，后者继而促使草酸钙结石形成。pH < 5.5 时未解离的尿酸结构占优势，导致尿酸和（或）草酸钙结石形成。当 pH > 5.5 时，尿酸钠结构通过异质成核促进草酸钙结石形成。尿酸可以降低自然存在的结晶抑制药的效力；尿酸结晶能结合尿中黏多糖，如肝素，而肝素可抑制草酸钙结晶。许多研究显示，高尿酸尿症患者比正常尿酸尿结石患者的结石形成率较高，症状更严重。

高尿酸尿症最常见的原因是饮食中嘌呤摄入增加。然而获得性和遗传性疾病也可以伴有高尿酸尿症，包括痛风、骨髓增生和淋巴增生性疾病、多发性骨髓瘤、获得性红细胞增多症、恶性贫血、溶血性疾病、血红蛋白病和地中海贫血、完全或部分次黄嘌呤鸟嘌呤磷酸核糖基转移酶缺乏症、磷酸核糖焦磷酸合成酶超活性以及遗传性肾性低尿酸血症。最近在近曲肾小管确定的尿酸盐转运子（阴离子交换器 URAT1）可能对高尿酸尿症的病因提供新的认识。编码 URAT1 的基因 SLC22A12 突变能引起高尿酸尿性低尿酸血症，或肾尿酸漏出。

另一潜在的基因异常，在撒丁尼亚与世隔绝的少数土著人群中确定，其特征为尿酸钙结石患病率增加。在染色体 10q21 ～ q22 上确定的可疑位点编码一种蛋白质，其功能未知但与尿酸结石密切相关。

7. 低枸橼酸尿症　低枸橼酸尿症是与肾石病有关的重要的可矫正的异常，作为单独的一种异常见于高达 10% 的含钙结石者中，而与其他异常同时存在于 20% ～60% 的患者中。枸橼酸是重要的抑制成分，能通过多种机制降低含钙结石形成。首先，枸橼酸通过络合钙离子降低尿中钙盐饱和度。其次，枸橼酸直接防止草酸钙自发成核。再次，枸橼酸抑制草酸钙结晶聚集和沉淀，也同样抑制草酸钙和磷酸钙结晶的生长。最后，枸橼酸正常水平能增强 Tamm - Horsfall 糖蛋白的抑石效力。

低枸橼酸尿症定义为尿中枸橼酸水平低于 320mg/d（Pak，1987）或每天少于 0.6mmol（男性）或 1.03mmol（女性）。酸碱状态是决定尿枸橼酸排泄的主要因素。代谢性酸中毒降低尿枸橼酸水平，后者继发于肾小管重吸收增加及减少管周细胞枸橼酸的合成。比较正常人与结石者的研究发现，两组枸橼酸平均血清水平和滤过负荷不相上下；然而，结石者与正常人比较，24h 尿枸橼酸和禁食枸橼酸与肌苷的比值显著降低，以及枸橼酸平均肾小管重吸收能力显著增加。

低枸橼酸尿症主要的肾源发病学说间接证据来自一项研究，比较特发性低枸橼酸尿性结石者与正常人枸橼酸小肠重吸收能力。口服枸橼酸后两组均有快速有效的重吸收，3h 内 96% ~98% 被吸收。与此类似，没有明显肠疾病结石患者低枸橼酸尿症不可能起因于胃肠枸橼酸吸收不全。

尿枸橼酸来源于多种与酸中毒有关的病理状态。远端肾小管酸中毒（RTA）特征为尿 pH 增高（>6.8）、血清氯增高、血清碳酸氢盐和钾降低。口服酸性物质（氯化铵）不能酸化尿液可明确 RTA 的诊断。长期腹泻状态可以引起小肠碱性物质随排便丢失，引起全身酸中毒和低枸橼酸尿症。过多动物蛋白饮食能产生酸负荷，降低枸橼酸水平。最近的代谢研究发现高蛋白、低糖类饮食的作用，能够显著降低尿枸橼酸和 pH。可能是由于柑橘类和高动物蛋白饮食摄入引起的。利尿药如噻嗪类导致低钾血症和细胞内酸中毒。依那普利（enalapril）能导致低枸橼酸尿症，与全身酸中毒或低钾血症无关，或许由于细胞内酸中毒。剧烈的运动可能引起乳酸性酸中毒。然而低枸橼酸尿症可能是一种单独的异常，与酸性状态无关。

尿中枸橼酸水平升高发生在碱性条件下，也见于 PTH 水平、雌激素、生长激素和维生素 D 等升高时。

8. 尿液 pH 低 尿 pH 低（<5.5）时，未解离尿酸占优势，导致尿酸和（或）含钙结石形成。尿酸结晶异质成核的结果是形成草酸钙结石。任何导致尿 pH 低的疾病可能引发结石形成。长期代谢性酸中毒能导致低 pH 尿、高钙尿症和低枸橼酸尿症。酸中毒增加骨骼重吸收并产生肾钙漏出。"痛风体质"指结石形成倾向具有病因不明的尿 pH 低的特征，伴或不伴有痛风性关节炎。

9. 肾小管酸中毒 肾小管酸中毒（RTA）是一种临床综合征，具有代谢性酸中毒的特征，后者由于肾小管氢离子分泌和尿酸化缺陷。RTA 有 3 种类型：1 型、2 型和 4 型。1 型（远端）RTA 对泌尿外科专家特别有意义，不仅是由于它是 RTA 最常见的类型，而且由于它是 RTA 中最常与结石形成有关的类型，发生于高达 70% 的患者中。的确，超过 50% 的病例由于与肾石病相关的症状而首诊为 RTA。

肾通过多种涉及肾单位（远、近部位）的机制维持酸碱平衡。因为碳酸氢盐自由地在肾小球滤过，肾每天必须重吸收或再生几乎全部滤的碳酸氢盐（约 4 500mmol）以保持其缓冲能力。另外，肾必须分泌多余的酸，这些酸来自糖类、脂肪和蛋白等分解产物的积累，也与排便中碳酸氢盐丢失有关。不论是碳酸氢盐重吸收缺陷还是酸排泄缺陷都将导致代谢性酸中毒。

滤过的碳酸氢盐（HCO_3^-）几乎全部在肾近曲小管通过间接机制重吸收。钠离子被置于基底侧膜的 Na^+/K^+-ATP 酶交换体从近曲小管细胞泵出，细胞内钠减少，启动位于顶膜的 Na^+/H^+ 交换体。肾小管细胞内碳酸酐酶产生 H^+ 和 HCO_3^- 提供 H^+ 分泌到小管管腔。HCO_3^- 通过 Na^+/HCO_3^- 共同转运体传递。近端肾单位是一种高通量低梯度的转运系统，允许重吸收滤过的 HCO_3^- 而不引起 H^+ 分泌和显著的尿 pH 变化。

在远端肾单位中，10% ~20% 的滤过的碳酸氢盐用与近端肾单位相似的方式被重吸收。H^+ 的净清除通过许多机制发生。氢与尿缓冲物如磷酸和氨结合，以 NH_4^+ 的形式达到氢的净清除。H^+ 的净排泄通过夹层细胞主动分泌进行。这些细胞通过 H^+-ATP 酶和 H^+/K^+-ATP 酶交换体分泌 H^+。夹层细胞也有 Cl^-/HCO_3^- 阴离子交换体转运 HCO_3^- 到血液并且与红细胞阴离子交换体相类似，称为"band3"（eA-EL）。这些活动泵在细胞和管腔之间产生一个 1 000：1 的氢离子梯度，允许降低尿 pH 低达 4.5。另一种起作用的因素是管腔缺乏碳酸酐酶，防止此酶催化的碳酸过快解离。

RTA 作为酸排泄入尿过程缺陷的结果（1 型）或作为碳酸氢盐重吸收缺陷的结果（2 型）而发生这些异常之间的不同提供了将 RTA 分类为近端病变或远端病变的方法，尽管它们都有高氯性代谢性酸中毒并伴有不相称的尿 pH 高的特征。

1 型（远端）RTA：1 型 RTA 由集合管功能异常综合征组成，特征为全身酸中毒时不能酸化尿液。典型发现包括低钾、高氯、非离子间隙代谢性酸中毒伴随肾石病、肾钙质沉着症和尿 pH 升高（>6.0）。不完全 RTA 患者血清电解质正常但表现为肾酸排泄缺陷，酸性饮食后无法将尿 pH 降低至 5.5 以下。

远端 RTA 患者常见于成人并伴有肾石病的症状。患者中有 1/3 是儿童，常表现为呕吐和腹泻，生长停滞或发育延迟。伴随远端 RTA 的最常见结石类型是磷酸钙结石，由于高钙尿、低枸橼酸尿和尿 pH 增高所导致（图 5-3）。代谢性酸中毒促进骨骼去矿化，导致继发性甲状旁腺功能亢进症和高钙尿。低枸橼酸尿或许是结石形成中最重要的因素，由于代谢性酸中毒时枸橼酸排泄障碍，也可能与细胞内代谢性酸中毒时肾小管枸橼酸转运异常或向线粒体迁移异常有关。

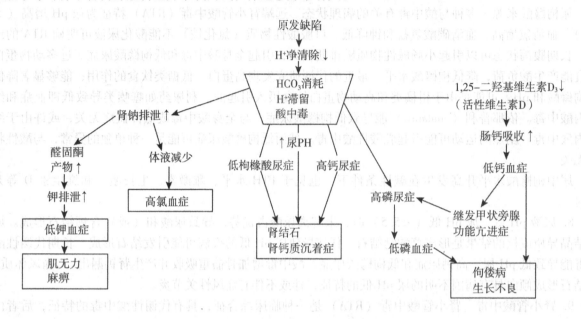

图 5-3 1 型（远端）肾小管酸中毒临床表现的病生理学机制
肾酸排泄的原发缺陷直接导致和通过激素介导的通路导致代谢异常，产生肾小管酸中毒症状

肾石病不常见。近端 RTA 临床表现为儿童由于代谢性酸中毒而生长延迟和低钾血症。由于伴发的维生素 D 代谢异常和低磷血症，代谢性骨病更常见于近曲 RTA。

1 型 RTA 是多种原因导致的疾病，可能是遗传性、特发性或获得性的。大多数病例散发，但是常染色体显性和隐性基因缺陷都被鉴定过。大多数与 1 型 RTA 有关的突变既发生在 Cl^-/HCO_3^- 阴离子交换体基因（SLC4A1 基因），也发生在 H^+ ATP 酶交换体基因（基因 ATP6VOA）。盂盏颈狭窄、输尿管黏膜呈虫蚀样改变。RTA 流行于东南亚，在那里曾将它与难以解释的夜间突发死亡、低钾性周期性麻痹和肾结石联系在一起。该地区人群的 RTA 与 SLC4A1AR 突变有关。

与远端 RTA 有关的分子缺陷包括 H^+ ATP 酶异常，后者负责将过多的酸排泄到远曲小管。常染色体隐性远端 RTA 的儿童早期表现，包括严重代谢性酸中毒伴有不相称的碱性尿、生长不良、佝偻病和肾钙化。散发的继发性远端 RTA 常和自身免疫性疾病有关，如干燥综合征和系统性红斑狼疮，更多见于女性。继发性 RTA 也与梗阻性肾病、肾盂肾炎、急性肾小管坏死、甲状旁腺功能亢进症和特发性高钙尿有关。

2 型（近端）RTA：近端 RTA 特征为 HCO_3^- 重吸收缺陷伴有初期高 pH 尿，后者当血浆 HCO_3^- 降低和滤过量下降时恢复正常。最初，当血清 HCO_3^- 正常时超过 15% 的滤过的 HCO_3^- 丢失，近似于 Fanconi 综合征，常与近曲小管功能普遍缺陷有关，导致糖原、蛋白、尿酸和磷酸丢失。尿枸橼酸排泄相对正常。

大多数近端 RTA 为散发性，但也有伴有遗传性疾病的近端 RTA。在人类和陆生脊椎动物，肾控制全身 pH 是部分通过在近曲小管重吸收滤过的 HCO_3^-，后者由 H^+/HCO_3^- 共同转运体（NB - Cel/SLC4A4）进行。NBCel 等位点突变导致近曲小管酸中毒（pRTA）、青光眼和白内障。此基因的其他突变已经发现引起电压及 Na^+ 依赖的转运异常，从而既引起肾 HCO_3^- 重吸收不充分（近端 RTA）又导致前房液体运输不充分（青光眼）。

　　碳酸酐酶Ⅱ催化 CO_2 的水合反应和 H_2CO_3 的脱水反应，在肾近曲小管 Henle 襻、集合管的夹层细胞、脑胶质细胞和破骨细胞上表达。碳酸酐酶Ⅱ（碳酸水解酶，EC4.2.1.1）缺陷是骨骼石化症、近端肾小管酸中毒、脑钙化综合征的主要病因。幸运的是这种异常少见。

　　4 型（远端）RTA：4 型 RTA 和慢性肾损害有关，常见于间质性肾病和糖尿病肾病患者。肾小球滤过率的降低导致高血钾、高血氯性代谢性酸中毒，由于尿中 HCO_3^- 丧失以及氨排泄的减少导致酸中毒。醛固酮抵抗常与 4 型 RTA 相关。因为醛固酮能够刺激远端酸化过程和 H^+/K^+ 交换，所以醛固酮抵抗导致氨产生减少从而加重高血钾症。4 型 RTA 患者酸化试验仍能产生酸性尿。

　　4 型 RTA 患者肾结石不常见。一项比较 4 型 RTA 患者和匹配的相似程度肾损害患者的研究发现 4 型 RTA 患者尿 pH 显著降低、尿钙排泄减少。这些患者肾结石形成并不增加，可能是由于肾功能不全、分泌成石物质例如钙和尿酸减少。

　　10. 低镁尿症　是肾石病少见的一种原因，单独异常影响不到 1% 的结石患者，尽管在 6%～11% 的病例低镁尿症与其他异常共同存在。尿镁低下也与尿枸橼酸水平降低有关，共同促进成石形成。低镁尿症是原因还是结果仍不清楚。低镁水平饮食摄入差时出现，或是小肠吸收减少的结果，后者与产生慢性腹泻综合征的小肠异常有关。

　　虽然许多对大鼠的研究提示低镁尿症是结石形成的一个因素，还是有一些研究者质疑镁的影响。有关镁的作用的临床研究相互矛盾。Schwartz 及其同事（2001）发现低镁尿症患者比尿镁正常的患者结石复发率高。但是，其他研究发现结石患者和正常对照之间镁分泌没有差别。值得注意的是，镁平均水平差异的缺乏可能是只有一小部分结石患者低尿镁水平的结果。

　　尽管已经证明增加尿 pH、枸橼酸和镁，能够降低体外和体内尿草酸钙的饱和度，但在结石患者中进行的两个比较氧化镁和安慰剂或不治疗的随机试验中，不能显示氧化镁有临床效果。

　　11. 尿酸结石　除了人类和达尔马希亚人，所有哺乳动物都能合成尿酸氧化酶。尿酸氧化酶催化尿酸向尿囊素转化，尿囊素是嘌呤代谢的终产物，因此人类血和尿中累积的尿酸水平相当高。因为尿囊素在尿中的溶解度是尿酸的 10～100 倍，因而人类有形成尿酸结石的倾向。

　　尿酸是一种弱酸，37℃时，pKa 为 5.350 在此 pH 条件下，尿酸 1/2 以尿酸盐、1/2 以游离尿酸的形式存在。因为尿酸钠比游离尿酸溶解度高 20 倍，游离尿酸相对存在比例很大程度决定着结石形成的危险性。尿 pH 是决定尿酸溶解度的关键因素。pH 为 5 时，即使是中等量的尿酸即超过尿酸溶解能力，而在 pH 6.5 时，超过 1 200mg/L 的尿酸浓度仍然是可溶解的。由于每日尿酸排泄平均为 500～600mg/L，尿可在 pH 低于 6 时达到超饱和。尿低 pH 增加溶解有限的非解离尿酸的浓度，非解离尿酸可导致尿酸直接析出。值得注意的是，尿酸和尿酸钠也能通过异质成核成为草酸钙结石的核心，因此尿低 pH 是尿酸和草酸钙结石共有的危险因素。

　　尿酸结晶析出和尿酸结石形成的过程尚未完全阐明。尽管有些研究者提出尿酸结晶与肾上皮细胞黏附并且抑制物，如黏多糖可能在尿酸结石形成中起到作用，但是这些因素在尿酸结石形成中的作用或重要性未明。

　　尿酸结石形成的三个主要决定因素是低 pH、尿量少和高尿酸尿症。最重要的发病因素是低 pH，因为大多数尿酸结石患者具有正常的尿酸排泄却不可避免的显示持续低尿 pH。尿酸结石能以先天性、后天性或特发性的原因而产生。与尿酸结石相关的先天异常影响肾小管尿酸转运或尿酸代谢。尿酸结石的获得性原因，如长期腹泻、容量缺失、骨髓增殖性异常、高动物蛋白摄入和促尿酸尿的药物，可能影响决定尿酸结石形成的三个因素中任何因素。"痛风性素质"患者或特发性低尿 pH 的患者，曲型表现为尿酸排泄分数降低并没有痛风。

　　高尿酸性含钙肾石病患者，前者通常尿酸水平正常或具有酸性尿，后者具有高尿酸尿或尿 pH 正常。高尿酸尿症患者常具有高尿钠和钙水平，导致尿中尿酸钠和草酸钙的饱和度增加，容易形成草酸钙结石。然而，大多数尿酸结石患者尿酸水平正常，尿 pH 低。

　　低尿 pH 的发病机制，目前对于在特发性尿酸结石患者中低尿 pH 的发病过程的认识不完全，但可能是多因素所导致，因此人们提出了多种可能的机制。Sakhaee 及其同事（2002）首先观察到纯尿酸结石且正常尿酸尿的个体比正常人或混合尿酸/草酸钙的患者或纯草酸钙结石患者更可能患糖尿病或糖耐量不正常。另外，正常尿酸尿尿酸结石的患者控制代谢饮食，其尿 pH 低于正常志愿者或其他结石患者（混合尿酸/草酸钙或纯草酸钙结石）。进一步调查显示尿酸结石患者排泄到尿中的酸较少为胺的形式，相应排出更多可滴定酸和少量的枸橼酸以维持正常总体酸碱平衡。尿酸结石患者中这种胺排泄的减少可能与胰岛素抵制状态有关。

Pak 及其同事的研究支持了此假说，他们注意到非胰岛素依赖糖尿病患者中尿酸结石和低尿 pH 的患病率较非糖尿病结石患者高（34%）。另外发现尿酸结石患者具有许多代谢综合征（定义为胰岛素抵抗的疾病）的特征，如高三酰甘油血症、高血糖症、肥胖和高血压。在一个高质量的系列研究中，Abate 及其同事（2004）在一组无结石形成的正常志愿者和一组尿酸结石患者中检测胰岛素敏感性，确定在正常人中尿低 pH 与葡萄糖处置低下（提示胰岛素抵抗）相关。尿酸结石患者显示出更严重的胰岛素抵抗水平。胰岛素抵抗和尿低 pH 这种相关性进一步被下列发现所证实：体重（已知与外周胰岛素抵抗相关）与尿 pH 强烈负相关，即使在校正尿硫酸盐（动物蛋白摄入标志物）之后。

胰岛素抵抗导致尿低 pH 的机制不清。然而已经知道胰岛素促进肾以谷氨酸盐为底物生成氨，胰岛素也可刺激近曲小管负责尿中胺的直接运输和捕获的 Na^+/H^+ 交换体。由于胰岛素抵抗引起的氨生产或排泄的受损使尿中氢离子无法缓冲，从而导致尿 pH 降低。另外，游离脂肪酸在胰岛素抵抗状态下在血中的存在量增加，并能与谷氨酸盐代谢终产物 α - 酮戊二酸盐竞争，进入三羧酸循环，从而减少氨的产生，氨在正常情况下由谷氨酸盐去氨基形成。

尿酸结石形成的另一种可能机制是尿 pH 日间变化缺失。大多数个体有日间血清和尿 pH 的变化，在早晨和餐后尿液碱化。进餐后胃酸向胃内的分泌导致腔壁细胞向血中代偿性排泄碱基，引起一过性的血和尿的碱化反应，所谓的碱性潮。对此假说的支持来源于下列发现：迷走神经切断阻止餐后尿液碱化以及抗酸药的使用伴随尿 pH 增加。Bilobrov 及其同事（1990）比较了正常个体和结石患者，发现正常个体尿 pH 有很大的变化，而在结石患者中尿 pH 持续低下。Murayama 及其同事也发现尿酸结石患者在控制代谢和随机饮食下检测的尿 pH 始终低下（<6），并发现餐后和早晨碱性潮缺失。相反，草酸钙结石患者保持日间尿 pH 的变化。一过性尿的碱化反应可能足够保护正常个体尿酸结石形成。尿酸结石患者尿碱性潮缺失的原因不清，但是可能由于肾的缺陷而非胃的原因。

饮食也在决定尿 pH 中起一定作用。Breslau 及其同事在一项三阶段随机交叉研究中包括三个每期 12d 的研究，观察了 15 个正常人，他们采用控制代谢的饮食，饮食中包括植物蛋白、植物和鸡蛋蛋白（或动物蛋白），其硫酸盐含量在三种饮食中分别增加。随着饮食固定酸含量增加尿钙排泄增加，从植物饮食的 103mg/d 增加到动物蛋白饮食的 150mg/d（P < 0.02）。另外，富含动物蛋白饮食由于尿 pH 的降低伴随未解离尿酸的高排泄和枸橼酸的低排泄。尿路结晶研究显示动物蛋白饮食，当与植物饮食进行电解质成分和蛋白质的量匹配后，尿酸结石的危险性增加，但是由于对立因素的存在，不是草酸钙或磷酸钙结石危险性增加。

12. 高尿酸尿症　高尿酸尿症定义为尿中尿酸高于 600mg/d。高尿酸尿症通过引起尿中尿酸钠超饱和使尿趋向于草酸钙或尿酸结石形成。痛风及尿中尿酸少于 600mg/d 的患者比尿酸多于 1 000mg/d 的患者结石显著减少。高尿酸尿症的原因前面已经讨论过，包括饮食因素、获得性和遗传性疾病和尿酸盐转运体缺陷。

13. 尿容量减少　所有与尿容量减少的疾病增加尿酸超饱和危险性。Borghi 及其同事（1993）注意到暴露于高温下的工人比正常温度工作人尿酸相对超饱和水平高。同样，高尿酸结石形成率见于生活在温暖环境的人群中，如以色列人。

14. 胱氨酸结石　胱氨酸尿是一种常染色体隐性遗传疾病，特征为小肠和肾小管二元氨基酸转运缺陷，导致尿过度排泄胱氨酸。尽管这种缺陷也导致尿中赖氨酸、鸟氨酸和精氨酸的浓度增高，但只有溶解性差的胱氨酸会导致结石形成。胱氨酸结石少见，美国和欧洲的人群发病率分别仅为 1/1 000 和 1/17 000。在儿童中，胱氨酸尿是 10% 以上的所有结石的原因。

正常情况下，氨基酸自由地由肾小球滤过并几乎完全在近曲小管重吸收。胱氨酸尿时，胱氨酸转运缺陷导致尿胱氨酸水平增高。有许多因素决定着胱氨酸的溶解度，包括胱氨酸浓度、pH、离子强度和尿中大分子。对胱氨酸结晶过程影响最大的因素是超饱和，因为尿中没有胱氨酸结晶特异的抑制物质。由于尿中胱氨酸的溶解性差，胱氨酸析出和随后的结石形成在生理条件的尿中发生。胱氨酸的溶解度有很强的 pH 依赖性，在 pH 为 5、7、9 时的溶解度分别为 300mg/L、400mg/L、1 000mg/L。离子强度也影响溶解度，随着离子强度从 0.005 增至 0.3，每升溶液中能解离多达 70mg 额外的胱氨酸。尿中大分子（如胶体）也能增加胱氨酸的溶解度，尽管其机制不清。因此胱氨酸在尿中比在混合溶液中更易溶解。

他因素也参与胱氨酸尿患者的结石形成。Sakhaee 及其同事研究了 27 位有记载胱氨酸肾石病的患者，发现患者中 19% 有高钙尿，22% 有高胱氨酸尿，44% 有低枸橼酸尿，这些不仅参与胱氨酸结石的形成，也参与胱氨酸和草酸钙混合结石的形成。

胱氨酸尿的遗传学已经广泛研究。目前已确定两个基因与此病有关，分别是 SLC3A1 和 SLC7A9，发现它们与异层氨基酸转运体（HAT）缺陷有关。历史上，在人类中发现三种类型胱氨酸尿：Ⅰ型、Ⅱ型和Ⅲ型。然而这种划分与分子学发现相关性很差，因此最近国际胱氨酸尿协会（International Cystlnuria Consortlum, ICC）已将其修订，将染色体突变位点考虑进去：A 型（染色体 2）、B 型（染色体 19）和 AB 型（两种染色体）。此病的纯和体表现为尿胱氨酸水平高达 2 000μmol/g。ICC 的综述显示首次诊为结石的平均年龄为 12.2 岁，每年结石发作的次数男女分别为 0.42 和 0.21。尽管平均尿胱氨酸水平 B 型异常异和体（肌酐 475μmol/g）与 A 型异常异和体（肌酐 701μmol/g）相比显著地高些，两组间结石形成没有差异，事实上结石形成不常见。

特殊人群胱氨酸尿类型相对分布资料目前较少。ICC 数据库队列研究患者中有 97 个典型的家庭，主要来自意大利、西班牙和以色列，其中 38%、47% 和 14% 分别遗传为Ⅰ型、非Ⅰ型和混合型胱氨酸尿。另一组 85 名家庭成员中 24 例胱氨酸结石患者，另有 24 名家庭成员被发现排泄过多的胱氨酸，尽管其中仅 5 例（21%）产生胱氨酸结石。

15. 感染性结石　感染性结石主要由六水磷酸镁铵（MgNH₄PO₄－6H₂O）组成，但可能另外含有磷酸钙以碳酸磷灰石（Caio［PO₄］₆－CO₃）的形式存在。一位瑞典地质学者在海鸟粪（guano）中发现磷酸镁铵并以他的导师，自然学家 H. C. G. von Struve 的名字命名为鸟粪石。现在已经确定鸟粪石结石（磷酸镁铵）的发生仅与分解尿素的细菌泌尿感染相关。

尽管感染石是产尿素酶细菌持续或反复感染的直接结果，但是也与尿路梗阻或尿滞留有关或受尿路梗阻或尿滞留影响而加重。因为这样，感染石的生长能以很快的速度进展。

尽管肠菌族构成产尿素酶病原体的大多数细菌，多种革兰阳性和革兰阴性菌，某些真菌和支原体属菌也有合成尿素酶的能力。最常见的产尿素酶病原体为变形杆菌属、克雷伯属、假单胞菌属和葡萄球菌属，奇异变形杆菌是最常见的与感染石相关的细菌。尽管大肠埃希菌是常见的泌尿系感染的原因，大肠埃希菌属很少产生尿素酶。细菌尿素酶可用快速尿素试验检测，后者是 BioMerieux 公司（Durham, NC）的一种尿素－吲哚检测方法。细菌可能通过损伤尿道黏膜层参与结石形成，导致菌株增加和结晶附着增加。尿素分解所产生的胺，可能会改变移行细胞表面的糖胺聚糖层，并显著增加细菌对正常的膀胱黏膜的黏附，进一步增加了感染的风险。另外，大鼠实验发现膀胱黏膜损伤增加结晶附着于膀胱，此过程当一些普通细菌，如变形杆菌、大肠埃希菌、肠球菌和解脲脲原体存在时可被增强。另一可能在细菌存在时结石形成增加的机制是：有些特殊的细菌，如大肠埃希菌和变形杆菌，可能改变尿激酶和唾液酸酶的活性，而常与感染石无关的病原体无此能力。这种改变的酶活性可以解释大肠埃希菌尽管缺乏尿素酶活性却常与结石形成有关。

16. 其他结石　黄嘌呤结石是一种少见类型的结石，常误认为尿酸结石，因为两者都是透 X 线的。其形成是分解酶黄嘌呤脱氢酶（XDH）或黄嘌呤氧化酶遗传性失调的结果，后者催化黄嘌呤向尿酸转化的过程。因为黄嘌呤在尿中溶解性差，XDH 缺陷积聚高水平的黄嘌呤，导致黄嘌呤结石。

别嘌醇能抑制 XDH，因而用于治疗高尿酸血症和高尿酸尿症，它在高水平时能倾向于黄嘌呤结石形成。这种不良反应相当少见，因为药物只引起该酶的部分抑制，很少能将血尿酸降到低于 3mg/dl 的水平。Lesch - Nyhan 综合征患者患有遗传性嘌呤补救酶。次黄嘌呤鸟嘌呤磷酸核糖基转移酶（HPRT）的缺陷，偶尔用足够高剂量的别嘌醇治疗，可能引起黄嘌呤结石。

患有遗传性腺嘌呤磷酸核糖基转移酶（APRT）缺陷的儿童也可在婴儿期表现为肾并发症和结石。APRT 缺陷的儿童可能难以与 HPRT 缺陷者区别，因为排泌的不溶解产物，2，8 - 二羟基腺嘌呤（2，8 - DHA）化学上与尿酸相似。与黄嘌呤结石一样，2，8 - DHA 结石在任何 pH 均难以溶解，但结石形成可通过使用别嘌醇逆转。

尿酸氢铵结石。尿酸氢铵结石在所有结石中不到 1%。然而在发展中国家，地方性尿酸氢铵肾石病是引起儿童膀胱结石的原因。与尿酸氢铵结晶有关的疾病，包括轻泻药滥用、反复泌尿系感染、反复尿酸结石形成和肠道炎症性疾病。Soble 及其同事（1999）回顾了他们治疗 44 例患有尿酸氢铵结石患者的经验，尽管尿酸氢铵结石占所有结石的 2% ~ 60%。在这些患者中，25% 有肠道炎症性疾病病史，14% 有明显的轻泻药滥用史，41% 有病态肥胖，36% 有反复泌尿系感染史，21% 有反复尿酸结石形成史。以肠道炎症性疾病和回肠造口术作为唯一的有临床意义的危险因素的患者平均尿酸氢铵含量最高（39%），8 例此类患者中 7 例结石类型为尿酸氢铵。

结肠切除术回肠造口患者尿量、尿 pH、尿钠明显减少，而且不像其他结肠病患者倾向有高草酸尿，这是因为结肠是主要的饮食草酸吸收的部位。所以这些患者倾向于形成尿酸氢铵和尿酸结石而不是草酸钙结石。由于轻泻药滥用导致尿酸氢铵结石形成的病理生理学机制被假设为胃肠液体缺失导致脱水的结果，后者引起细胞内酸中毒并增加氨排泄。因为用轻泻药尿钠很低，尿酸络合过多的氨，从而导致尿中尿酸氢铵超饱和。

Bowyer 及其同事（1979）证明尿酸氢铵易在 pH 为 6.2 ~ 6.3 时析出。尿酸结石与尿酸氢铵结石的相关性可能与其共享的低尿量和低尿 pH 危险因素有关。Soble 及其同事（1999）发现 9 例患者患有混杂成分的结石，含有尿酸氢铵和尿酸两种成分（平均尿酸氢铵含量 27%），尽管 9 例此类患者中 8 例尿酸为主要组分（40% ~ 95%）。他们推论一过性尿酸度、氨和钠水平的波动可能移动尿酸与钠或氨结合的尿酸盐排泄之间的平衡点。

17. 基质结石　人们很早就认识到尿蛋白与结石形成的相关性。早期试验证实蛋白悬浮液能促进钙结石形成。骨桥蛋白和钙卫蛋白都显示在尿路钙结石基质结构形成中起作用。然而，以基质为主组成的结石少见；这些"结石"是典型的透 X 线的，依靠获得的影像研究可能被误认为肿瘤或尿酸结石。有关基质结石的文献零散，主要是病例报道。钙结石中的基质成分只占结石干重的 2.5%，然而纯基质结石可能含有高达 65% 的蛋白。Boyce 和 Garvey 确定基质结石的组分按重量 2/3 为黏蛋白，1/3 为黏多糖。另外，他们发现晶体结石中基质物质与在基质结石中发现的基质物质密切相关。但是，还不清楚为什么某些基质结石不能全部钙化。尽管有些人推论降低的尿钙水平可能与偏向基质结石形成有关，最近对 5 例基质结石患者代谢研究显示具有正常的尿钙排泄。肾衰竭透析患者，蛋白尿可能与基质结石形成危险增加有关。在这些患者中，发现基质结石含有微纤维蛋白和 β_2 - 微球蛋白。

18. 药物相关结石　药物导致的结石形成即可直接由于一种药物或其代谢物的析出和结晶，也可间接通过改变尿的环境，使其易于代谢结石的形成。药物，如髓襻利尿药（呋塞米、布美他尼）、乙酰唑胺、托吡酯和唑尼沙胺参与钙结石形成。麻黄碱、氨苯蝶啶、愈创甘油醚、硅酸盐、茚地那韦和环丙沙星等在过度服用患者中都与含有药物结石有关。

（1）直接促进结石形成的药物：茚地那韦：硫酸茚地那韦是一种蛋白酶抑制药，已显示在增加 CD4$^+$ 细胞数和降低感染人类免疫缺陷病毒（HIV）或患有获得性免疫缺陷综合征患者中 HIV - RNA 滴度的作用。但是，其具有在治疗患者中茚地那韦结石形成的危险性，估计患病率 4% ~ 13%。茚地那韦易于从小肠吸收，在 1h 内达到血浆峰值。该药物在肝代谢，主要在粪便中排泄，但是 1/2 口服茚地那韦以原型在尿中排泄。尽管其溶解度是 pH 依赖性的，纯茚地那韦在水溶液中相对不溶解。茚地那韦 pKa 为 5.5，其溶解度在 pH 5 时为 0.300mg/mL，在 pH 6.0 时为 0.035mg/mL，在 pH 7.0 时为 0.020mg/mL。尽管茚地那韦溶解度在 pH 低于 5.5 时明显增加，一个具有平均尿量和 pH 的个体标准茚地那韦剂量摄入 3h 后可能产生的尿中茚地那韦浓度接近溶解度的限制。同样，定期服用茚地那韦的个体处于产生茚地那韦结石的高度危险中，是由于大量的茚地那韦从尿中排泄，而药物在尿生理 pH 中溶解度很差。在 54 例无症状 I-nv 阳性个体初次使用茚地那韦，67% 的患者产生了茚地那韦晶尿。两周之后，茚地那韦结晶尿持续存在，在 25% 的尿沉渣历次检查中可见到茚地那韦结晶。

氨苯蝶啶：氨苯蝶啶是一种保钾利尿药常用于治疗高血压，是一种很少见的结石成分，在一报道中只占 50 000 份结石的 0.4%，只有 1/3 的结石主要或全部由氨苯蝶啶构成。对氨苯蝶啶结石患者的研究显示患者和配对对照之间，在总体药物回收、小时排泄类型、尿中氨苯蝶啶及其代谢物硫酸盐浓度等方面没有明显不同。大约 1/2 测试者尿代谢物硫酸盐浓度超过所观察到的溶解度限制。一项研究发现氨苯蝶啶比独自促进结石形成更可能成为已存在的结石或结石雏形的一部分。这可能解释了在非结石患者中氨苯蝶啶少见，同样解释了泌尿结石住院率在服用氨苯蝶啶患者和 HCTZ 患者之间没有不同的发现。

愈创甘油醚和麻黄碱：使用大量的愈创甘油醚和麻黄碱能导致由它们的代谢物组成的结石。据报道患有这些结石的大多数患者为了麻黄碱成分的刺激特性曾经服用大量非处方感冒药制剂，而药物滥用史不常见。烟草和麻黄也是流行的含麻黄碱制剂，由于其刺激性而被滥用。不幸的是，长期使用麻黄碱导致快速抗药反应，为了达到同样的效果促使增加用药剂量。严重的毒性反应可能源于麻黄碱滥用，包括死亡、心肌病、卒中、高血压和癫痫发作。

硅酸盐：硅是常见的元素，见于植物、谷物、海洋食物和饮用水中，容易在尿中排泄。硅酸盐结石相当少见，与服用大量含硅酸盐的抗酸药有关，如三硅酸镁。

（2）间接促进结石形成的药物：其他药物通过增加尿路结石的危险性间接促进结石形成。皮质类固醇、维生素 D 和结合磷酸的抗酸药能引起高钙尿。噻嗪类药物引起细胞内酸中毒，继而低枸橼酸尿髓襻利尿药如呋塞米和布美他尼抑制钠和钙在 Henle 升支粗段的再吸收，除了利尿外还导致高钙尿。在接受呋塞米治疗的低出生体重婴儿中肾结石的比率高达 64%，而且这些结石全由草酸钙组成。碳酸酐酶抑制药，如乙酰唑胺阻断近曲小管碳酸氢钠的再吸收。长期使用导致高氯性代谢酸中毒并增加磷酸钙结石的危险性。托吡酯是广泛使用的抗癫痫制剂，可抑制某些碳酸酐酶同工酶从而促进结石形成。唑尼沙胺是一种磺胺药物，也具有抗癫痫作用和轻微碳酸酐酶活性。缓泻药能导致持续腹泻，增加尿酸氢胺结石的危险。滥用缓泻药的患者排泄大量的氨进入尿中以消除过多的酸，导致低尿 pH。由于脱水和低尿量，这些患者的尿中尿酸胺高度超浓缩。最后，细胞毒制剂促进细胞的转换率，导致尿中排泄大量尿酸。

19. 结石形成的解剖因素　注意到患有与尿路梗阻和（或）尿流不畅有关的解剖异常的患者伴发结石率高。一直有争论结石病倾向是否为尿流不畅和尿流通过肾单位延时的结果，后者导致结晶形成和滞留的可能性较高，还是特殊的与结石形成有关的代谢异常造成的。

（1）肾盂输尿管连接部梗阻：肾盂输尿管连接部（UPJ）梗阻患者肾结石患病率接近 20%。Husmann 及其同事（1995）提供多种不同方面的证据提示，UPJ 梗阻并发肾结石患者与普通人群结石患者具有相同的代谢危险因素。首先，对 111 例成年 UPJ 梗阻并发肾结石患者进行长期随访，62% 在治疗 UPJ 梗阻后出现复发性结石，而且 43% 复发发生在对侧。这些发现提示尽管纠正梗阻，代谢异常倾向持续存在。其次，42 例非感染结石患者进行代谢评估，76% 显示代谢异常与结石有关，其比率与其他结石患者相近。最后，在这些患者中发现的代谢异常的类型和分布与普通人群结石患者相似：46% 高钙尿，11% 高尿酸尿，13% 低枸橼酸尿，13% 原发性甲状旁腺功能亢进症，3% RTA。治疗患者发现的异常显著减低复发率，保守处理的患者复发率 55%，经过治疗的患者复发率 17%。

Matin 和 Streem 在 47 例 UPJ 梗阻并发或不伴有肾结石患者中手术治疗前进行代谢评价。在 67% 的结石患者中发现明确的异常，相对于正常对照仅 33%；与正常对照相比，结石患者具有明显高的尿钙以及高钙尿和高尿酸尿发生率，进一步支持在解剖异常患者中病理生理因素对结石形成危险的作用。

在两个系列的患有 UPJ 梗阻并发肾结石的儿童中相似的发现进一步支持代谢对肾梗阻患者结石形成的参与作用。Tekin 及其同事前瞻性地将 UPJ 梗阻并发或不伴有结石儿童与结石形成不伴有 UPJ 梗阻的对照组做比较。两组结石患者，伴有或不伴有 UPJ 梗阻，与伴有 UPJ 梗阻非结石形成儿童相比表现为明显高的尿枸橼酸水平和低草酸水平。报道 UPJ 梗阻小儿与正常儿童相比，结石形成危险增加 70 倍。

在 22 例接受结石和 UPJ 梗阻治疗儿童中，68% 非磷酸镁铵结石患者在手术治疗后结石复发，并在 68% 患者中发现代谢异常。

（2）马蹄形肾：马蹄形肾发生率为 0.25%，但并发结石者占 20%。由于输尿管被肾盂向上牵拉，存在相对的肾引流障碍，易发 UPJ 梗阻。所以，结石形成的危险因素一直归因于尿路引流不畅，而不是代谢紊乱。Raj 及其同事（2004）回顾 37 例马蹄形肾结石患者，发现在所有提供 24h 尿的 11 位中至少有一种代谢异常。与一组肾解剖正常的结石患者相比，马蹄形肾患者表现相似的代谢异常分布，除了低枸橼酸尿症者比例更大（马蹄形肾患者 55%，对照 31%）。这样似乎清楚地表明，尽管尿路不畅在马蹄形肾患者中很可能促进结石形成，但是还需要存在代谢异常来形成结石。

（3）肾盏憩室：高达 40% 的肾盏憩室患者与结石有关。像马蹄形肾中的结石，还不清楚结石是否由于局部解剖梗阻和尿路不畅或由于潜在的代谢因素。两组研究者关注此问题。Hsu 和 Streem 在 14 例肾盏憩室含有结石的患者中，50% 发现代谢异常，包括高钙尿、高草酸尿和高尿酸尿。特别是 64% 的患者报道在非憩室部位同时或随后的结石病史，支持潜在的代谢危险作为结石的参与因素的观点。相反，Listsikos 及其同事将 49 例肾盏憩室和结石患者与 44 例无憩室的结石患者比较，两组中都发现低的代谢异常比例（憩室患者 25% 和对照 23%）。值得注意的是，此项研究中代谢评价仅涉及尿量、肌苷、钙、磷酸、草酸和尿酸。正如已经显示的，分别在 10% 和 28% 的复发结石患者中发现尿低 pH 和低枸橼酸尿，此研究系列中报道的代谢异常数目可能不全面。

（4）髓质海绵肾：髓质海绵肾（MSK）是一种特征为肾集合管扩张的疾病。肾钙质沉着症和肾结石是常见的 MSK 并发症，但是结石形成的确切危险因素还未清楚了解。尽管扩张肾小管内反复感染和尿流不畅构成结石形成的危险，肾小管缺陷，包括高钙尿、肾浓缩能力受损和氯化铵负荷后尿路酸化缺陷在一些 MSK 患者中能够检测到，这些因素进一步加重结石形成的危险。Eck（1965）报道了 3 例 MSK 伴 RTA，并依此推断酸化缺陷可能构成主要的导致 MSK 的因素。Osther 及其同事（1988）在 13 例 MSK 患者中进行氯化铵负荷试验，在 9 例患者中发现肾酸化缺陷：其中 8 例患有远端 RTA，1 例患有近端 RTA。尽管有这些发现，特别在患有肾石病的 MSK 患者中进行的三项研究没有发现伴有 RTA 的病例。Neill 及其同事（1987）在 17 例患有肾石病的 MSK 患者中发现高钙尿是最常见的代谢异常，在 88% 的患者中发生，并在大多数病例中（59%）与吸收性高钙尿症有关。

（5）妊娠结石：妊娠期有症状的结石发生率在妊娠妇女中为 1/250 ~ 1/3 000。像非妊娠妇女结石一样，结石发生在白种人比非洲裔美国人更常见。大多数有症状的结石发生在妊娠中期和晚期，表现为腰痛和血尿。在这种人群中诊断困难，高达 28% 的妇女误诊为阑尾炎、憩室炎或胎盘破裂。

尽管大多数结石能自行排出并且并发症少见，一份报道发现胎膜早破危险性增加与结石排出相关。尽管当怀疑为肾绞痛时超声作为首选的影像学检查，但是超声检查据称能漏过高达 40% 的结石。应用限量的或一次量的静脉肾盂造影检查更可靠。

妊娠期有一些生理性改变发生。生理性肾盂积水发生在高达 90% 的妊娠妇女并且产后持续 4 ~ 6 周。尽管肾积水可能部分由于黄体酮的作用和妊娠的子宫压迫输尿管，即使不是主要的原因，至少有一定的作用。由于子宫静脉充血和增大的子宫旋转，输尿管扩张典型的是右侧明显。生理性扩张由于尿流缓慢可能促进结晶形成。而且曾推测肾盂压增加可能增加结石运动和出现症状的可能性。

三、诊断

许多结石可以自行排出，用于治疗结石的方法也可引起一些并发症。另外，就医相关的费用使患者感到经济上的压力，因此多数患者对如何预防结石很感兴趣。根据对泌尿系结石形成的生理学原因的初步了解，医生可以给每位患者做简单检查，说明肾结石的代谢情况。这种评估应该简单易行、经济实用，并且能提供合理的、可选择的治疗结石的信息。任何评估之前都应该明确是否有与结石复发有关的代谢性疾病。这些代谢性疾病，包括远端肾小管性酸中毒、原发性甲状旁腺功能亢进症、肠源性尿草酸盐过多、胱氨酸尿症和痛风体质等。明确了这些相关疾病，选择性治疗不仅能预防结石的形成，而且还可以从根本上纠正导致非肾源性并发症的生理紊乱。

不论是否需要全面的代谢性评估，至少应进行筛选性评估，以便评价可以引起结石复发和肾外并发症的系统性疾病。这种评估也应该筛选前面所述的那些具有结石复发风险增加的患者（表5-2）。

表5-2 代谢性结石评估指征

结石复发患者
家族史
肠道疾病（特别是慢性腹泻）
病理性骨折
骨质疏松症
尿路感染并结石病史
痛风病史
身体虚弱（不能耐受反复的结石症状）
孤立肾
先天畸形
肾功能不全
结石成分为胱氨酸、尿酸或鸟粪石

注：对低风险单一结石患者的简化性评估。

对单一结石并且没有明显危险因素的患者应进行以下简化的评估（表5-3）。应获取一个全面的与结石形成有关的病史。由于肠道疾病与草酸钙型肾结石（肠源性高草酸尿）有密切关系，所以应该仔细询问。

表5-3 单一结石患者的简化评估

病史
潜在的易患因素
用药（钙、维生素C、维生素D、乙酰唑胺、类固醇）
饮食过量；液体摄入不足或排出不足
血液筛查
基本的代谢分析（钠、钾、氯、二氧化碳、尿素氮、肌酐）
钙
甲状旁腺素
尿酸
尿
尿分析
pH>7.5：感染性结石
pH<5.5：尿酸结石
尿沉渣
尿培养
能够分解尿素的微生物：怀疑感染性结石
胱氨酸定性
X线片检查
不透光结石：草酸钙、磷酸钙、磷酸镁铵和胱氨酸
透光结石：尿酸、黄嘌呤和氨苯蝶啶
静脉肾盂造影：透光结石，解剖异常

1. 尿石分析 询问排便习惯和肠道疾病病史。这些还包括由炎症性肠道疾病（Crohn病以及溃疡性

结肠炎）或肠易激综合征导致的慢性腹泻。同时也应询问痛风病史，因为有痛风病史的患者易有高尿酸尿或痛风体质从而形成尿酸结石或者草酸钙结石。有糖尿病病史患者发展成痛风的危险增加，血氨调节改变和酸性尿容易形成草酸钙和尿酸的混合性结石。

另外，还应该收集有关患者饮食习惯的信息，包括液体的摄入、某些食物的过量摄取以及用药情况。社会史可以提供患者饮水状态的明确线索。他们规律性饮水或被环境隔离不容易获得液体的情况（如在装配线上或者在工作间里）；他们进行的日常工作会增加不显性失水情况（体力工作，长时间户外暴露）；长时间坐式生活方式比体力工作形成结石的危险更大。即使简单的家族史（是否亲属有患肾结石的病史）也能够提示患者是否有患结石的遗传倾向。患者的发病年龄和家族史能提示一些遗传性疾病，如常染色体隐性遗传胱氨酸尿症。

对尿标本应进行全面分析和培养。尿液分析应包括 pH 测定（最好使用 pH 计）。pH 高于 7.0 提示感染性结石或者肾小管性酸中毒；pH 低于 5.5 提示痛风体质引起的尿酸结石。

检查尿沉淀中的尿结晶，结晶的类型提示结石的组成。四面体样的"信封状"见于草酸钙结石；长方体形"棺材盖状"结晶见于鸟粪石结石；六面体样结晶证实胱氨酸尿；尿酸结晶可以是非结晶的纤维或者不规则的板状。常见结石的镜下形状总结如表 5 - 4 所示。

表 5 - 4　尿结石的显微镜下表现

化学分型	表现
一水草酸钙	沙漏形
二水草酸钙"信封状"	四面体
磷酸钙 - 磷灰石	非结晶形
磷酸氢钙	针形
磷酸镁铵（鸟粪石）	长方形的"棺材盖状"结晶
胱氨酸	六角形
尿酸	非结晶碎片

如果怀疑存在与感染有关的结石或有尿路感染的症状或迹象就可以进行尿培养。培养结果阳性提示有分解尿素的微生物，如变形杆菌、假单胞菌和克雷白菌。培养阳性可以确保在开始任何手术取石之前给予恰当的抗生素。在感染活动期进行手术取石发生菌血症或脓血症的危险增加。即使应用广谱抗生素，细菌仍然集聚在许多感染性结石上。事实上，Rocha 和 Santos （1989） 证明即使结石被浸泡在碘酊和乙醇内 6h，仍然可以在结石内核中培养出细菌。McAleer 及其同事 （2003） 进一步发现，感染性结石中有大量的内毒素。比较感染性结石和非感染性结石发现，感染性结石内的内毒素比非感染性结石高 36 倍。

1/2 感染性结石中培养的细菌与术前尿样中的细菌不同。McAleer 及其同事描述了内毒素是如何引起血管损伤从而导致生理性改变并产生感染性休克。

腹部 X 线片可以发现尿路中的残余结石。根据结石对 X 线的不透性可提示结石的类型。磷酸镁铵和胱氨酸结石常不透 X 线，它们和草酸钙或磷酸钙结石的密度不同。腹部平片对于鉴别肾钙沉着症（提示肾小管性酸中毒）和鹿角状结石（可能由于感染性结石引起）有帮助。

静脉肾盂造影像可以确定透 X 线结石的存在，并且可以确诊引起患者形成结石的解剖部位。患者在结石代谢性检查中与急性肾绞痛中采取的放射性检查不同，后者常进行薄层和非对比增强的 CT 检查，这样可以快速连续地获得全部集合系统的影像。

收集到的结石应该行结石分析并确定其晶体组成。尿酸或胱氨酸分别提示痛风体质或胱氨酸尿。鸟粪石、碳酸磷灰石和磷酸铵镁提示感染性结石。羟基磷灰石为主要成分提示肾小管性酸中毒或原发性甲状旁腺功能亢进症，并且据此进一步做电解质检查。纯草酸钙结石和草酸钙、羟基磷灰石混合结石成分的明确对诊断代谢异常帮助不大，因为它们可发生在多种代谢异常情况下，包括吸收性和肾源性高钙尿、高尿酸尿性含钙肾结石、肠源性草酸尿和低枸橼酸尿性肾结石。

2. 诊断性检查 为了确定患者的生理紊乱病因，全面代谢检查不仅对复发性肾结石患者十分必要，而且对于一般结石患者降低未来结石风险也很有帮助。

所需的大部分实验室分析可以在常规医疗化验室中进行，只有很少一部分特殊的较复杂技术需在更高级实验室中完成。在检查前及检查期间，患者应按医嘱暂停应用对钙、尿酸和草酸盐代谢造成干扰的药物。这些药物包括维生素D、补钙剂、抗酸药、利尿药、乙酰唑胺和维生素C。为了更好地了解患者的基本生理和病理情况，也应暂停正在服用的任何治疗结石的药物（噻嗪类、磷酸盐、别嘌醇或镁盐），一共收集3次24h尿样。前两次24h尿样应在自由饮食期间收集，以反映平常的饮食规律。应当强调的是，患者在收集尿样期间不应"过度表现"，患者为了试验而忽然暴食或增加液体消耗量只会对结石成因的诊断造成错误影响。

3. 禁食与钙负荷试验 该试验可以帮助查明高钙尿症各种不同成因，一类患者从消化道中吸收过多的钙（1型与2型吸收性高钙尿症）；另一类患者是因为钙从肾小管中持续地渗漏（肾钙漏）；第三类患者是因为血甲状旁腺激素增高，通常是由于一个甲状旁腺瘤导致钙和磷酸盐的持续性丢失（表现为高钙尿症或原发性甲状腺功能亢进症）。

为了区分这三种高钙尿症亚型，患者在检查前必须严格执行至少7d限制饮食以排除已吸收的钙对禁食期间钙分泌的影响。为了保证充分的水合作用，在钙负荷试验前12h和前9h必须各饮300mL蒸馏水。除了这两次进水之外，患者必须严格禁食。钙负荷试验前2h，患者须完全排空膀胱，弃去尿液，并再饮600mL蒸馏水。这之后2h的尿液被采集为待检尿样，2h后口服进行钙负荷（禁食尿样）。这2h尿样收集完毕后，再口服250mL液体化合物以完成钙负荷。这种钙餐的制作是将500mL水加入至液体化合物中。因为250mL钙餐只含有100mg钙，需另加39mL葡乳醛酸钙（900mg钙），患者应在5~10min内将其缓缓服下。

在这之后4h内，尿样被收集为待检标本（负荷后尿样）。然后对禁食尿样和负荷后尿样进行钙和肌酐分析。由于禁食尿样反映了肾功能，其中的钙分泌量表示为毫克每分升肾小球滤液。这个数值的计算，是通过尿钙浓度（表示为毫克钙/毫克肌酐）乘以血清肌酐浓度（表示为 mg/dl）。正常的禁食尿样中钙分泌量应 <0.11mg/dl 肾小球滤液。

目前，很多医生并不给患者做包括钙负荷试验的整套代谢检验。后面我们将提到，对于吸收性高钙尿症和肾性高钙尿症的治疗非常相似。因此区分不同类型的高钙尿症并不是十分重要。然而，如果要对吸收性高钙尿症的患者准备用树脂（resin）做钙结合治疗，必须区分吸收性高钙尿症和肾性高钙尿症。

4. 简化代谢检查 虽然门诊全面代谢检查十分可靠而有效，然而很多人认为这种方法花费时间而难以实施，因其复杂性很难在当地实验室进行。实际上，全部的诊断评估过程确实需要数次门诊，并且在禁止钙摄入和进行负荷试验时要严格执行液体方案。

有些学者建议用简化方法使用同样的标准和程序作为门诊患者全部的检查。这些简化方法无须禁止钙摄入和负荷试验，并可以在一次门诊中完成。Rivers 及其同事建议分别两次收集24h尿样，一次在限制饮食期间收集，另一次在自由饮食期间收集。这种方法患者易于接受，并能较准确地诊断出多种高钙尿症。

Pak 也曾指出全面检查的诊断方法过于烦琐，并推荐了相似的简化方法。在对一次24h尿样分析的基础上，对患者进行评估，而且没有对患者实行任何禁食和负荷试验。依据以下标准判断复杂性和非复杂性钙结石症：血钙、血尿酸是否正常或是否存在钙结石，是否存在泌尿道感染、肠道疾病或明确的高草酸尿。大多数患者为非复杂性钙结石症，可进一步分为高尿钙患者和正常尿钙患者。医生可根据这些区分对患者加以治疗。

目前，基于简化而准确的24h尿样分析，Mission Pharmacal 与 LithoLink 两家公司可提供实验室服务以评估结石形成的风险因子。这两家公司都提供含有化学防腐剂的容器（以避免冻存及方便运输），而且两公司实验室都可依据整个样品中的一个小样推测24h累计数据。当尿样成分和饱和值被确定之后，医生可得到一份检验结果的数字清单。这些结果将有助于医生完成代谢和生理方面的诊断。然而，如果要确诊是哪一种代谢异常，必须进一步的检查。如对于低枸橼酸尿症和高尿酸尿症的确诊，必须重复检验。

5. **胱氨酸筛查** 阳性结果见于纯合子胱氨酸尿患者和胱氨酸结石病，有些纯合子胱氨酸尿患者无胱氨酸结石，或患者服用卡托普利或青霉胺类药物。

6. **肾结石的分类与诊断标准** 应用门诊检查方案，可以将肾结石的病因根据不同的生理紊乱分成12 种。

（1）含钙结石：高钙尿症（>200mg/d）肾结石的分类包括 3 类主要的高钙尿。

吸收性高钙尿症：吸收性高钙尿是由于小肠吸收钙的数量增加。1 型吸收性高钙尿，钙吸收增加与患者饮食中钙的数量无关。因此，患者在禁食和钙负荷试验中，都表现为钙排泄增加。相反，2 型吸收性高钙尿患者在限制饮食中钙含量时，尿钙排泄量正常，但在正常饮食时表现为尿钙排泄量增加。吸收性高尿钙亚型患者的血钙水平及甲状旁腺激素（iPTH）水平正常。实际上，由于血液中丰富的钙的抑制，患者常表现为低水平的甲状旁腺激素结果。

肾性高钙尿症：肾性高钙尿（也称为肾漏）是由于功能性肾单位对钙的损耗。远端肾小管持续对钙丢失的结果表现为，患者不论是在禁食、钙负荷试验还是限制饮食中钙都表现为高钙尿。多数肾性高钙尿患者的血钙水平正常，但作为调节系统为了维持钙的持续性丢失，甲状旁腺激素的水平轻度升高。

再吸收性高钙尿症（原发性甲状旁腺功能亢进症）：这类患者甲状旁腺激素分泌过多，可以由单一腺瘤也可以由 4 个腺体弥漫性增生引起。这种疾病的突出表现为在整个钙饮食阶段都表现为持续性高尿钙。另外，患者常表现为高血钙和高甲状旁腺激素。测定激素的完整部分（iPTH）可以避免相同分子量片段干扰，并且明显增加诊断的水平。

（2）未发现异常和其他成分结石：特发性高钙尿症可以发生在正常人也可以发生在结石患者。患者在钙饮食整个调控阶段皆表现为尿钙含量增高，但血清钙正常。需要注意的是，这一概念并不是一成不变的严格定义，有时候用来描述那些没有进行进一步检查区分各种亚型的高尿钙患者。尽管这一诊断没有尽最大努力做得更准确，但由于对吸收性和肾性高钙尿的处理相同，因此，诊断高钙尿更有实际意义。

（3）高尿酸尿性含钙肾结石：患高尿酸尿患者通过称为异质成核过程形成草酸钙结石（也称为取向附生）。患者有草酸钙肾结石病史及可能有高钙尿伴有症状性痛风病史。代谢检查表现为高尿酸尿（>800mg/d）。

（4）**肠源性高草酸尿症**：肠源性高草酸尿包括了多种异常。都是由于慢性腹泻造成的脱水和碳酸氢盐丢失引起，是代谢异常评价过程中最引人注目的发现之一。当然，高草酸尿的主要特点是尿中草酸含量相当高（如 >50mg/d）。肠道液体丢失的结果是患者尿量减少。碳酸氢盐的丢失（以及酸碱缓冲体系中枸橼酸的消耗）也可以导致尿液 pH 低和低枸橼酸尿。由于口服钙的皂化和肠道对脂肪吸收减少，尿钙分泌通常减低。

原发性高草酸尿症这种紊乱是由于先天性代谢异常引起的。Ⅰ型最常见，由于缺乏丙氨酸转氨酶引起，是一种常染色体隐性遗传病。Ⅱ型少见，继发于右旋甘油酸脱氢酶和乙醛酸还原酶缺乏。这两种类型通常儿童时期就有结石形成，组织中草酸盐沉积（草酸化）和由于肾钙质沉着症引起的肾衰竭表现。未治疗的患者通常在 20 岁之前死亡。代谢检查表现为尿高草酸分泌及血中草酸水平增高。

轻度代谢性高草酸尿症（饮食），饮食中草酸含量的重要性和对口服草酸负荷的遗传敏感性存在争论，并且在前面已经讨论过。让人感兴趣的是肠内正常菌群（产甲酸草酸杆菌）的缺乏可能是草酸钙结石形成的一个因素。无论是否存在病因，有些患者没有原发性高草酸尿或没有肠道疾病病史也表现为24h 尿草酸盐含量增高。回顾分析患者饮食习惯可发现，患者嗜好高草酸含量的食物。高草酸存在于多种食物中，无法避免，有些食物一次就可以提供大量的草酸。表5-5 列举了含草酸盐特别高的食物。

表 5 - 5　草酸含量高的食物

茶（红茶）黄秋葵
可可
菠菜
芥菜
美洲高陆
瑞士甜菜
甜菜
大黄
黄秋葵
浆果（有些）
巧克力
坚果
麦芽
大豆饼
辣椒

（5）低枸橼酸尿性含钙肾结石：女性＜550mg；男性＜450mg。

正常尿枸橼酸分泌的定义存在争论。尤其是绝经期女性，尿中枸橼酸的含量较男性尿中的含量高。Menon 和 Mahle（1983）将低枸橼酸尿定义为尿枸橼酸，男性低于 110mg，女性低于 200mg。若不管性别差异，Pak（1990）将尿中枸橼酸的正常值定义为 320mg 以上。从 Dallas 的一些早期研究中，低枸橼酸尿占被检查患者的 50%。往往与其他的异常有关。Parks 和 Coe（1986）注意到尿中枸橼酸的含量对含钙结石预防的重要性，并且建立了高水平的正常值（男性＞450mg/d；女性＞550mg/d）。不论如何，低枸橼酸尿被认为是最重要的代谢诊断之一，或许仅次于高钙尿。

低枸橼酸尿的原因共有 4 种：远端肾小管酸中毒（1 型），为获得性或先天性肾小管酸中毒，是一种严重且少见的临床类型。病因可能不同，但化验检查的显著特点是尿中枸橼酸浓度低（低枸橼酸尿）及伴随不适当的尿液高 pH。通常测定 24h 尿枸橼酸的含量相当低，低于 100mg/d。尿 pH 在 6.5 或以上。化验血通常表现为低钾血症和高氯血症。表现为非阴离子间隙酸中毒，二氧化碳的值在十几。检查晨尿的 pH 可以筛查肾小管酸中毒。肾小管酸中毒患者夜间不能酸化尿液，尿 pH 应不低于 5.50。

远端肾小管酸中毒可以单独表现，也可以是各种系统和肾疾病的继发表现。超过 2/3 的远端肾小管酸中毒患者为成年人，但有时可发现儿童患者。常表现为呕吐或腹泻，不发育，成长缓慢。儿童通常表现为代谢性骨病和肾结石；成人的症状常由肾结石和肾钙质沉着引起。

近 70% 的远端肾小管酸中毒的成年患者有肾结石。早期发病患者或严重者可发生肾钙质沉着症及肾功能不全。肾小管酸中毒在女性多见，占患者的 80%。许多常见的泌尿系疾病可引起继发性肾小管酸中毒，可以在诊断获得性肾小管酸中毒后找到病因。包括梗阻性肾病、肾盂肾炎、急性肾小管坏死、肾移植、镇痛药性肾病、结节病、特发性高钙尿症和原发性甲状旁腺功能亢进症（表5-6）。

表 5 - 6　引起肾小管酸中毒的原因

梗阻性肾病
复发性肾盂肾炎
急性肾小管坏死
肾移植
镇痛药性肾病
结节病

特发性高钙尿

原发性甲状旁腺功能亢进症

(6) 慢性腹泻状态：慢性腹泻患者的化验检查与肠源性高草酸尿患者的化验相似。然而，患者没有肠炎倾向和对草酸通透性增加。因此，尿中草酸含量可轻度增加，但是达不到肠切除或炎症病变的水平。患者表现为尿中枸橼酸排泄中度增加和尿量减少。

(7) 噻嗪类药物诱导的低枸橼酸尿：噻嗪类药物的不良反应之一就是低枸橼酸尿。这一不良反应可能继发于低钾血症，且长期噻嗪类药物治疗后导致细胞内酸中毒的结果。患者对噻嗪类药物治疗有上述表现。也就是说，他们经常出现轻到中度的低枸橼酸尿和轻到中度的低钾血症。由于噻嗪类药物仍广泛作为利尿药和抗高血压治疗应用，有些患者长期应用这类药物可能有结石表现。

特发性低枸橼酸尿在没有任何疾病状态下，特发性低枸橼酸尿患者 24h 尿中枸橼酸的含量分别低于 450mg（男性）和 550mg（女性）。由于未发现的不完全性肾小管酸中毒长期存在，应该考虑此诊断。

(8) 低镁尿性含钙结石（＜80mg）：低镁尿性含钙肾结石以尿中镁浓度低、低枸橼酸尿和尿量少为特征。常与长期噻嗪类治疗有关。更多见于炎症性肠道紊乱，尤其是可以引起吸收障碍者对此有重要影响。过度依赖缓泻药也可以导致与慢性腹泻相似的表现。

(9) 含尿酸结石：痛风体质由于不知道尿酸结晶的抑制药，当尿液饱和时，未被溶解的尿酸将沉淀。S 型溶解曲线预测在 pH 6.5 时，90% 的尿酸为溶解的离子状态。当 pH 接近 5.5 (pKa) 时 50% 的尿酸可被溶解。痛风体质患者尿液的 pH 在 5.5 以下。

痛风体质和尿酸结石患者尿 pH 较正常人尿 pH 低。测定 24h 尿中尿酸的含量通常超过 800mg。可达 20% 的痛风患者将会发生尿酸结石，合理的解释是高尿酸血症。

区分高尿酸尿性含钙结石患者形成草酸钙结石和痛风体质患者形成尿酸结石或草酸钙结石并不困难。高尿酸尿性含钙结石患者表现为正常的 pH 和高尿酸尿症，有时伴随高钙尿症。相反，痛风体质者尿酸盐的排泌减少（导致高尿酸血症）和尿液低 pH（导致未溶解的尿酸增加）。这两种情况的生物化学和物理化学的不同归因于高尿酸尿性含钙肾结石的患者和痛风体质痛风患者过多食用富含嘌呤类的食物。

由于尿酸结石的患者可能喜好暴食富含嘌呤类的食物（摄入动物蛋白多，特别是红肉），因此，对这类患者都必须询问饮食史。有经验的医生至少会先考虑肿瘤或骨髓增殖紊乱。由于低 pH 尿液中对胺处理的紊乱，糖尿病患者也可以形成尿酸结石。

尿酸结石可以透 X 线，X 线断层摄片可以解决问题，肾 CT 平片也可以发现尿酸结石。结石外观呈橘色，尤其在内镜下观察更明显。尿酸结石形成时可产生大量非常小的结石，通过输尿管时可引起梗阻。

(10) 胱氨酸尿：胱氨酸尿由上皮转运的常染色体隐性遗传错误引起，包括小肠和肾的上皮转运。这种疾病的患者无法重吸收二元氨基酸，如胱氨酸、鸟氨酸、赖氨酸和精氨酸。胱氨酸聚集的浓度超过饱和点时（每升尿含胱氨酸近 250mg）导致结晶形成。

胱氨酸尿患者在年轻时就有表现，并可影响直系亲属。结石的外观为黄色且光滑，在 X 线片上相对较淡。常表现为鹿角形结石或多发结石充满肾盏。

(11) 感染性结石鸟粪石（磷酸镁铵结石）：在碱性尿（pH 超过 7.2）环境中形成，由于产生尿素酶的细菌分解尿素产生。许多细菌皆可产生尿素酶（表 5-7），最常见的是奇异变形菌。尽管大肠埃希菌不能够分解尿素，但却与高达 13% 的感染性结石有关。

患有这种结石的患者伴有急性肾盂肾炎症状，包括发热、寒战、肋腹部疼痛、排尿困难、尿频、尿急和恶臭味絮状尿。患者表现更多慢性症状，不适、疲劳、食欲缺乏和体质变弱。持续长时间的感染和梗阻产生黄色肉芽肿性肾盂肾炎很少见。黄色肉芽肿性肾盂肾炎可以导致整个肾或感染部分肾衰竭。可形成腹壁瘘或腹腔器官瘘。

表 5-7　各种细菌均可产生尿素

微生物	常见的菌群（>90%）	偶尔见到的菌群（5%~30%）
革兰阴性菌	雷极变形杆菌	肺炎杆菌
	普通变形杆菌	奥克西托克雷白杆菌
	奇异变形杆菌	黏质沙雷菌
	摩根变形杆菌	副流感嗜血杆菌
	斯氏普罗威	支气管败血波氏杆菌
	登斯菌	德特菌
	流感（嗜血）杆菌	嗜水汽单胞菌
	百日咳杆菌	铜绿假单胞菌
	啮蚀拟杆菌	巴斯德菌属
	小肠结肠炎	
	耶尔森菌	
	布鲁杆菌属	
革兰阳性菌	黄杆菌属	表皮葡萄球菌
	金黄色葡萄球菌	芽孢杆菌属
	细球菌属	鼠败血棒状杆菌
	溃疡棒状杆菌	马棒状杆菌
	肾棒状杆菌	非糖解消化球菌
	假白喉棒状杆菌	红皮分枝杆菌
支原体	T株（微小株）	支原体
		解脲脲原体
酵母菌		
隐球菌属	红酵母属	
	掷孢酵母属	
	腐殖念珠菌	
	皮肤毛孢子菌	

　　女性较男性更容易发生磷酸镁铵结石，这是由于女性泌尿系统更易受细菌感染。患者可能有异物（如被遗忘的支架、缝合材料、夹子）病史或神经源性膀胱病史。磷酸镁铵结石可以相当大且常充满多个肾盏或整个收集系统。这类结石占鹿角形结石的绝大多数。尿培养常有细菌病原体存在，即使尿培养无菌也不能排除结石内细菌的存在。

　　关于鸟粪石患者代谢异常的发生率存在争论。由于发现阳性率高，Resnick 建议对所有患感染结石患者进行代谢检查。相反，Lingeman 研究 22 例感染结石发现，纯鸟粪石结石 24h 尿液检查代谢异常较鸟粪石和草酸钙混合结石者明显低。

　　某些患者在全面检查时除尿量少外，几乎不存在异常。一个简单的观点，尿量减少可使结晶形成的成分浓缩并且增加饱和的危险。更直观地，患者处于相对缺水状态倾向酸性尿，低的尿液 pH 接近于尿酸的 pKa（5.5）并且消耗缓冲剂，如枸橼酸。

　　许多尿量少的患者从事高隐性的高失水职业（如体力劳动、户外暴露）。许多工作在户外不容易饮水和工作不能够中断（如组装线工人、外科医生）。注意职业史能够除外这些因素，并且获得正确的认识，并给予合适的建议。

　　（12）无代谢异常：Pak 证实有 3% 的患者进行了全面的代谢检查没有发现异常。表面上，对这些患者的诊断缺少悬念，但是要注意收集的标本没有代表患者真实的代谢水平。这些可能发生在收集技术错误，未能收集有价值的 24h 尿，为了研究改变患者的饮食，或饮食断断续续不慎重。某种特别的肉内含有大量草酸或在工作日末固体食物代替液体食物，平均值看起来正常，但事实上隐藏了极端的可促进结石形成的尿液参数。

（13）结石成分分析确定代谢异常：对结石患者进行结石化学分析和代谢检查的必要性已经提出。尽管结石组成分析并不总是可行或满意，但从此研究中可获得对预防治疗有益的信息。遗憾的是，常见结石的化学和矿物质的名字有时可以互换，对临床医生引起混乱。因此，表5-8列出了这些名称。

表5-8　肾结石矿物质名称

一水合草酸钙	一水草酸钙
（Calcium oxalate monohydrate）	（Whewellite）
二水合草酸钙	一水草酸钙
（Calcium oxalate dihydrate）	（Weddellite）
二水合磷酸二氢钙	磷酸氢钙
（Calcium hydrogen phosphate dihydrate）	（Brushite）
磷酸钙	白磷钙石
（Tricalcium phosphate）	（Whitlockite）
碳酸磷灰石（Carbonite - apatite）	Carbonite - apatite
磷酸铵镁	鸟粪石
（Magnesium ammonium phosphate）	（Struvite）
胱氨酸（Cystine）	
尿酸（Uric acid）	

Parks证实尿液饱和度的水平与患者实际产生结石相一致。尽管凭直觉，治疗这一特殊病理生理过程的药物将会产生理想的疗效。事实上，在他们的研究中，减低结石率的治疗也降低了患者结石的物理成分的饱和度。如果结石的发生归因于各种晶体成分饱和度的增加（例如草酸钙和尿酸），精确测定结石混合物的尿饱和度，可能会更进一步证实这一点，肾和尿液饱和度的均值可能成为一个可长期信赖的指标。

其他研究者已经发现，了解结石成分有助于代谢的评估。由于结石是多种成分的混合物，相对的比率或任何特别的主要分子可有预测作用。在一项对1 400名患者进行结石分析和代谢评估中，Pak注意到磷灰石和草酸钙 - 磷灰石混合结石与肾小管中毒和原发性甲状旁腺功能亢进症有关（比值比≥2），与慢性腹泻综合征无关。随着结石含磷成分的增加从草酸钙结石到草酸钙 - 磷酸钙结石最终形成磷灰石，患者肾小管酸中毒的比率由5%增至39%，那些伴有原发性甲状旁腺功能亢进症的患者比率由10%增至20%。毫无疑问，单纯和混合的尿酸结石与痛风体质显著相关；透钙磷石与肾小管酸中毒有关。和预期的一样，感染性结石与感染之间和胱氨酸结石与胱氨酸尿之间显著相关。

最后，Lingeman及其同事（1995）注意到在鹿角形结石中纯鸟粪石或磷灰石在全面检查时与发现其他代谢异常的联系。在他们的研究中，14例患者中仅2例感染性结石患者有其他代谢异常，相对的，7例混合化学成分的患者中全部有代谢异常。他们因此建议对于单纯感染性结石患者行其他的检查无意义。结石分析可能避免全面代谢检查的需要。

四、治疗

肾结石的治疗原则包括非手术治疗、解除痛苦及梗阻、肾绞痛的治疗、排除结石及病因的治疗。

1. 非手术治疗　可靠的非手术建议应当适合所有的患者，不管引起结石的原因。遗憾的是，从文献中获得关于这种建议的专门论述非常困难。

（1）非手术治疗重要的一方面是强迫增加液体的摄入量：使一天的尿量达到2L。增加尿量有两方面的作用，机械性多尿可确保预防有症状结石的形成和滞留。更像是稀释的尿液改变了结石成分的饱和度。实际上，Pak及其同事测定尿液稀释在体内和体外的作用，并且发现两者都降低了尿液排出磷酸钙、草酸钙、尿酸一钠的活度积比率（饱和状态）。更重要的是，形成积比率，也就是草酸钙自然成核需要的最小饱和度显著增加了。

Chicago 大学的研究者已证实，尿量增加失败是专门的结石门诊见到的患者复发的三个重要的预测因子之一。以前描述结石的临床效果主要归于液体摄入增加和尿量增加。

然而，虽然增加液体摄入简单，但是让患者依从是困难的。有趣的是，对肾结石有兴趣的多数医生已经明白，许多患者不能够长期保持尿量增加。另外，间断性依从没有效果，在严重脱水间期可产生小结石。至少有一位作者建议如果患者能够志愿长期强迫增加液体摄入稀释肾的浓缩能力，口渴的作用机制将被改变，并帮助保持高摄入量和高尿量。

（2）水的硬度：如果摄入水这么重要，水的硬度对改善或增加作用有不同吗？这一概念在普通泌尿和流行病学文献中已经成为相冲突文章的标题。在一个有趣的研究中，知道有结石病史的患者按邮政编码分开；比较24h尿测定和结石的发作次数。尽管随着饮用水的硬度增加，24h尿钙、镁和枸橼酸的水平增加，但尿中草酸、尿酸、pH 或尿量没有明显的变化。更重要的是，饮用软水的患者和饮用硬水的患者一生结石的发作次数是相似的。饮用最软水的患者一生形成 3.4 次结石，而饮用最硬水的患者发生 3.0 次结石。作者注意到，尽管水的硬度可以改变尿的参数，但最终对临床结果的影响很小。

（3）碳酸饮料：许多研究提出碳酸饮料与蒸馏水相比较可阻止结石再形成。这些研究主要集中在碳酸饮料上，已经证实可以增加尿中枸橼酸的水平。

另外，流行病学的研究已经证实，特殊的液体对结石复发危险的作用。增加饮水量、含咖啡因和去咖啡因的咖啡、茶、啤酒和葡萄酒，无论是男性还是女性，都能降低结石形成的危险。相反，每天饮用苹果汁或葡萄汁增加结石的危险。与流行病学的发现相反，最近的证据提示摄入咖啡因可通过增加钙的分泌增加结石复发的危险。在结石形成组和对照组，咖啡因增加尿中钙/肌酐、镁/肌酐、枸橼酸/肌酐和钠/肌酐，但不增加草酸/肌酐。此外，虽然抑制因子枸橼酸和镁增加，但钙的饱和度增加。

（4）增加枸橼酸饮料：柠檬和橘子汁长期以来被用作水的辅助物增加尿量，同时增加尿枸橼酸的排泄。对 12 例低枸橼酸尿患者研究，饮用的柠檬水由柠檬汁制造，提供足够的枸橼酸，7 例患者低枸橼酸尿得到纠正，每天尿钙的分泌减少 30mg，而草酸的分泌无变化。柠檬水混合物的耐受良好。

（5）蛋白质的限制：许多国家的流行病学研究表明，动物蛋白摄入增加的人群肾结石的发生率高。如印度北部和西部人群的动物蛋白摄入较南部和东部人群高 100%，肾结石的发病率高 4 倍。在英国，上尿路结石的发生率与食物的支出有关。这种作用部分是由于富裕的人群蛋白质的摄入高，结石的形成在经济发达的地区似乎高。

（6）钠的限制：限制钠作为饮食预防肾结石的方法被广泛推荐。高钠饮食可显著提高尿钠（34mmol/d 升至 267mmol/d）、钙（2.73mmol/d 升至 3.93mmol/d）和 pH（5.79 升至 6.15），及显著减少尿枸橼酸盐（3.14 降至 2.52）。他们发现高钠的摄入不仅增加钙的排泄，也增加尿 pH 及降低枸橼酸盐的分泌。高钠饮食的主要作用是促进尿中钙盐晶体的形成。

（7）肥胖：肥胖与对糖类耐受的损害和钙对葡萄糖的吸收反应不当有关。来自 Boston 小组的报道已经提供肥胖和肾结石作用的现状。他们证实体重的指数、腰围和体重增加与结石病的危险的增加呈正相关。这种危险的增加女性较男性更明显。

证据显示碱疗法可显著降低酸中毒和低糖类、高蛋白饮食患者有结石形成的可能。肥胖是结石形成的独立的危险因素，尤其是女性。肥胖患者有高的尿酸结石倾向。高蛋白、低糖类饮食可增加结石形成的危险。

（8）饮食中钙的作用：目前主要的证据支持对含钙的肾结石维持中等量钙的摄入。过去的建议严格限制钙的摄入可能会导致肠道草酸盐的利用增加。结果，这种饮食钙的限制可随后增加草酸盐的吸收，因此草酸钙的饱和度升高。正如早期所注意到的，前瞻性随机研究已经显示患者适度的钙饮食，联合盐的限制和适度的动物蛋白，结石病的数目是试图限制钙饮食者的 1/2。中年护士的大样本分析表明增加饮食中钙的受试者，肾结石的发生率低。

（9）避免草酸饮食：通常来说，由于不到 10%～15% 的尿中草酸盐来源于饮食，因此推荐严格避免饮食中草酸盐的摄入。

表 5-9 总结了既往治疗尿石病常用的药物及它们期望的作用；药物剂量见表 5-9，表 5-10，不良反应见表 5-11。

表 5-9 药物治疗后尿液中理化性质效果

	磷酸纤维素钠	正磷酸盐	噻嗪类药物	别嘌醇	枸橼酸钾
尿钙化	显著下降	轻度下降	中度减少	无变化	轻度增加或无变化
尿磷酸盐	轻度增加	显著增加	轻度增加或无变化	无变化	无变化
尿酸	无变化	无变化	轻度增加或无变化	显著下降	无变化
尿草酸盐	轻度增加或无变化	轻度增加轻度下降	轻度增加	无变化或	无变化
尿枸橼酸盐	无变化	轻度增加	轻度增加	无变化	显著增加
草酸钙饱和度	轻度减少或无变化	轻度下降	轻度增加	无变化	中度下降
磷酸氢钙饱和度	中度减少	轻度增加	轻度增加	无变化	无变化

表 5-10 预防尿路结石的常规用药剂量

噻嗪类利尿药	
氢氯噻嗪	25mg, 2/d
氯噻酮	25~50mg, 1/d
吲达帕胺	2.5mg 1/d
磷酸纤维素钠	10~15g/d, 与饮食分开
正磷酸盐	0.5g, 3/d
枸橼酸钾	20mEq 2/d~3/d
别嘌醇	300mg, 1/d
葡萄糖酸镁	0.5~1g, 3/d
维生素 B_6	100mg, 1/d
D-青霉胺	250mg, 1/d（根据效果调整）
α-巯基丙酰甘氨酸	100mg, 2/d（根据效果调整）
卡托普利	25mg, 2/d~3/d
醋羟胺酸	250mg, 2/d~3/d

表 5-11 预防尿路结石药物的不良反应

药物	不良反应
噻嗪类利尿药	失钾，肌无力，酸性尿
氢氯噻嗪	细胞内钙中毒，低枸橼酸尿症 氯噻酮 吲达帕胺
磷酸纤维素钠	胃肠功能抑制，低镁血症，高草酸尿，甲状旁腺激素增加
正磷酸盐	软组织钙化
枸橼酸钾	胃肠功能不适，高钾血症
别嘌醇	皮疹，肌痛
葡萄糖酸镁	腹泻
维生素 B_6	腹泻
D-青霉胺	肾病综合征、皮炎、全血细胞减少
α-巯基丙酰甘氨酸	皮疹，无力，风湿性关节痛，胃肠功能抑制，人格变化
卡托普利	皮疹，咳嗽，低血压
醋羟胺酸	血栓形成，震颤，头痛，心悸，水肿，胃肠功能抑制，皮疹，脱发，腹痛

（10）胱氨酸尿症：胱氨酸尿症的治疗富有挑战性。虽然可选择的治疗方案不是特别复杂，但达到患者较好的依从性较困难。确实由于这种疾病的基因性特点，往往在较小年龄就形成结石，使患者的肾处于慢性结石及肾实质损失的风险中。Assimos 及其同事（2002）检测了两个临床中心的 40 例胱氨酸尿症的患者，同时选 3 964 例草酸钙结石的患者，比较两组肾功能情况。胱氨酸尿症结石患者组肌酐浓度明显高于草酸钙结石组。男性患者开放手术取石的较多，肾切除随肌酐浓度的增加而变化。令人警醒的数据是因胱氨尿症需要肾切除的占 14%，而草酸钙结石组仅 3%。

2. 结石梗阻的处理　输尿管结石引起的梗阻，如果造成肾积脓、肾功能不全、无尿等严重情况，危及患者生命，常需要紧急处理。梗阻并发感染可造成肾积脓、高热、甚至感染中毒性休克。体外冲击波碎石后输尿管形成的"石街"，容易造成急性输尿管梗阻并易诱发肾盂感染。患者具有明显的腰部疼痛、肾区叩痛、腰大肌压迫症（+），白细胞计数明显增高。如广谱抗生素不能控制感染，需要紧急行输尿管镜下钬激光碎石、气压弹道碎石或超声或在 CT 引导下经皮肾穿刺造瘘，充分引流，同时根据血培养或脓液细菌培养、药敏试验结果，选择敏感抗生素。此时留置输尿管导管或双猪尾管亦有一定效果，由于脓液黏稠，引流可能不充分，甚至脓液堵塞管腔。如留置双猪尾管 3d 体温仍得不到有效控制，此时需行肾穿刺造瘘，置入 F16 号气囊尿管行抗生素盐水缓慢冲洗，每次 500mL，每 6 小时 1 次。如引流及时充分，感染通常可以得到控制，待病情稳定后，再处理结石。

孤立肾或双肾肾后性完全梗阻，可造成不同程度的少尿、无尿、甚至肾功能不全及尿毒症。有时患者并无明显疼痛，以无尿、恶心、呕吐等症状就诊，影像学检查发现肾积水，如患者无感染表现，可行留置输尿管双猪尾管引流，如逆行插管失败，行超声引导肾穿刺造瘘。如病变为双侧，通常急诊只需处理肾实质好的一侧即可。如为急性肾后性梗阻，影像学显示肾实质厚度正常，梗阻解除后肾功能可能恢复，不必行急诊血液透析，待肾功能恢复后再处理结石。

如为慢性梗阻，影像学显示肾萎缩、肾实质结构紊乱，则肾功能是否恢复及恢复的程度，需要持续引流观察，在这种情况下，通常需要行双侧肾引流。如充分持续引流肾功能不恢复，则按照慢性肾功能不全处理。应当注意，在急性上尿路梗阻解除后，可出现多尿期，一般持续 2~4d，尿量可能每日超过 4 000mL，需要注意维持水电解质平衡。

3. 肾绞痛的治疗　肾绞痛是泌尿外科的常见急症，需紧急处理。结石导致肾绞痛的原因通常为较小结石移动到肾盂输尿管连接部或进入输尿管所导致的上尿路急性梗阻。肾绞痛治疗前应与其他急腹症相鉴别。肾绞痛的主要治疗方法为药物镇痛、解痉及抗感染治疗同时进行。

肾绞痛急性发作期可以适当限制水的摄入量，利尿药的应用和大量饮水可加重肾绞痛的发作。肾绞痛的镇痛药物的使用遵循三级镇痛原则。

一级镇痛药物为非甾体类镇痛抗炎药物。常用药物有双氯芬酸钠（扶他林，50mg，口服）、布洛芬（芬必得，0.3g，口服）和吲哚美辛栓（消炎痛，100mg，纳肛）等，具有中等程度的镇痛作用。双氯芬酸钠还能够减轻输尿管水肿，双氯芬酸钠 50mg 口服，3/d 可明显减少肾绞痛的反复发作。但双氯芬酸钠会影响肾功能异常者的肾小球滤过率，对肾功能正常者不会产生影响。

二级药物为非吗啡类中枢镇痛药，常用药物为：曲马朵（50mg，口服），该药无呼吸抑制作用，无便秘，耐受性和依赖性很低。

三级镇痛药物为较强的阿片类受体激动药，具有较强的镇痛和镇静作用。常用药物有：布桂嗪（50~100mg，肌内注射）、盐酸哌替啶（杜冷丁，50mg，肌内注射）、盐酸吗啡（5mg，皮下或肌内注射）等。阿片类药物具有眩晕、恶心、便秘、呼吸抑制等不良反应，对于慢性肺通气功能障碍、支气管哮喘患者禁用。该类药物可加重肾绞痛患者的恶心呕吐，在治疗肾绞痛时避免单独使用阿片类药物，一般需要配合硫酸阿托品、氢溴酸山莨菪碱（654-2）等解痉类药物一起使用。

解痉药物包括：①M 型胆碱受体阻滞药：常用药物有：硫酸阿托品（0.3~0.5mg，皮下、肌内或静脉注射）和氢溴酸山莨菪碱（654-2，10mg，口服、肌内或静脉注射），可以松弛输尿管平滑肌、缓解痉挛。青光眼患者禁用该类药物；②黄体酮（20mg，肌内注射）：可以抑制平滑肌的收缩而缓解痉挛，对镇痛和排石有一定的疗效，尤其适用于妊娠妇女肾绞痛者；③钙离子拮抗药：硝苯地平（心痛定，10mg，口服或舌下含化），对缓解肾绞痛有一定的作用；④α 受体阻滞药（坦索罗辛 0.2mg 口服、多沙唑嗪 4mg 口服等）：近期国内外的一些临床报道显示，α 受体阻滞药在缓解输尿管平滑肌痉挛，治疗肾绞痛中具有一定的效果。

此外，针灸也有一定解痉镇痛效果，常用穴位有肾俞、京门、三阴交或阿是穴等。如经上述治疗肾绞痛不缓解，则可进行如下处理。

（1）行膀胱镜下逆行插管，留置输尿管导管引流术。

（2）急诊体外冲击波碎石。

（3）输尿管镜下钬激光碎石或输尿管镜下气压弹道碎石术。

4. 微创碎石　近年来，由于各种微创方法的不断发展和推广，ESWL、输尿管镜（含软输尿管镜）下钬激光碎石、PCNL 微造瘘碎石等技术的应用越来越普及，大多数肾结石可以通过上述微创方法得到有效治疗。传统的开放手术在肾结石的治疗中应用已逐步减少，但对需要同时解决解剖异常的结石患者，仍为一种有效治疗。具体采用何种方法治疗肾结石，主要取决于结石的大小、位置、数目、形态、成分。对于患者来说，应选择损伤相对更小、并发症发生率更低的治疗方式。此外，还要考虑肾功能、是否合并肾积水、尿路畸形、尿路感染及可能的病因、患者的身体状况以及既往治疗等情况统一考虑。

（1）体外冲击波碎石（ESWL）：20 世纪 80 年代初，体外冲击波碎石的出现，为肾结石的治疗带来了革命性变化。其原理是将液电、压电、超声或电磁波等能量，会聚到一个焦点上，连续或间断打击结石，实现不开刀治疗肾结石。曾经 ESWL 几乎用于治疗全部肾结石，包括鹿角形肾结石。但随着经验积累，人们发现了 ESWL 的各种并发症，如肾被膜下血肿、肾破裂、肾萎缩、输尿管"石街"形成、肾积脓、大结石的治疗时间长等。近年来，随着临床经验的积累和碎石机技术的发展，对 ESWL 的适应证、治疗原则及并发症有了新的认识。第三代碎石机与早期碎石机相比，碎石效率更高，更安全，费用降低而且更灵巧，还实现了多功能化。现代体外碎石机可具备 X 线定位和 B 超定位双重方式。由于 ES-WL 具有创伤小、并发症少，尤其适合中、小医院在门诊治疗等优点，主要适用于 7～20mm 的各种肾结石及经过感染控制的输尿管上段结石的治疗。

对于直径 >20mm 的肾结石，ESWL 虽然也能够成功碎石，但存在治疗次数多、时间长、排石问题多等缺点，采用 PCNL 能够更快、更有效地碎石。ESWL 可与 PCNL 联合应用于较大肾结石。

ESWL 禁用于妊娠妇女、未纠正的出血性疾病、未控制的尿路感染、结石远端存在尿路梗阻、高危患者如心力衰竭和严重心律失常、严重肥胖或骨骼畸形、腹主动脉瘤或肾动脉瘤、身高 >2m 或 <1.2m（现有机器无法承受）及泌尿系活动性结核等。

需要注意的是，对于重复碎石的时间需 >1 周，碎石的次数 ≤3 次的患者术后应多饮水、应用解痉抗感染药物、口服排石或预防结石复发的药物等。碎石后常合并有一过性肾绞痛、发热及血尿，均可自行消失。有的病例采用经皮肾镜取石碎石术和体外冲击波碎石术的多次治疗尚能得到满意疗效。目前体外冲击波碎石术已成为一种首先考虑的方法，其效果和机器的优劣、医务人员操作水平、结石的成分、大小、形状等有关。

ESWL 碎石术后并发输尿管"石街"形成、肾积脓、败血症者，应紧急行肾穿刺造瘘抗生素盐水冲洗，同时全身应用敏感抗生素，（输尿管"石街"的处理详见输尿管结石章节）。为避免这几种并发症，重点在于预防。尽量不对直径 >20mm 的肾结石行 ESWL 治疗，如需进行 ESWL，事先留置输尿管支架管。对于感染性结石，有发热史或尿白细胞增高者，ESWL 前预防性应用抗生素，并持续至少 5d。

（2）经皮肾镜造瘘碎石清石技术：经皮肾镜微造瘘碎石清石技术于 20 世纪 80 年代中期开始在欧美一些国家开展。它是通过建立经皮肾操作通道，击碎结石并同时通过工作通道冲出结石及取出肾结石。由于可以迅速有效的祛除肾结石，尤其是瑞士第 4 代气压弹道碎石机的应用，此技术很快得到泌尿同行的认可并广泛推广。

我国学者从 1992 年开始采用"经皮肾微造瘘、输尿管镜碎石取石术"，随着手术技巧日趋熟练与腔镜设备的改进，1998 年提出有中国特点的微创经皮肾镜取石术，并逐步在全国推广应用，使经皮肾镜取石技术的适应证不断扩大，并应用于大部分 ESWL 和开放手术难以处理的上尿路结石。近年来大宗回顾性临床报道表明，此方法较标准 PCNL 更易掌握和开展，成功率高，并发症较国外技术低。现在，经皮肾镜取石技术在肾结石的治疗中发挥着越来越重要的作用。

PCNL 适应证：各种肾结石都可经 PCNL 治疗，对于直径 >2cm 的肾结石和 >1.5cm 的肾下盏结石是一线治疗（无论是否伴有肾积水）。包括 ESWL 难以击碎的直径 <2cm 的肾结石、肾结石合并肾积水者，胱氨酸结石，有症状的肾盏或憩室内结石，蹄铁形肾结石，移植肾合并结石，各种鹿角形肾结石等。

PCNL 禁忌证如下：①凝血异常者：未纠正的全身出血性疾病；服用阿司匹林、华法林等抗凝血药物者，需停药 2 周，复查凝血功能正常才可以进行手术。②未控制的感染：合并肾积脓者，先行肾穿刺造瘘，待感染控制后，行Ⅱ期 PCNL。③身体状态差，严重心脏疾病和肺功能不全，无法承受手术者。④未控制的糖尿病和高血压者。⑤脊柱严重后凸或侧凸畸形、极度肥胖或不能耐受俯卧位者为相对禁忌证，可以采用仰卧、侧卧或仰卧斜位等体位进行手术。

PCNL 分为Ⅰ期和Ⅱ期。

Ⅰ期 PCNL 是建立通道后立即进行碎石，适用于各种肾结石。优点：一次操作、患者痛苦小、住院时间短、费用低，结石是否合并肾积水都可进行。缺点：操作出血明显或容易出血、视野不清，由于窦道未形成，操作鞘脱出后容易失败。

Ⅱ期 PCNL 是在建立通道 5～7d 后再行碎石，适用于并发感染、肾后性肾功能不全需要引流者；窦道已经形成，出血少、视野清晰。缺点是患者治疗时间长，对于不积水的肾结石不易建立通道，不利于术者操作。

一般将 F14～F20 称为微造瘘 mPCNL，F22～F24 称为标准通道，F26～F30 称为大通道。大多数肾结石可以通过单个通道治疗，对于复杂肾结石可以建立两个或多个通道。

（3）术前准备：①影像学检查：术前需要进行必要的影像学检查，包括 KUB/IVP 加 CT 平扫，或 KUB 加 CT 增强。术前需要明确肾结石的数目、大小、分布，并对肾及周围器官的解剖进行仔细评估，以选择最佳穿刺通道，以避免并发症的发生。②控制感染：尿常规异常、与结石有关的发热者，需要控制感染。治疗前应根据尿培养药敏试验选择敏感的抗生素，即使尿培养阴性，手术当天也应选用广谱抗生素预防感染。③签署患者知情同意书：虽然 PCNL 是一种微创手术，但它仍然存在一定风险，手术前应将残余结石、出血、周围器官损伤、术后发热、情况严重时需改用开放手术、甚至需要行肾切除等情况以书面的形式告知患者及其家属。

（4）Ⅰ期 PCNL 手术步骤

1）麻醉：连续硬膜外阻滞，或蛛网膜下隙阻滞联合连续硬膜外阻滞，或全身麻醉。

2）留置输尿管导管：膀胱镜下留置 F5～F7 输尿管导管，作用是：①向肾盂内注水造成人工"肾积水"，利于经皮肾穿刺，对于不积水的肾结石病例更有作用；注入造影剂使肾盂肾盏显影，指导 X 线引导穿刺针；②指导肾盂输尿管的位置；③防止结石碎块进入输尿管；④碎石过程中，通过输尿管导管加压注水，利于碎石排出。

3）体位：多采用俯卧位，但俯卧位不便于施行全身麻醉。也可采用侧卧位、斜侧卧位。

4）定位：建立经皮肾通道需要 B 超或 X 线定位。X 线的优点是直观；缺点是有放射性，而且不能观察穿刺是否损伤周围脏器。B 超的优点是无辐射、可以实时监测穿刺避免周围脏器损伤、熟练掌握后穿刺成功快；术中还能明确残余结石位置，指导寻找结石，提高结石取净机会；缺点是不够直观，需要经过特殊培训才能掌握。

5）穿刺：穿刺点可选择在第 12 肋下至第 10 肋间腋后线到肩胛线之间的区域，穿刺经后组肾盏入路，方向指向肾盂。对于输尿管上段结石、肾多发性结石以及合并输尿管肾盂的接合处 UPJ 狭窄需同时处理者，可首选经肾后组中盏入路，通常选第 11 肋间腋后线和肩胛下线之间的区域作穿刺点。穿刺上、下组肾盏时，须注意可能会发生胸膜和肠管的损伤。穿刺成功后，有尿液溢出。将导丝经穿刺针送入肾盂。该导丝在 PCNL 中具有重要作用，在随后的操作中，必须保持导丝不脱出。撤穿刺针时，记住穿刺针的方向和穿刺深度。

6）扩张：用扩张器沿导丝逐级扩张至所需要的管径。扩张器进入的方向要与穿刺针进入的方向一致。扩张器进入的深度不能超过穿刺针进入的深度。进入过深容易造成肾盂壁的损伤或穿透对侧肾盂壁，造成出血，而且无法用肾造瘘管压迫止血。扩张器可使用筋膜扩张器、Amplatz 扩张器、高压球囊扩张器或金属扩张器扩张，具体使用哪种扩张器以及扩张通道的大小，必须根据医生的经验以及当时具备的器械条件决定。扩张成功后，将操作鞘置入肾盏。

7）腔内碎石与取石：较小结石可直接取出，较大结石可利用钬激光、气压弹道、超声、液电器械等击碎。碎石过程中需保持操作通道通畅，避免肾盂内压力增高，造成水中毒或菌血症。碎石可用冲洗和钳取方式取出。带吸引功能的超声气压弹道碎石器可在碎石同时吸出结石碎片，使肾内压降低，尤其适用于体积较大的感染性结石患者。根据情况决定是否放置双J管。手术结束时留置肾造瘘管可以压迫穿刺通道、引流肾集合系统、减少术后出血和尿外渗，有利于再次处理残石，而且不会增加患者疼痛的程度和延长住院的时间。有些医生尝试术后不留置造瘘管，但对于初学者不适用。

8）术后处理：监测生命体征和引流液颜色，防治水中毒、感染等。术后第 1 天复查 KUB，如无残余结石，可于术后 1～2d 拔除肾造瘘管。如存在残余结石，根据情况进行 Ⅱ 期 PCNL、多通道 PCNL 或联合 ESWL，残余尿酸胱氨酸结石可通过造瘘管进行溶石治疗。

（5）常见并发症的处理

1）肾实质出血：是 Ⅰ 期经皮肾镜操作的常见并发症。通常为静脉性出血。术中肾实质出血常可通过操作鞘压迫控制，如术中出血严重，应停止手术，用气囊导管压迫控制，择期行 Ⅱ 期手术。术后出血可夹闭肾造瘘管，通常出血可得到控制。如出血较多，需要及时输血。动脉性出血较严重，如出血不能得到控制、血红蛋白进行性下降者，可行动脉造影检查，必要时行选择性肾动脉栓塞，若出血凶险难以控制，应及时改开放手术，以便探查止血，必要时切除肾。

2）邻近脏器损伤：肋间穿刺可能损伤胸膜、肝、脾，利用超声引导穿刺可以避免。一旦发现患者出现胸痛、呼吸异常应怀疑气胸或液气胸，并立即停止手术，留置肾造瘘管并保持引流通畅，留置胸腔闭式引流。穿刺位点偏下或偏前，可能损伤肠管。邻近脏器损伤重在预防和及时发现，并做出符合外科原则的处理。

3）集合系统穿孔：操作中器械移动幅度过大、碎石器械损伤可造成集合系统穿孔，如保持操作通道通畅，小的穿孔可不必处理。如穿孔造成出血、水吸收等应立即停止手术，放置输尿管支架管及肾造瘘管，充分引流，择期行 Ⅱ 期手术。

4）稀释性低钠血症：手术时间过长、高压灌注造成水吸收过多所致。停止手术，急查电解质，给予高渗盐水、利尿、吸氧等治疗可缓解。

5）感染和肾周围脓肿：重在预防，术前控制泌尿系统感染，肾积水明显者予充分引流。手术后保持输尿管导管、肾造瘘管通常非常重要，并予抗生素治疗。

（6）开展 PCNL 注意事项：PCNL 是一项技术要求很高的操作，需要术者具有相当的专业技术和经验，应在有条件的医院施行。开展 PCNL 前，应利用模拟器械、动物实验等进行模拟训练。开展手术早期宜选择简单病例，如单发肾盂结石合并中度以上肾积水，患者体形中等，无其他伴随疾病。复杂或体积过大的肾结石手术难度较大，应在经验丰富的医生指导下进行。合并肾功能不全者或肾积脓者先行经皮肾穿刺造瘘引流，待肾功能改善及感染控制后再 Ⅱ 期取石。完全鹿角形肾结石可分期多次多通道取石，但手术次数不宜过多（一般单侧取石不超过 3 次），每次手术时间不宜过长，需视患者耐受程度而定。

（7）输尿管肾镜碎石：虽然直径 <2cm 的肾结石首选 ESWL 治疗，但随着输尿管镜技术的发展，近年来利用逆行输尿管肾镜（RIRS）成功治疗肾结石，与 ESWL 相比，RIRS 虽然是有创治疗，但其碎石效果精确、彻底。RIRS 主要利用软输尿管镜。软输尿管镜型号 F7.5 左右，容易达到肾盂。为了观察全部肾盏，需要 X 线透视辅助。

1）适应证：直径 <2cm 的肾结石。尤其适用于 ESWL 定位困难的、X 线阴性肾结石，ESWL 治疗效果不好的嵌顿性肾下盏结石和坚韧结石（如一水草酸钙结石、胱氨酸结石等），极度肥胖、严重脊柱

畸形建立 PCNL 通道困难者，不能停用抗凝血药物者及肾盏憩室内结石者。

2）禁忌证：不能控制的全身出血性疾病、未控制的泌尿道感染、严重的心肺功能不全、无法耐受手术、严重尿道狭窄及输尿管狭窄、严重髋关节畸形，截石位困难者。

3）术前准备：术前准备与 PCNL 相似，主要内容包括，通过 KUB/IVP 和 CT 精确定位结石，术前控制尿路感染，预防性应用抗生素等。

4）操作方法：采用逆行途径，向输尿管插入导丝，经输尿管硬镜或者软镜镜鞘扩张后，软输尿管镜沿导丝进入肾盂并找到结石。使用 200μm 软激光传导光纤，利用钬激光将结石粉碎成易排出的细小碎粒。部分较大碎石可利用镍制套石网篮取出。使用输尿管软镜配合 200μm 可弯曲的（钬激光）纤维传导光纤，可以到达绝大多数的肾盏。盏颈狭窄者，可以利用钬激光光纤切开狭窄的盏颈，再行碎石。

钬激光配合 200μm 的纤维传导光纤，是目前逆行输尿管软镜治疗肾结石的最佳选择。综合文献报道，结石清除率为 71% ~94%。逆行输尿管软镜治疗肾结石可以作为 ESWL 和 PCNL 的有益补充。

（8）逆行输尿管软镜治疗肾结石的影响因素

1）结石的大小：结石的大小与碎石后清除率成负相关。对于大的肾结石，手术的时间和风险会相应增加。直径 >2cm 的肾结石，碎石时间常需要 1h 以上，术者和患者应有充分的思想准备并密切配合。

2）肾盂肾下盏夹角：当肾盂肾下盏夹角过小，例如 <90° 时，将会影响输尿管镜末端的自由转向，从而影响激光光纤抵达部分结石，影响碎石效果。

3）软输尿管肾镜的技术要求非常高，需要术者具备相当的腔镜操作经验。

（9）并发症及其处理：近期并发症包括败血症、"石街"形成、输尿管损伤、尿路感染等，发生率 5% ~9%。

输尿管撕脱为较严重的并发症，可采用自体肾移植或肠代输尿管治疗。导丝的应用和 X 线透视辅助对预防输尿管撕脱有帮助。如操作中发现输尿管阻力大或输尿管裂伤明显，应及时终止手术。

发现输尿管穿孔，可留置输尿管支架管 2 周。

远期并发症主要是输尿管狭窄，发生率 1%，与所用器械和术者经验显著有关。

5. 开放手术或腹腔镜手术取石　　近年来，随着体外冲击波碎石和腔内泌尿外科技术的发展，特别是经皮肾镜和输尿管镜碎石取石术的广泛应用，开放性手术在肾结石治疗中的运用已经显著减少。在某些医院，肾结石病例中开放手术仅占 1% ~5.4%。但是，开放性手术取石在某些情况下仍具有极其重要的临床应用价值。

（1）适应证：①ESWL、PCNL、URS 手术或治疗失败，或上述治疗方式出现并发症须开放手术处理。②骨骼系统异常不能放置 ESWL、PCNL、URS 体位者。③肾结石合并解剖异常者，如肾盂输尿管连接部狭窄、漏斗部狭窄、肾盏憩室等。这些解剖异常需要在取石同时进行处理。④异位肾、马蹄肾等不易行 ESWL、PCNL、URS 等手术者。⑤同时需要开放手术治疗其他疾病。⑥无功能肾需行肾切除。⑦小儿巨大肾结石，开放手术简单，只需一次麻醉。

（2）手术方法：①包括肾盂切开取石术；②肾盂肾实质联合切开取石术；③无萎缩性肾实质切开取石术；④无功能肾切除术和肾部分切除术；⑤肾盂输尿管连接部成形术等。这些手术方式现在基本可以通过腹腔镜手术完成。通常腹腔镜手术比开放手术出血少、并发症少、住院时间短、恢复快，但手术时间较长。腹腔镜手术需要经过专门培训，还需要完善的设备支持。

6. 特殊肾结石的处理

（1）鹿角形肾结石：鹿角形肾结石是指充满肾盂和至少 1 个肾盏的结石。部分性鹿角状结石仅填充部分集合系统，而完全性鹿角状结石则填充整个肾集合系统。新发的鹿角形肾结石都应该积极地治疗，患者必须被告知积极治疗的益处与相关的风险。在大多数的情况下，PCNL 应作为首选的治疗手段；若肾解剖正常，体积小的鹿角形肾结石可考虑单用 ESWL 治疗，碎石前应先保证充分的引流；若结石无法通过合理次数的微创技术处理，可考虑采用开放手术。

鹿角形肾结石以单通道的经皮肾取石术有时无法清除所有结石，可以建立第二、第三条微创经皮肾通道，进行多通道碎石取石术。多通道的建立时间，通常在第一通道变为成熟通道的基础上才可以进行，一般在工期手术后 5 ~ 7 日。对于操作熟练者如手术顺利，可工期进行多通道穿刺。由于第 2、3 通道仅需扩张至 F14 ~ F18，损伤和出血的危险较小，安全性较高。多通道形成后可加快取石的速度，提高对鹿角形肾结石的清除能力。

完全性鹿角形肾结石可分期多次取石，对巨大的结石可采用多通道取石，但手术的次数不宜过多（一般单侧取石≤3 次），每次手术的时间不宜过长。必要时需视患者的耐受程度和医生的经验，联合应用 ESWL。辅助或 PCNL - ESWL - PCNL "三明治疗法"。

若无很好的条件和经验开展 PCNL，鹿角形结石可采用开放性手术治疗（方法参照肾开放性手术）。可以选择的手术包括，扩大的肾盂肾盏切开取石术、无萎缩性肾实质切开取石术、复杂的放射状肾实质切开术和低温下肾手术。

（2）马蹄肾肾结石：马蹄肾结石可采用 PCNL，也可采用开放手术取石。马蹄肾的两肾下极多在脊柱前方融合成峡部，输尿管与肾盂高位连接，伴有肾旋转不良，各组肾盏朝向背侧。因肾位置较正常低，肾上极更靠后外侧，故穿刺时多从背部经肾上盏或中盏入路。由于输尿管上段在峡部前侧位跨越行走并与肾盂连接，UPJ 处成坡状，肾盏漏斗部狭长，造成术后残石很难自行排出，尤其是肾下盏结石，所以手术中应尽量清除所有结石，必要时进行多通道碎石取石术。如果 UPJ 的高位连接未造成明显的功能性梗阻，一般可不予处理。

马蹄肾结石如需行 ESWL，应根据肾在体表的投影，取俯卧位行 ESWL 治疗（即冲击波从前腹进入体内）。

（3）孤立肾肾结石：孤立肾患者由于代偿性肾增大，肾皮质厚，在 PCNL 手术中，穿刺扩张时容易出血。可采用微造瘘 mPCNL，建立 F14 ~ F18 皮肾通道，对肾皮质的损伤减少、出血的概率较低。另外，分两期手术较安全。手术的关键在于解除梗阻，改善肾功能，采用合理的通道和取石次数。对于难以取净的残石可术后结合 ESWL 治疗。每次治疗后必须监测肾功能的变化，治疗间隔的时间适当延长。

若无很好的条件和经验开展 PCNL，也可采用开放手术取石。

（4）移植肾肾结石：移植肾为孤立功能肾，患者长期服用免疫抑制药，抵抗力低下，合并肾结石时应采取创伤小、效果确切的治疗方法。推荐肾移植伴肾结石的患者采用 ESWL 和 PCNL 治疗。由于移植肾位于髂窝，位置表浅，经皮肾穿刺容易成功。移植肾及输尿管均处于去神经状态，因此，可以在局部麻醉＋静脉镇痛下进行手术。通常患者采用仰卧位。如果合并输尿管狭窄，则采用截石位。

移植肾的输尿管膀胱吻合口多位于膀胱顶侧壁，输尿管逆行插管不易成功。术中可先行 B 超定位，穿刺成功后注入造影剂，然后在 X 线定位下穿刺目标肾盏。手术时间不宜过长，出血明显时应待Ⅱ期手术取石。

（5）肾盏憩室结石：肾盏憩室结石可采用 PCNL 或逆行输尿管软镜来处理。后腹腔镜手术也可用于治疗肾盏憩室结石。通常不采用 ESWL 治疗，因为肾集合系统和憩室之间的连接部相对狭窄，即使碎石效果较好，结石仍有可能停留在原处而无法排出。mPCNL 治疗时，术中经预置的导管逆行注入亚甲蓝帮助寻找狭小的漏斗部开口，取石后将狭窄部切开或扩张，并放置一根 F6 双 J 管，并留置 30d。腹侧的肾盏憩室可以经腹腔镜下切除，祛除结石、缝合憩室口。

（6）盆腔肾肾结石：对于肾位于盆腔的患者，推荐使用 ESWL 治疗。PCNL 的难度大，一般不宜采用，必要时可采取开放手术或腹腔镜手术。

（7）髓质海绵肾结石：海绵肾表现为部分肾髓质集合管的囊状扩张，形成的结石一般位于肾乳头的近端，结石细小呈放射状分布。只要结石不引起梗阻，一般不需处理其肾结石。经皮肾取石术难处理此类结石，而且极易损伤肾乳头，日后形成的瘢痕将造成集合管的梗阻。较大的结石或结石排出，肾盂或肾盏引起梗阻时，可采用 ESWL、RIRS 或 PCNL 治疗。口服枸橼酸制剂及维生维生素 B_6、增加液体的摄入以抑制结石的生长。

（8）小儿肾结石：小儿肾结石一般可用 ESWL 治疗，因小儿的代偿能力较强，排石能力较成人强，单纯碎石的指征较成人稍宽。若结石较大而梗阻不严重，应先置双 J 管后碎石；如碎石效果不佳或结石梗阻严重，则可采取微创经皮肾取石解决。一般情况下不宜双侧同时碎石或经皮取石。

（9）过度肥胖者肾结石：对于过度肥胖的患者，患者皮肤至结石的距离过大，ESWL定位困难，因而不易成功，推荐选用PNL或开放手术。标准经皮肾取石术使用的肾镜太短，不适合这类患者的手术操作，过去曾被认为是手术的禁忌证。但是，微创经皮肾取石术由于使用了长而纤细的内镜，只需在扩张通道时使用加长的工作鞘。

肥胖患者对俯卧位耐受差，易发生通气障碍，可采用患侧垫高45°的斜仰卧位，患者相对更易耐受手术。必要时可采取气管插管全身麻醉。

由于皮肾通道较长，留置的肾造瘘管术后容易脱出，可以放置F14～F16的末端开口的气囊导尿管，向外轻牵引后皮肤缝线固定。X线透视下注入造影剂，确保气囊位于肾盏内。

7. 治疗过程中可能遇到的问题

（1）双侧上尿路结石的处理原则：双侧上尿路同时存在结石占结石患者的15%，传统的治疗方法一般是对两侧结石进行分期手术治疗。随着体外碎石、腔内碎石设备的更新与泌尿外科微创技术的进步，对于部分一般状况较好、结石清除相对容易的上尿路结石患者，可以同期微创手术治疗双侧上尿路结石。双侧上尿路结石的治疗原则如下。①双侧输尿管结石：如果总肾功能正常或处于肾功能不全代偿期，血肌酐值<178μmol/L，先处理梗阻严重一侧的结石；如果总肾功能较差，处于氮质血症或尿毒症期，先治疗肾功能较好一侧的结石，条件允许，可同时行对侧经皮肾穿刺造瘘，或同时处理双侧结石。②双侧输尿管结石的客观情况相似：先处理症状较重或技术上容易处理的一侧结石。③一侧输尿管结石，另一侧肾结石：先处理输尿管结石，处理过程中建议参考总肾功能、分肾功能与患者一般情况。④双侧肾结石：一般先治疗容易处理且安全的一侧，如果肾功能处于氮质血症或尿毒症期，梗阻严重，建议先行经皮肾穿刺造瘘，待肾功能与患者一般情况改善后再处理结石。⑤孤立肾上尿路结石或双侧上尿路结石致急性梗阻性无尿：如果患者情况许可，应及时外科处理，如不能耐受手术，应积极试行输尿管逆行插管或经皮肾穿刺造瘘术待患者一般情况好转后再选择适当治疗方法。⑥对于肾功能处于尿毒症期，并有水电解质和酸碱平衡紊乱的患者，建议先行血液透析，尽快纠正其内环境的紊乱，并同时行输尿管逆行插管或经皮肾穿刺造瘘术引流，待病情稳定后再处理结石。

（2）并发尿路感染结石的处理原则：由于结石使尿液淤滞并发感染，同时结石作为异物促进感染的发生，两者可相互促进，对肾功造成严重破坏。在未祛除结石之前，感染不易控制，严重者可并发菌血症或脓毒血症，甚至危及生命。

所有结石患者都必须进行菌尿检查，必要时行尿培养。当菌尿试验阳性，或尿培养提示细菌生长，或者怀疑细菌感染时，在取石之前应该使用抗生素治疗，对于梗阻表现明显、集合系统有感染的结石患者，需进行置入输尿管支架管或经皮肾穿刺造瘘术等处理。

上尿路结石梗阻并发感染尤其是急性炎症期的患者不宜碎石。否则易发生炎症扩散甚至出现脓毒血症，而此类患者单用抗生素治疗又难以奏效，此时亦不宜行输尿管镜取石。通过经皮肾微创穿刺造瘘及时行梗阻以上尿路引流可减轻炎症，使感染易于控制，避免感染及梗阻造成肾功能的进一步损害。经皮肾微创穿刺造瘘术的应用扩大了体外冲击波碎石及腔镜取石的适应证，可减少并发症，提高成功率，两者合并应用是上尿路结石梗阻伴感染的理想治疗方法。

结石并发尿路真菌感染是临床治疗的难点，常见于广谱抗生素使用时间过长。出现尿路真菌感染时，应积极应用敏感的抗真菌药物。但是，全身应用抗真菌药物毒性反应大，可能加重肾功能的损害，采用局部灌注抗真菌药治疗上尿路结石并发真菌感染是控制真菌感染的好方法。

（3）残石碎片的处理：残石碎片常见于ESWL术后，也可见于PCNL、URS术以及复杂性肾结石开放取石术后，最多见于下组肾盏。结石不论大小，经ESWL治疗后都有可能形成残石碎片。结石残余的直径不超过4mm，定义为残余碎片，直径≥5mm的结石则称为残余结石。

残石碎片可导致血尿、疼痛、感染、输尿管梗阻及肾积水等并发症。无症状的肾残余结石增加了结石复发的风险，残石可以为新结石的形成提供核心。感染性结石的患者在进行治疗后，如伴有结石残留，则结石复发的可能性更大。对于无症状、结石不能自行排出的患者，应该依据结石情况进行相应的处理。有症状的患者，应积极解除结石梗阻，妥善处理可能出现的问题；同时应采取必要的治疗措施以消除症状。有残余碎片或残余结石者应定期复查以确定其致病因素，并进行适当预防。

关于"无临床意义的残石碎片"的定义存在很多争论。对伴有残余结石碎片的患者，长期随访研究表明：随着时间延长，残片逐渐增大，结石复发率增加，部分患者需重复进行取石治疗。

对下组肾盏存在结石或碎片且功能丧失的患者，下极肾部分切除术可以作为治疗选择之一。对于上、中组肾盏的结石，可采用输尿管软镜直接碎石。经皮化学溶石主要适用于含有磷酸镁铵、碳酸盐、尿酸及胱氨酸和磷酸氢钙的结石。

对于残余结石直径 >20mm 的患者，可采用 ESWL 或 PCNL 治疗，在行 ESWL 前，推荐置入双 J 管，可以减少结石在输尿管的堆积，避免出现"石街"。

（4）"石街"的治疗："石街"为大量碎石在输尿管与男性尿道内堆积没有及时排出，堆积形成"石街"，阻碍尿液排出，以输尿管"石街"为多见。

输尿管"石街"形成的原因有：①一次粉碎结石过多；②结石未能粉碎为很小的碎片；③两次碎石间隔时间太短；④输尿管有炎症、息肉、狭窄和结石等梗阻；⑤碎石后患者过早大量活动；⑥ES－WL 引起肾功能损害，排出碎石块的动力减弱；⑦ESWL 术后综合治疗关注不够。如果"石街"形成 2 周后不及时处理，肾功能恢复将会受到影响；如果"石街"完全堵塞输尿管，6 周后肾功能将会完全丧失。

在对较大的肾结石进行 ESWL 之前常规放置双 J 管，"石街"的发生率将大为降低。无感染的"石街"可继续用 ESWL 治疗，重点打击"石街"的远侧较大的碎石。对于有感染迹象的患者，给予抗生素治疗，并尽早予以充分引流，常采用经皮肾穿刺造瘘术，通常不宜放置输尿管支架管。待感染控制后，行输尿管镜手术，可联合 PCNL。

（5）妊娠合并结石的治疗：妊娠合并尿路结石较少见，发病率 <0.1%，其中，妊娠中、晚期合并泌尿系结石较妊娠早期者多见。妊娠合并结石的临床表现主要有，腰腹部疼痛、恶心呕吐、膀胱刺激征、肉眼血尿和发热等，与非妊娠期症状相似，且多以肾绞痛就诊。

鉴于 X 线对胎儿的致畸等影响，妊娠合并结石患者禁用放射线检查，包括 CT。MRI 检查对肾衰竭患者以及胎儿是安全的，特别是结石引起的肾积水，采用磁共振泌尿系水成像（MRU）能清楚地显示扩张的集合系统，能明确显示梗阻部位。B 超对结石的诊断准确率高且对胎儿无损害，可反复应用，为首选的方法。通过 B 超和尿常规检查结合临床表现诊断泌尿系结石并不困难。

妊娠合并结石首选非手术治疗，禁止行 ESWL（无论是否为 B 超定位）。应根据结石的大小、梗阻的部位、是否存在着感染、有无肾实质损害以及临床症状确定治法。原则上对于结石较小、没有引起严重肾功能损害者，采用综合排石治疗，包括多饮水、适当增加活动量、输液利尿、解痉、镇痛和抗感染等措施促进排石。

对于妊娠的结石患者，保持尿流通畅是治疗的主要目的。通过局部麻醉下经皮肾穿刺造瘘术、置入双 J 管或输尿管支架等方法引流尿液，可协助结石排出或为以后治疗结石争取时间。妊娠期间麻醉和手术的危险很难评估，妊娠前 3 个月（早期）全身麻醉会导致畸胎的概率增加，但是，一般认为这种机会很小。提倡局部麻醉下留置输尿管支架，建议每 2 个月更换 1 次支架管以防结石形成被覆于支架管。肾积水并感染积液者，妊娠 22 周前在局部麻醉及 B 超引导下进行经皮肾造瘘术为最佳选择，引流的同时尚可进行细菌培养以指导治疗。与留置输尿管支架管一样，经皮肾造瘘也可避免在妇女妊娠期进行对妊娠影响较大的碎石和取石治疗。

五、预防

目前，随着人们生活水平的不断提高，其结石的发病率也在不断增高，虽然现在泌尿系结石的情况在不断地上升，但是只要我们从生活中多加注意，就能起到预防的作用。

1. 注意膳食结构　尿石的生成和饮食结构有一定的关系。因此，注意调整膳食结构能够预防结石复发。

（1）根据尿石成分的不同，饮食调理应该采取不同的方案。如草酸钙结石患者宜少食草酸钙含量高的食品，如菠菜、西红柿、马铃薯、草莓等。

（2）治疗引起泌尿系结石的某些原发病，如甲状旁腺功能亢进症（甲状旁腺瘤、腺癌或增生性变化等）会引起体内钙磷代谢紊乱而诱发磷酸钙结石。这样，就需要先治疗甲状旁腺疾病。尿路上的梗阻性因素，如肿瘤、前列腺增生以及尿道狭窄等会造成尿液蓄积，引起尿液"老化"现象。尿中的有机物沉积"老化"后，可能增大而变成非晶体的微结石。所以，治疗引起泌尿系结石的某些原发病对于预防结石复发也非常重要。

（3）预防和治疗泌尿系感染：泌尿系感染是尿石形成的主要局部因素，并直接关系到尿石症的防治效果。

（4）服用中药：每隔一定时间，用中药金钱草和海金沙泡水服，有利于排出体内细小的结石。如果条件允许，也可找中医师根据病情开一张简洁的中药处方煎服。

（5）多饮水：应该养成多喝水的习惯以增加尿量，称为"内洗涤"，有利于体内多种盐类、矿物质的排出。当然，应该注意饮水卫生，注意水质，避免饮用含钙过高的水。

（6）多活动：平时要多活动，如散步、慢跑等。体力好的时候还可以原地跳跃，同样有利于预防泌尿系结石复发。

（7）减少饮食中钙摄入量。

（8）减少维生素C的摄入：维生素C经过自然转化后能够生成草酸。服用维生素C后尿草酸的排泄会显著增加，形成草酸钙结晶的危险程度也相应增加。尽管目前还没有资料表明大剂量的维生素C摄入与草酸钙结石的复发有关，但建议复发性草酸钙结石患者避免摄入大剂量的维生素C，推荐他们每天维生素C的摄入不要超过1.0g。

2. 根据结石的成分调节饮食结构

（1）尿酸结石应采用低嘌呤饮食：推荐每天食物中嘌呤的摄入量少于500mg。富含嘌呤的食物有动物的内脏（肝及肾）、家禽皮、带皮的鲱鱼、沙丁鱼、凤尾鱼等。

（2）胱氨酸结石：注意大量饮水以增加胱氨酸的溶解度，保证每天的尿量在3 000mL以上，即饮水量至少要达到150mL/h。碱化尿液，使尿的pH达到7.5以上。可以服枸橼酸氢钾钠（友来特）1～2g，3/d。避免进食富含蛋氨酸的食品，如大豆、小麦、鱼、肉、豆类和菌类等，低蛋白质饮食可减少胱氨酸的排泄。限制钠盐的摄入，推荐钠盐的摄入量限制在2g/d以下。尿液胱氨酸的排泄高于3mmol/24h时，应用硫普罗宁（α-巯基丙酰甘氨酸）250～2 000mg/d或者卡托普利75～150mg/d。

（3）尿酸结石的预防：预防尿酸结石的关键在于增加尿量、提高尿液的pH和减少尿酸的形成和排泄。①大量饮水：尿量保持在每日2 000mL以上。②碱化尿液：使尿的pH维持在6.5～6.8，可以给予枸橼酸氢钾钠（友来特）1～2g，3/d，枸橼酸钾2～3g或者枸橼酸钾钠3～6g，2～3/d，或者碳酸氢钠1.0g，3/d。

（4）对磷酸结石：采用低钙、低磷饮食，含钙肾结石宜避免高钙、高盐、高草酸、高动物蛋白、高动物脂肪及高糖饮食。

（5）感染结石的预防：推荐低钙、低磷饮食。氢氧化铝或碳酸铝凝胶可与小肠内的磷离子结合形成不溶的磷酸铝，从而降低肠道对磷的吸收和尿磷的排泄量。对于由尿素酶细菌感染导致的磷酸铵镁和碳酸磷灰石结石，应尽可能用手术方法清除结石。

推荐根据药物敏感试验使用抗生素治疗感染。强调抗感染治疗需要足够的用药疗程。在抗生素疗法的起始阶段，抗生素的剂量相对较大（治疗量），通过1～2周的治疗，使尿液达到无菌状态，之后可将药物剂量减半（维持量）并维持3个月。要注意每个月做细菌培养，如又发现细菌或患者有尿路感染症状，将药物恢复至治疗量以更好地控制感染。

酸化尿液能够提高磷酸盐的溶解度，可以用氯化铵1g，2～3/d或蛋氨酸500mg，2～3/d。严重感染的患者，应该使用尿酶抑制药。推荐使用乙酰羟肟酸和羟基脲等，建议乙酰羟肟酸的首剂为250mg，2/d，持续4周，如果患者能耐受，可将剂量增加250mg，3/d。

（6）药物结石的预防：含钙药物结石的预防：补钙和补充维生素D引起的结石与尿钙的排泄增加

有关，补充大剂量的维生素D可能会促进尿液草酸的排泄。因此，含钙药物结石的预防主要是减少尿钙和尿草酸的排泄，降低尿液钙盐和草酸盐的饱和度。非含钙药物结石的预防：预防茚地那韦结石的最好方法是充分饮水，每日进水量达到 3 000mL 以上，可以防止晶体的析出。酸化尿液使尿 pH 在 5.5 以下，可能有利于药物晶体的溶解。

氨苯蝶啶、乙酰唑胺、磺胺类药物结石的预防方法是大量饮水以稀释尿液，适当应用碱性药物提高尿液的 pH，从而增加药物结晶的溶解度。

（7）嘌呤结石的预防：嘌呤结石（主要包括 2，8 - 二羟腺嘌呤结石和黄嘌呤结石）的预防上应该采取低嘌呤饮食；别嘌醇能够抑制黄嘌呤氧化酶，可减少 2，8 - 二羟腺嘌呤的排泄，从而起防止结石发生的作用。理论上说，碱化尿液可以促进 2，8 - 二羟腺嘌呤的溶解。

（梁桂峰）

第二节　输尿管结石

输尿管结石是泌尿系统结石中的常见疾病，发病年龄多为 20～40 岁，男性略高于女性。其发病率占上尿路结石的 65%。其中 90% 以上是继发性结石，即结石在肾内形成后降入输尿管。原发于输尿管的结石较少见，通常合并输尿管梗阻、憩室等其他病变。所以输尿管结石的病因与肾结石基本相同。从形态上看，由于输尿管的塑形作用，结石进入输尿管后常形成圆柱形或枣核形，亦可由于较多结石排入，形成结石串俗称"石街"。

解剖学上输尿管的三个狭窄部将其分为上、中、下三段：①肾盂输尿管连接部；②输尿管与髂血管交叉处；③输尿管的膀胱壁内段，此三处狭窄部常为结石停留的部位。除此之外，输尿管与男性输精管或女性子宫阔韧带底部交叉处以及输尿管与膀胱外侧缘交界处管径较狭窄，也容易造成结石停留或嵌顿。过去的观点认为，下段输尿管结石的发病率最高，上段次之，中段最少。但最新的临床研究发现，结石最易停留或嵌顿的部位是输尿管的上段，占全部输尿管结石的 58%，其中又以第 3 腰椎水平最多见；而下段输尿管结石仅占 33%。在肾盂及肾盂输尿管连接部起搏细胞的影响下，输尿管有节奏的蠕动，推动尿流注入膀胱。因此，在结石下端无梗阻的情况下，直径 <0.4cm 的结石有 90% 可自行降至膀胱随尿液排出，其他情况则多需要进行医疗干预。

一、临床表现

输尿管结石是临床泌尿外科的常见疾病，发病年龄多在 20～40 岁，男性略多于女性。其症状如下。

1. 疼痛　上中段结石引起的输尿管疼痛为一侧腰痛和镜下血尿，疼痛性质为绞痛，向下腹部、睾丸或阴唇部放射，当结石停留在某一部位无移动时，常引起输尿管完全或不完全梗阻，尿液排除障碍，引起肾积水，出现腰部胀痛，压痛和肾区叩击痛。当结石随输尿管蠕动或尿流的影响而发生移动时，表现为典型的输尿管绞痛。上段输尿管结石一般表现为腰区或胁腹部突发锐利的绞痛，并可向下腹部、睾丸或阴唇部放射。中段输尿管结石常表现为中、下腹的剧烈疼痛。下段输尿管结石引起的疼痛通常位于下腹部，并向同侧腹股沟区放射。当结石位于输尿管膀胱连接处时，可表现为耻骨上区的绞痛，伴有尿频、尿急、尿痛等膀胱刺激征。在男性疼痛还可放射至阴茎头。

2. 血尿　90% 的患者可出现镜下血尿。输尿管结石急性绞痛发作时，可出现肉眼血尿。输尿管完全梗阻时也可无血尿。

3. 感染症状　输尿管结石引起梗阻可导致继发性感染，引起尿频、尿急、尿痛，甚至畏寒、发热。

4. 恶心、呕吐　输尿管与胃肠有共同的神经支配，输尿管结石引起的疼痛常引起恶心、呕吐等剧烈的胃肠道症状。

5. 无尿　比较少见，一般发生于双侧输尿管结石或孤立肾的输尿管结石完全梗阻时，也可见于一侧输尿管结石梗阻，反射性对侧肾分泌功能减退。

6. 排石　部分患者以排尿时发现结石就诊。排石的表现不一，从肉眼可见的结石颗粒到浑浊的尿液，常与治疗的方式与结石的成分有关。

7. 其他　肾移植术后输尿管结石的患者，由于移植物在手术过程中神经、组织受到损伤，发生结石后一般无明显的症状，多在移植术后随访过程中超声探查时发现。妊娠后子宫增大，压迫输尿管，导致尿液排出受阻可并发结石，其中以妊娠中、晚期合并泌尿系结石多见。临床表现主要有腰腹部疼痛、恶心呕吐、膀胱刺激征、肉眼血尿和发热等，与非妊娠期相似，多以急腹症就诊。

体征：输尿管结石绞痛的患者，痛苦面容，卧位，辗转反复变换体位。输尿管上段结石可表现为肾区和胁腹部压痛和叩击痛，输尿管走行区可有深压痛；若伴有尿外渗时，可有腹膜刺激征。输尿管结石梗阻引起不同程度的肾积水，可触到腹部包块。

二、诊断

完整的输尿管结石的诊断应包括：①结石自身的诊断：包括结石的部位、数目、大小、形态、成分等；②并发症的诊断：包括感染、梗阻及肾损害的程度等；③病因学的评价。通过对病史、症状和体检后发现，具有泌尿系统结石或排石病史，出现肉眼或镜下血尿，或运动后输尿管绞痛的患者，应进行以下检查确诊。

1. 尿液检查　尿常规检查可发现镜下血尿，运动后血尿具有一定的意义，若伴有感染时可出现脓尿。肾绞痛时可有结晶尿。尿培养及药敏试验可确定感染的病原菌并指导合理应用抗生素。

2. 血常规　白细胞计数常升高，当白细胞总数 $>13.0\times10^9/L$ 时常提示继发感染。血电解质、尿素氮、肌酐水平是评价肾功能的重要指标，可反映输尿管梗阻导致肾积水引起肾功能损害的程度，指导治疗方案的指定。

3. B超　超声波检查是一种简便无创的检查方法，是目前最常用的输尿管结石的筛查手段。超声波检查可以了解结石以上尿路的扩张程度，间接了解肾皮质、肾实质和集合系统的情况。超声波检查能同时观察膀胱和前列腺，寻找结石形成的诱因及并发症。

4. 尿路平片（KUB平片）　尿路平片可以发现90%非X线透光结石，能够大致地确定结石的位置、形态、大小和数目，并且通过结石影的明暗初步提示结石的化学性质。因此，可以作为结石检查的常规方法。在尿路平片上，不同成分的结石显影程度依次为：草酸钙、磷酸钙和磷酸铵镁、胱氨酸、含尿酸盐结石。单纯性尿酸结石和黄嘌呤结石能够透过X线，胱氨酸结石的密度低，后者在尿路平片上的显影比较淡。最近还有研究者采用双重X线吸光度法（dual X-ray absorptiometry）检测结石矿物质含量（stone mineral content, SMC）和密度（stone mineral density, SMD）。并在依据两者数值评估结石脆性的基础，为碎石方法的选择提供重要依据。他们认为当结石 SMC>1.27gm 时，应采用 PCNL 或 URSL 等方法，而不宜选择 ESWL。

5. 静脉尿路造影（IVU）　静脉尿路造影应该在尿路平片的基础上进行，其价值在于了解尿路的解剖，发现有无尿路的发育异常，如输尿管狭窄、输尿管瓣膜、输管膨出等。确定结石在尿路的位置，发现尿路平片上不能显示的X线透光结石，鉴别KUB平片上可疑的钙化灶。此外，还可以初步了解分侧肾的功能，确定肾积水程度。在一侧肾功能严重受损或使用普通剂量造影剂而肾不显影的情况下，采用加大造影剂剂量或延迟拍片的方法往往可以达到肾显影的目的。在肾绞痛发作时，由于急性尿路梗阻往往会导致肾排泄功能减退，尿路不显影或显影不良，进而轻易诊断为无肾功能。因此建议在肾绞痛发生2周后，梗阻导致的肾功能减退逐渐恢复时，再行 IVU 检查。

IVU 的禁忌证主要包括：①碘剂过敏、总肾功能严重受损、妊娠早期（3个月或以内）、全身状况衰竭者为 IVU 绝对禁忌证；②肝功能不全、心脏功能不全、活动性肺结核、甲状腺功能亢进症、有哮喘史及其他药物过敏史者慎用；③总肾功能中度受损者、糖尿病、多发性骨髓瘤的患者肾功能不全时避免使用。如必须使用，应充分水化减少肾功能损害。

6. CT扫描　随着CT技术的发展，越来越多的复杂的泌尿系统结石需要做CT扫描以明确诊断。CT扫描不受结石成分、肾功能和呼吸运动的影响，而且螺旋CT还能够同时对所获取的图像进行三维重建，获得矢状或冠状位成像，因此，能够检查出其他常规影像学检查中容易遗漏的微小结石（如

0.5mm 的微结石）。关于 CT 扫描的厚度，有研究者认为，采用 3mm 厚度扫描可能更易发现常规 5mm 扫描容易遗漏的微小的无伴随症状的结石，因而推荐这一标准。而通过 CT 扫描后重建得到的冠状位图像能更好地显示结石的大小，为结石的治疗提供更为充分的依据，但这也将增加患者的费用。CT 诊断结石的敏感性比尿路平片及静脉尿路造影高，尤其适用于急性肾绞痛患者的确诊，可以作为 B 超、X 线检查的重要补充。CT 片下，输尿管结石表现为结石高密度影及其周围水肿的输尿管壁形成的"框边"现象。近期研究发现，双侧行肾 CT 值相差 5.0HU 以上，CT 值较低一侧常伴随输尿管结石导致的梗阻。另外，结石的成分及脆性可以通过不同的 CT 值（HU 单位）改变进行初步的评估，从而对治疗方法的选择提供参考。对于碘过敏或存在其他 IVU 禁忌证的患者，增强 CT 能够显示肾积水的程度和肾实质的厚度，从而反映肾功能的改变情况。有的研究认为，增强 CT 扫描在评价总肾和分肾功能上，甚至可以替代放射性肾脏扫描。

7. 逆行（RP）或经皮肾穿刺造影 属于有创性的检查方法，不作为常规检查手段，仅在静脉尿路造影不显影或显影不良以及怀疑是 X 线透光结石、需要做进一步的鉴别诊断时应用。逆行性尿路造影的适应证包括：①碘过敏无法施行 IVU；②IVU 检查显影效果不佳，影响结石诊断；③怀疑结石远端梗阻；④经输尿管导管注入空气作为对比剂，通过提高影像反差显示 X 线透光结石。

8. 磁共振水成像（MRU） 磁共振对尿路结石的诊断效果极差，因而一般不用于结石的检查。但是，磁共振水成像（MRU）能够了解上尿路梗阻的情况，而且不需要造影剂即可获得与静脉尿路造影同样的效果，不受肾功能改变的影响。因此，对于不适合做静脉尿路造影的患者（如碘造影剂过敏、严重肾功能损害、儿童和妊娠妇女等）可考虑采用。

放射性核素显像，放射性核素检查不能直接显示泌尿系结石，但是，它可以显示泌尿系统的形态，提供肾血流灌注、肾功能及尿路梗阻情况等信息，因此对手术方案的选择以及手术疗效的评价具有一定价值。此外，肾动态显影还可以用于评估体外冲击波碎石对肾功能的影响情况。

9. 膀胱镜、输尿管镜检查 输尿管结石一般不需要进行膀胱镜检查，其适应证主要有：①需要行 IVU 或输尿管插管摄双曝光片；②需要了解碎石后结石是否排入膀胱。

三、鉴别诊断

尿路结石和腹膜后和腹腔内病理状态引起的症状相似，应该与急腹症进行全面的鉴别诊断，包括急性阑尾炎、异位或未被认识的妊娠、卵巢囊肿蒂扭转、憩室病、肠梗阻、有或无梗阻的胆囊结石、消化道溃疡病、急性肾动脉栓塞和腹主动脉瘤等。体检时应该检查有无腹膜刺激征。

四、治疗

目前治疗输尿管结石的主要方法有非手术治疗（药物治疗和溶石治疗）、体外冲击波碎石（ESWL）、输尿管镜（URSL）、经皮肾镜碎石术（PCNL）、开放及腹腔镜手术。大部分输尿管结石通过微创治疗，如体外冲击波碎石和（或）输尿管镜、经皮肾镜碎石术治疗均可取得满意的疗效。输尿管结石位于输尿管憩室内、狭窄段输尿管近端的结石以及需要同时手术处理先天畸形等结石病因导致微创治疗失败的患者往往需要开放或腹腔镜手术取石。

对于结石体积较小（一般认为直径＜0.6cm）可通过水化疗法，口服药物排石。较大的结石，除纯尿酸结石外，其他成分的结石，包括含尿酸铵或尿酸钠的结石，溶石治疗效果不佳，多不主张通过口服溶石药物溶石。对于 X 线下显示低密度影的结石，可以利用输尿管导管或双 J 管协助定位试行 ESWL。尿酸结石在行逆行输尿管插管进行诊断及引流治疗时，如导管成功到达结石上方，可在严密观察下行碱性药物局部灌注溶石，此方法较口服药物溶石速度更快。

关于 ESWL 和输尿管镜碎石两者在治疗输尿管结石上哪种更优的争论一直存在。相对于输尿管碎石术而言，ESWL 再次治疗的可能性较大，但其拥有微创、无须麻醉、不需住院、价格低廉等优点，即使加上各种辅助治疗措施，ESWL 仍然属于微创的治疗方法。另一方面，越来越多的学者认为，输尿管镜是一种在麻醉下进行的能够"一步到位"的治疗方法。有多篇文献报道了输尿管镜和 ESWL 之间的对照研究，对于直径<1cm 的上段输尿管结石，意见较一致，推荐 ESWL 作为一线治疗方案；而争论焦点主要集中在中、下段输尿管结石的治疗上。对于泌尿外科医生而言，对患者具体选择何种诊疗方法最合适，取决于经验及所拥有的设备等。

1. 保守治疗　临床上多数尿路结石需要通过微创的治疗方法将结石粉碎并排出体外，少数比较小的尿路结石可以选择药物排石。

（1）排石治疗的适应证：①结石直径≤0.6cm；②结石表面光滑；③结石以下路无梗阻；④结石未引起尿路完全梗阻，停留于局部少于 2 周；⑤特殊成分的结石，对尿酸结石和胱氨酸结石推荐采用排石疗法；⑥经皮肾镜、输尿管镜碎石及 SWL 术后的协助治疗。

（2）一般治疗方法：①饮水：每日饮水 2 000~3 000mL，昼夜均匀。②适当运动。

（3）常用药物：①α 受体阻滞药：α 受体阻滞药可松弛输尿管平滑肌而起排石和解痉作用能够促进结石排出，缩短排石时间。临床上多选择高选择性的 α_1A 受体阻滞药坦索罗辛（哈乐）。②碱性枸橼酸盐：包括枸橼酸钾、枸橼酸钠、枸橼酸钾钠、枸橼酸氢钾钠和枸橼酸钾镁等，推荐用于尿酸结石和胱氨酸结石的溶石治疗，尿酸结石维持尿液 pH 在 6.5~6.8，胱氨酸结石维持尿液 pH 在 7.0 以上。枸橼酸氢钾钠对三聚氰胺所致结石的排石效果确定，建议尿液 pH 维持在 6.9 左右。可以用于所有含钙结石。③钙离子通道拮抗药：硝苯地平阻断钙离子通道，也能使输尿管平滑肌松弛，对促进排石有一定作用。④别嘌醇：用于尿酸结石和高尿酸尿症草酸钙结石者。

（4）中医中药：中医药治疗遵循"祛邪不伤正，扶正不留邪，祛石在先、扶正善后、标本兼顾"的原则。常见四个证型：湿热下注，气滞血瘀，肾气亏虚，肾阴亏虚。治则以清热利湿通淋为主，根据兼证的不同，辅以理气、活血化瘀等药物。临床使用应随症加减，灵活运用。

1）中成药：尿石通具有清热利湿，通淋排石的功效，尤其对输尿管下段结石效果较好。五淋化石丸有通淋利湿、排石镇痛的作用，对 ESWL 及 URS 术后碎石排出有一定疗效。

以腰腹痛为主者，宜选用五淋化石丹，尿石通等；以膀胱刺激征为主者，可选用尿石通，八正合剂等。

2）汤剂：常用的经典方有八正散、石苇散等，肾气亏虚者加金匮肾气丸，肾阴亏虚加六味地黄丸。

（5）注意事项：治疗时间以 4 周为宜，如症状加剧或 4 周后无效则应改用其他疗法。

2. 体外碎石　体外冲击波碎石术（ESWL）可使大多数输尿管结石行原位碎石治疗即可获得满意疗效，并发症发生率较低。但由于输尿管结石在尿路管腔内往往处于相对嵌顿的状态，其周围缺少一个有利于结石粉碎的液体环境，与同等大小的肾结石相比，粉碎的难度较大。因此，许多学者对 ESWL 治疗输尿管结石的冲击波能量和次数等治疗参数进行了有益的研究和探讨。以往的观点认为冲击波能量次数越高治疗效果越好。但最近，有研究表明，当结石大小处于 1~2cm 时，低频率冲击波（SR 60~80/min）较高频率（FR 100~120/min）效果更好。这样一来，相同时间下冲击波对输尿管及周围组织的损伤总次数减少，因而出现并发症的概率随之降低。

ESWL 疗效与结石的大小、结石被组织包裹程度及结石成分有关，大而致密的结石再次治疗率比较高。大多数输尿管结石原位碎石治疗即可获得满意的疗效。有些输尿管结石需放置输尿管支架管通过结石或留置于结石的下方进行原位碎石；也可以将输尿管结石逆行推入肾盂后再行 ESWL 治疗。但 ESWL 的总治疗次数应限制在 3 次以内。对直径<1cm 的上段输尿管结石首选 ESWL，>1cm 的结石可选择 ESWL、输尿管镜（URSL）和经皮肾镜碎石术（PCNL）；对中、下段输尿管结石可选用 ESWL 和 URSL。当结石嵌顿后刺激输尿管壁，引起炎症反应，导致纤维组织增生，常可引起结石下端输尿管的梗阻，影响 ESWL 术后结石排出。因此对于结石过大或纤维组织包裹严重，需联合应用 ESWL 和其他微创治疗方式（如输尿管支架或输尿管镜、经皮肾镜碎石术）。

随着计算机技术和医学统计学以及循证医学的发展，研究者在计算机软件对输尿管结石 ESWL 术预后的评估方面进行了有益的探索。Gomha 等将结石部位、结石长度、宽度、术后是否留置双"J"管等数据纳入了人工神经网络（artificial neural network，ANN）和 logistic 回归模型（logistic regression model，

LR）系统，对比两者在输尿管结石 ESWL 术后无结石生存情况方面的预测能力。结果显示，两者在 ES-WL 有效患者的评估中均具有较高价值，两者无明显差别。但对于 ESWL 碎石失败的输尿管结石患者 ANN 的评估效果更好。

3. 经输尿管镜微创治疗　20 世纪 80 年代输尿管镜应用于临床以来，输尿管结石的治疗发生了根本性的变化。新型小口径硬性、半硬性和软性输尿管镜的应用，与新型碎石设备如超声碎石、液电碎石、气压弹道碎石和激光碎石的广泛结合，以及输尿管镜直视下套石篮取石等方法的应用，极大地提高了输尿管结石微创治疗的成功率。

（1）适应证：输尿管镜取石术的适应证包括，①输尿管中、下段结石；②ESWL 失败后的输尿管上段结石；③ESWL 术后产生的"石街"；④结石并发可疑的尿路上皮肿瘤；⑤X 线透光的输尿管结石停留时间超过 2 周的嵌顿性结石。

（2）禁忌证：输尿管镜取石术的禁忌证包括：①不能控制的全身出血性疾病；②严重的心肺功能不全，手术耐受差；③未控制的泌尿道感染；④腔内手术后仍无法解决的严重尿道狭窄；⑤严重髋关节畸形，摆放截石位困难。

（3）操作方法

1）输尿管镜的选择：输尿管镜下取石或碎石方法的选择，应根据结石的部位、大小、成分、并发感染情况、可供使用的仪器设备、泌尿外科医生的技术水平和临床经验以及患者本身的情况和意愿等综合考虑。目前使用的输尿管镜有硬性、半硬性和软性 3 类。硬性和半硬性输尿管镜适用于输尿管中、下段输尿管结石的碎石取石，而输尿管软镜则多适用于肾、输尿管中、上段结石特别是上段的碎石及取石。

2）手术步骤：患者取截石位，先用输尿管镜行膀胱检查，然后在安全导丝的引导下，置入输尿管镜。输尿管口是否需要扩张，取决于输尿管镜的直径和输尿管腔的大小。输尿管硬镜或半硬性输尿管镜均可以在荧光屏监视下逆行插入上尿路。输尿管软镜需要借助一个 10～13F 的输尿管镜镜鞘或通过接头导入一根安全导丝，在其引导下插入输尿管。在入镜过程中，利用注射器或液体灌注泵调节灌洗液体的压力和流量，保持手术视野清晰。经输尿管镜发现结石后，利用碎石设备（激光、气压弹道、超声、液电等）将结石粉碎成 0.3cm 以下的碎片。对于小结石以及直径 <0.5cm 的碎片也可用套石篮或取石钳取出。目前较常用的设备有激光、气压弹道等，超声、液电碎石的使用已逐渐减少。钬激光为高能脉冲式激光，激光器工作介质是包含在钇铝石榴石（YAG）晶体中的钬，其激光波长 2 100nm，脉冲持续时间为 0.25ms，瞬间功率可达 10kW，具有以下特点：①功率强大，可粉碎各种成分的结石，包括坚硬的胱氨酸结石；②钬激光的组织穿透深度仅为 0.4mm，很少发生输尿管穿孔，较其他设备安全；③钬激光经软光纤传输，与输尿管软、硬镜配合可减少输尿管创伤；④具有切割、汽化及凝血等功能，对肉芽组织、息肉和输尿管狭窄的处理方便，出血少，推荐使用。但在无该设备的条件下，气压弹道等碎石设备也具有同样的治疗效果。最近还有研究人员在体外低温环境中对移植肾进行输尿管镜检及碎石，从很大程度上降低了对移植肾的损伤。

3）术后留置双"J"管：输尿管镜下碎石术后是否放置双"J"管，目前尚存在争议。有研究者认为，放置双"J"管会增加术后并发症，而且并不能通过引流而降低泌尿系统感染的发病率。但下列情况下，建议留置双"J"管：①较大的嵌顿性结石（>1cm）；②输尿管黏膜明显水肿或有出血；③术中发生输尿管损伤或穿孔；④伴有输尿管息肉形成；⑤术前诊断输尿管狭窄，有（无）同时行输尿管狭窄内切开术；⑥较大结石碎石后碎块负荷明显，需待术后排石；⑦碎石不完全或碎石失败，术后需行 ESWL 治疗；⑧伴有明显的上尿路感染，一般放置双"J"管 1～2 周。如同时行输尿管狭窄内切开术，则需放置 4～6 周。如果留置时间少于 1 周，还可放置输尿管导管，一方面降低患者费用，另一方面有利于观察管腔是否通畅。

留置双"J"管常见的并发症及其防治主要有以下几点：①血尿：留置双"J"管可因异物刺激，致输尿管、膀胱黏膜充血、水肿，导致血尿。就诊者多数为肉眼血尿。经卧床、增加饮水量、口服抗生素 2～3 天后，大部分患者血尿可减轻，少数患者可延迟至拔管后，无须特殊处理。②尿道刺激症状：

患者常可出现不同程度的尿频、尿急、尿痛等尿路刺激征，还可能同时伴有下尿路感染。这可能与双"J"管膀胱端激惹膀胱三角区或后尿道有关，口服解痉药物后，少部分患者症状能暂时缓解，但大多患者只能待拔管后完全解除症状。③尿路感染：输尿管腔内碎石术可导致输尿管损伤，留置双"J"管后肾盂输尿管蠕动减弱，易引起膀胱尿液输尿管反流，引起逆行性上尿路感染。术后可给予抗感染处理。感染严重者在明确为置管导致的前提下可提前拔管。④膀胱输尿管反流：留置双"J"管后，膀胱输尿管抗反流机制消失，膀胱内尿液随着膀胱收缩产生与输尿管的压力差而发生反流，因此，建议置管后应持续导尿约7d，使膀胱处于空虚的低压状态，防止术后因反流导致上尿路感染或尿瘘等并发症。⑤双"J"管阻塞引流不畅：如术中出血较多，血凝块易阻塞管腔，导致引流不畅，引起尿路感染。患者常表现为发热、腰痛等症状，一旦怀疑双"J"管阻塞应及时予以更换。⑥双"J"管移位：双"J"管放置正确到位，很少发生移动。双"J"管上移者，多由于管末端圆环未放入膀胱，可在预定拔管日期经输尿管镜拔管；管下移者，多由于上端圆环未放入肾盂，还可见到由于身材矮小的女性患者双"J"管长度不匹配而脱出尿道的病例。可拔管后重新置管，并酌情留置导尿管。⑦管周及管腔结石生成：由于双"J"管制作工艺差别很大，部分产品的质量欠佳，表面光洁度不够，使尿液中的盐溶质易于沉积。此外，随着置管时间的延长，输尿管蠕动功能受到的影响逐渐增大。因此，医生应于出院前反复、详细告知患者拔管时间，有条件的地方可做好随访工作，普通双"J"管时间一般不宜超过6周，如需长期留置可在内镜下更换或选用质量高的可长期留置型号的双"J"管。术后适当给予抗感染、碱化尿液药物，嘱患者多饮水，预防结石生成。一旦结石产生，较轻者应果断拔管给予抗感染治疗；严重者可出现结石大量附着，双"J"管无法拔除。此时可沿双"J"管两端来回行ESWL粉碎附着结石后，膀胱镜下将其拔出。对于形成单发的较大结石可采用输尿管镜碎石术后拔管，还可考虑开放手术取管，但绝不可暴力强行拔管，以免造成输尿管黏膜撕脱等更严重的损伤。

4）输尿管镜碎石术失败的原因及对策：与中、下段结石相比，输尿管镜碎石术治疗输尿管上段结石的清除率最低。手术失败的主要原因为：输尿管结石或较大碎石块易随水流返回肾盂，落入肾下盏内，输尿管上段结石返回率可高达16.1%。一般认为直径>0.5cm的结石碎块为碎石不彻底，术后需进一步治疗。对此应注意。

a. 术前、术中预防为主：术前常规KUB定位片，确定结石位置。手术开始后头高臀低位，在保持视野清楚的前提下尽量减慢冲水速度及压力。对于中、下段较大结石（直径≥1cm）可以采用较大功率和"钻孔法"碎石以提高效率，即从结石中间钻洞，贯穿洞孔，然后向四周蚕食，分次将结石击碎。然而对于上段结石或体积较小（直径<1cm）、表面光滑、质地硬、活动度大的结石宜采用小功率（<1.0J/8~10Hz，功率过大可能产生较大碎石块，不利于结石的粉碎，而且易于结石移位）、细光纤、"虫噬法"碎石，即用光纤抵住结石的侧面，从边缘开始，先产生一个小腔隙，再逐渐扩大碎石范围，使多数结石碎块<0.1cm。必要时用"三爪钳"或套石篮将结石固定防止结石移位。结石松动后较大碎块易冲回肾内，此时用光纤压在结石表面，从结石近端向远端逐渐击碎。

b. 如果手术时看不到结石或发现结石已被冲回肾内，这时输尿管硬镜应置入肾盂内或换用输尿管软镜以寻找结石，找到后再采用"虫噬法"碎石。如肾积水严重或结石进入肾盏，可用注射器抽水，抬高肾，部分结石可能重新回到视野。

5）肾和上段输尿管具有一定的活动性，受积水肾和扩张输尿管的影响，结石上、下段输尿管容易扭曲、成角，肾积水越重，角度越大，输尿管镜进镜受阻。具体情况如下。

a. 输尿管开口角度过大，若导管能进入输尿管口，这时导管尖一般顶在壁内段的内侧壁，不要贸然入镜，可借助灌注泵的压力冲开输尿管口，缓慢将镜体转为中立位，常可在视野外侧方找到管腔，将导管撤后重新置入，再沿导管进镜；无法将导管插入输尿管口时，可用电钩切开输尿管口游离缘，再试行入镜。

b. 输尿管开口、壁内段狭窄且导丝能通过的病例，先用镜体扩张，不成功时再用金属橄榄头扩张器进行扩张，扩张后入镜若感觉镜体较紧，管壁随用力方向同向运动，不要强行进镜，可在膀胱镜下电切输尿管开口前壁0.5~1.0cm扩大开口，或先留置输尿管导管1周后再行处理。

c. 结石远端输尿管狭窄，在导丝引导下保持视野在输尿管腔内，适当增加注水压力，用输尿管硬镜扩张狭窄处，切忌暴力以防损伤输尿管壁。如狭窄较重，可用钬激光纵向切开输尿管壁至通过输尿管镜。

d. 结石远端息肉或被息肉包裹，导致肾积水、肾功能较差，术后结石排净率相对较低。可绕过较小息肉碎石，如息肉阻挡影响碎石，需用钬激光先对息肉进行汽化凝固。

e. 输尿管扭曲，选用7F细输尿管和"泥鳅"导丝，试插导丝通过后扭曲可被纠正；如导丝不能通过，换用软输尿管镜，调整好角度再试插导丝，一旦导丝通过，注意不可轻易拔除导丝。若无法碎石，可单纯留置双"J"管，这样既可改善肾积水，又能扩张狭窄和纠正扭曲，术后带双"J"管ESWL或1个月后再行输尿管镜检。中、上段纡曲成角的病例，可等待该处输尿管节段蠕动时或呼气末寻找管腔，并将体位转为头低位，使输尿管拉直便于镜体进入，必要时由助手用手托起肾区；若重度肾积水造成输尿管纡曲角度过大，导管与导丝均不能置入，可行肾穿刺造瘘或转为开放手术。

4. 经皮肾镜治疗　绝大部分输尿管结石能够通过SWL或输尿管镜取石术治疗，但这两种方式的成功率均极大程度上取决于结石远端输尿管的通畅与否，输尿管狭窄、扭曲均影响治疗效果。考虑到顺行经皮肾途径下，输尿管镜仅能到达第4腰椎至第5腰椎水平，因此输尿管中、下段结石不考虑行PNL治疗。在新版《尿石症诊断治疗指南》中，除尿酸结石首选溶石治疗以外，其他成分的输尿管上段结石在治疗选择上，依次考虑原位或上推行ESWL、输尿管（硬镜或软镜）取石术、PNL。

（1）输尿管结石PNL治疗的适应证：①输尿管上段第4腰椎横突水平以上的结石。②ESWL无效或输尿管镜逆行失败的输尿管上段结石，包括尿流改道患者。③结石长径在1.0cm以上。息肉包裹、梗阻较重。④合并肾结石、肾盂输尿管连接部梗阻（UPJO）等需要顺行经皮穿刺肾造瘘（PCN）一并处理者。

（2）禁忌证：①未纠正的全身出血性疾病。②严重心脏疾病或肺功能不全，无法耐受手术者。③未控制的糖尿病或高血压。④结石近端输尿管扭曲严重者。⑤服用抗凝血药物者，需要停药2周，复查凝血功能正常者才能安排手术。输尿管结石PNL治疗操作方法基本同于肾结石PNL治疗方法，由于输尿管细长，内镜的选择一般为输尿管镜，因此输尿管上段结石PNL治疗多选择微造瘘PNL（mPNL）。

（3）手术步骤：逆行插入输尿管导管至结石处，防止碎石过程中结石下移，同时也可以逆行造影或注水协助X线或B超定位穿刺。一般选择中上肾盏的背组盏穿刺，穿中目标肾盏后，引入导丝，扩张后建立经皮肾通道，放入内镜寻找到肾盂输尿管连接部，将操作鞘推入输尿管上段。随后入镜至结石所在的部位，使用碎石器击碎、取出结石后，留置双"J"管以及肾造瘘管引流。

输尿管上段结石引起上尿路梗阻，输尿管上段以及集合系统扩张积水，利于经皮肾穿刺，PNL治疗成功率高，有报道显示PNL治疗输尿管上段结石，结石清除率为90%～100%，尤其是>1cm长径的嵌顿性输尿管上段结石，PNL治疗的成功率明显高于SWL或URL。

5. 腹腔镜手术治疗

（1）适应证和禁忌证：①直径>1.0cm的结石，经体外冲击波碎石术（ESWL）无效或输尿管镜取石失败的输尿管上段结石，尤其是单个结石。输尿管严重纡曲，不宜行输尿管镜碎石。②结石嵌顿致输尿管严重梗阻、输尿管黏膜水肿、结石周围息肉包裹或并发上尿路感染等。③有腹部或腰部手术史，腹腔或后腹腔严重粘连或有其他腹腔镜手术者不易行腹腔镜手术治疗。

术前准备：术前常规行KUB定位，IVU和肾图等了解患肾功能，留置尿管。

（2）手术方法

1）经后腹腔途径腹腔镜输尿管切开取石术

a. 麻醉和体位：采用气管内插管全身麻醉，健侧卧位。

b. Trocar位置和后腹腔的建立：在腋中线第12肋下1横指切开皮肤1.5～2cm，钝性分离肌肉，用钳尖刺破腰背筋膜进入后腹腔腔隙，用手指将腹膜向前推开后，置入水囊，注水500mL扩张后腹腔腔隙，水囊扩张5min后取出。再次经切口伸入手指，探查扩张后的间隙，并在手指引导下，分别在锁骨中线髂前上棘水平、肋腰点分别插入10mm、5mm Trocar（图5-4），术中如需要可在锁骨中线肋弓下增加 1 个 5mm Trocar。切口内插入 10mm Trocar。

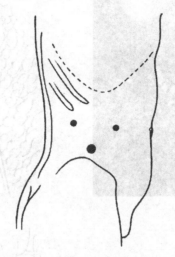

图 5-4　Trocar 位置

c. 分离输尿管：检查后腹腔，如扩张不满意，可继续将腹膜从前腹壁下游离，肾旁脂肪较多者可先切除取出体外。沿腰方肌外缘切开与其相连的圆锥外侧筋膜，进入肾筋膜后层与腰方肌、腰大肌之间的间隙，在此层而将行输尿管随肾筋膜一起游离翻向腹侧。在腰大肌前方切开肾筋膜后层，找到输尿管（图 5-5）。腹腔镜下常可发现输尿管结石所在部位增粗，用钳夹时质地较硬可以证实是结石。

d. 切开输尿管、取出结石：术者左手用无创抓钳固定结石及输尿管，用电钩或胆管切开刀切开结石上 2/3 输尿管壁（图 5-6），见到结石后可用电钩剜出结石或用取石钳取出结石（图 5-7）。结石可经下腹壁 10mm Trocar 取出，如较大，可先置入拾物袋，待手术结束时，再经下腹壁 Tro-car 处切口取出。

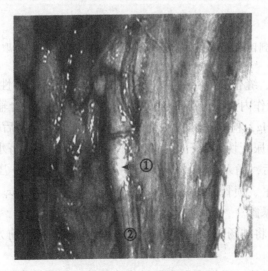

图 5-5　在腰大肌前方找到输尿管和结石
①箭头示输尿管结石位置；②输尿管结石远心端

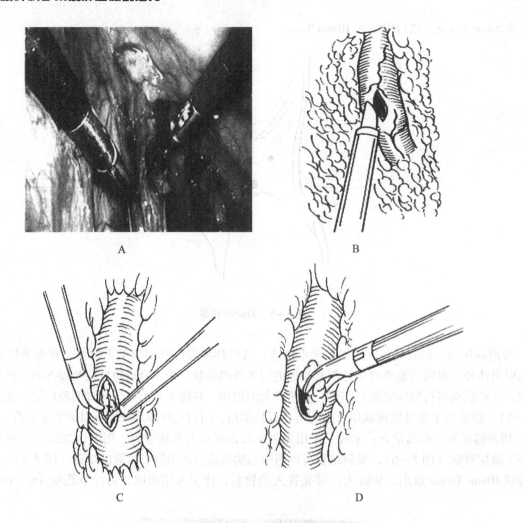

图 5-6 切开输尿管准备取石

A. 找到目标输尿管；B. 切开输尿管；C. 游离结石；D. 取出结石

e. 放置输尿管内支架管、缝合输尿管壁：检查输尿管切口处有无炎性肉芽组织，并将其切除送检。然后置入双"J"管于输尿管作内支架，用 3-0 无创可吸收线间断缝合输尿管切口。生理盐水冲洗手术野，并将气腹压降到 5mmHg，检查无出血，经 10mm Trocar 放置腹膜后引流管。

2）经腹腔途径腹腔镜输尿管切开取石术：患者取 60°侧卧位，在脐水平腹直肌外缘切开皮肤，长约 3cm，钝性分离进入腹腔后，插入 10mm Trocar。注入 CO_2 建立气腹，压力为 12mmHg。电视监视下，分别于锁骨中线髂前上棘水平、锁骨中线肋弓下插入 5mm、10mm Trocar。必要时可在腋中线肋弓下插入 5mm Trocar，供助手协助暴露。

沿 Toldt 线切开侧腹膜，将结肠翻向内侧。切开肾筋膜，从腰大肌前方找到输尿管和结石后，按前法进行操作。

手术前也可留置输尿管导管，以便术中容易寻找输尿管，但要注意插管时不要将结石推入肾盂。术后保证输尿管支架管引流通畅。或者用缝线连续缝合关闭侧腹膜切口。

（3）术后处理：术后 24h 引流物少于 10mL，可拔除腹腔或腹膜后引流管。术后第 2 天拔除尿管，术后 1 周左右患者可以出院。双"J"管可在术后 1 个月后拔除。

6. 妊娠合并输尿管结石的治疗　妊娠期输尿管结石是指从妊娠开始到分娩结束期间妊娠妇女发生的输尿管结石。输尿管结石的发生率约为肾结石的 2 倍，占上尿路结石的 2/3，74% 为磷酸钙结石，26% 为草酸钙结石；24% ~30% 病例孕前有尿结石病史。腰部或腹部疼痛是妊娠症状性尿结石最常见的症状之一，发生率为 85% ~100%。妊娠输尿管结石大多发生在妊娠中、晚期（妊娠 14~34 周），结石位输尿管中、上段占58%，输尿管下段占42%，妊娠期输尿管结石的主要临床症状包括腰痛、镜下血尿、尿路感染和发热等。

选择诊断输尿管结石的方法必须同时考虑对孕妇及胎儿的安全性，大多数研究证实，超声检查仍是诊断输尿管结石第一线的检查方法，对妊娠期输尿管结石的诊断准确率为24%～80%。普通超声诊断妊娠输尿管结石准确率偏低的原因主要是由于超声难于准确鉴别输尿管生理性与病理性梗阻的区别，与普通超声相比，彩色多普勒超声通过对肾血流的检测，可提高生理性与病理性输尿管梗阻鉴别的准确性；此外，运用改变阻力指数经阴道超声对提高输尿管下段结石诊断准确率、在中晚期妊娠应用限制性静脉尿路造影诊断输尿管结石准确率可达100%，磁共振尿路成像技术在鉴别诊断生理性与病理性输尿管梗阻方面有较高的准确性。

大多数症状性妊娠输尿管结石通过解痉、镇痛、抗感染治疗可得到缓解，70%～80%妊娠期输尿管结石可自行排出，需要进行外科干预治疗的病例为10%；外科干预治疗的指征是：较难控制的肾绞痛、持续发热和因疼痛造成子宫收缩诱发先兆流产等；由于外科干预对妊娠期妇女与胎儿存在的潜在危害性尚不十分清楚，大多数专家认为，妊娠期输尿管结石的治疗以非手术治疗较妥，间苯三酚具有高选择性缓解痉挛段平滑肌作用，可较为安全的应用于妊娠期输尿管结石所致肾绞痛的治疗。输尿管镜取石技术可作为妊娠症状性输尿管结石备选治疗方案，据当前文献报道，较少发生产科与泌尿科并发症。原因是妊娠期输尿管存在生理性扩张，在进行输尿管镜操作时，一般不需要行输尿管被动扩张。多中心研究认为，输尿管镜技术可适用于妊娠任何时期、任何部位的输尿管结石治疗，单次取石成功率可达91%，总的结石清除率为89%，输尿管损伤、尿路感染、流产等病例报道较少见。术后留置输尿管导管至少72h，有利于缓解输尿管结石梗阻所至疼痛、发热等症状。

对于病情较复杂的妊娠输尿管结石，采取输尿管置管引流或经皮穿刺肾造瘘引流是比较稳妥的治疗方法。但是，放置输尿管双"J"管引流需要反复更换导管，可能导致尿路继发性感染或结石形成。因此，当梗阻因素解除、感染控制后应尽早拔除双"J"管。SWL、PNL和开放手术等技术较少在妊娠合并输尿管结石处理中使用。

7. "石街"的微创治疗　"石街"为大量碎石在输尿管与男性尿道内堆积没有及时排出，堆积形成"石街"，阻碍尿液排出，以输尿管"石街"为多见。输尿管"石街"形成的原因有：①一次粉碎结石过多；②结石未能粉碎为很小的碎片；③两次碎石间隔时间太短；④输尿管有炎症、息肉、狭窄和结石等梗阻；⑤碎石后患者过早大量活动；⑥ESWL引起肾功能损害，排出碎石块的动力减弱；⑦ESWL术后综合治疗关注不够。如果"石街"形成3周后不及时处理，功能恢复将会受到影响；如果"石街"完全堵塞输尿管，6周后肾功能将会完全丧失。

在对较大的肾结石进行ESWL之前常规放置双"J"管，"石街"的发生率明显降低。对于有感染迹象的患者，给予抗生素治疗，并尽早予以充分引流。通过经皮肾穿刺造瘘术置肾造瘘管通常能使结石碎片排出。对于输尿管远端的"石街"可以用输尿管镜碎石以便将其最前端的结石击碎。总之，URSL治疗为主，联合ESWL、PCNL是治疗复杂性输尿管"石街"的好方法（表5-12）。

表5-12　"石街"的治疗方案

结石的位置	无梗阻	有梗阻	和（或）有症状
上段输尿管	ESWL	A1. PCNL	1. PCNL
		2. 支架管	2. ESWL
		3. ESWL	
中段输尿管	ESWL	1. PCNL	1. PCNL
		2. 支架管	2. ESWL
		3. ESWL	
下段输尿管	1. ESWL	1. PCNL	PCNL
	2. URSL	2. ESWL	
		3. URSL	

注：A. 数字表明治疗方案选择顺序。

8. 双侧输尿管结石的治疗原则 双侧上尿路同时存在结石占泌尿系结石患者的15%，传统的治疗方法一般是对两侧结石进行分期手术治疗，随着体外碎石、腔内碎石设备的更新与泌尿外科微创技术的进步，对于部分一般状况较好、结石清除相对容易的上尿路结石患者，可以同期微创手术治疗双侧上尿路结石。

双侧上尿路结石的治疗原则为：①双侧输尿管结石，如果总肾功能正常或处于肾功能不全代偿期，血肌酐值 $< 178.0\mu mol/L$，先处理梗阻严重一侧的结石；如果总肾功能较差，处于氮质血症或尿毒症期，先治疗肾功能较好一侧的结石，条件允许，可同时行对侧经皮肾穿刺造瘘，或同时处理双侧结石。②双侧输尿管结石的客观情况相似，先处理主观症状较重或技术上容易处理的一侧结石。③一侧输尿管结石，另一侧肾结石，先处理输尿管结石，处理过程中建议参考总肾功能、分肾功能与患者一般情况。④双侧肾结石，一般先治疗容易处理且安全的一侧，如果肾功能处于氮质血症或尿毒症期，梗阻严重，建议先行经皮肾穿刺造瘘，待肾功能与患者一般情况改善后再处理结石。⑤孤立肾上尿路结石或双侧上尿路结石致急性梗阻性无尿，只要患者情况许可，应及时外科处理，如不能耐受手术，应积极试行输尿管逆行插管或经皮肾穿刺造瘘术，待患者一般情况好转后再选择适当治疗方法。⑥对于肾功能处于尿毒症期，并有水、电解质和酸碱平衡紊乱的患者，建议先行血液透析，尽快纠正其内环境的紊乱，并同时行输尿管逆行插管或经皮肾穿刺造瘘术，引流肾，待病情稳定后再处理结石。

9. 腔镜碎石术后并发症及处理 腔镜碎石术并发症的发生率与所用的设备、术者的技术水平和患者本身的条件等因素有关。

(1) 近期并发症及其处理

1) 血尿：一般不严重，为输尿管黏膜挫伤造成，可自愈。

2) 胁腹疼痛：多由术中灌注压力过高造成，仅需对症处理或不需处理。

3) 发热：术后发热 >38℃者，原因有：①术前尿路感染或肾积脓；②结石体积大、结石返回肾盂内等因素增加了手术时间，视野不清加大了冲水压力。体外研究表明压力 >35mmHg 会引起持续的肾盂静脉、淋巴管反流，当存在感染或冲洗温度较高时，更低的压力即可造成反流。处理方法：①针对术前尿培养、药敏结果应用抗生素，控制尿路感染。如术前怀疑肾积脓，先行肾造瘘术，二期处理输尿管结石以避免发生脓毒症。②术中如发现梗阻近端尿液浑浊，应回抽尿液，查看有无脓尿并送细菌培养和抗酸染色检查，呋喃西林或生理盐水冲洗，必要时加用抗生素。尽量缩短手术时间，减小冲水压力。

4) 黏膜下损伤：放置双"J"支架管引流1~2周。

5) 假道：放置双"J"支架管引流4~6周。

6) 穿孔：为主要的急性并发症之一，小的穿孔可放置双"J"管引流2~4周，如穿孔严重，应进行输尿管端端吻合术等进行输尿管修复。

7) 输尿管黏膜撕脱：为最严重的急性并发症之一，应积极手术重建（如自体肾移植、输尿管膀胱吻合术或回肠代输尿管术等）。

8) 尿漏：一般1周左右能自行停止，如漏尿量大、时间长，多有输尿管支架阻塞，应注意保持通畅。如支架管拔除后出现持续腹痛或腰痛，多为尿漏所致，应尽快施行输尿管插管引流。

(2) 远期并发症及其处理：输尿管狭窄为主要的远期并发症之一，其发生率为0.6%~1%，输尿管黏膜损伤、假道形成或者穿孔、输尿管结石嵌顿伴息肉形成、多次ESWL致输尿管黏膜破坏等是输尿管狭窄的主要危险因素。远期并发症及其处理如下。①输尿管狭窄：输尿管狭窄（激光）切开或狭窄段切除端端吻合术。②输尿管闭塞：如术后发生输尿管狭窄，视具体情况可采用输尿管镜扩张或输尿管镜内切开、输尿管气囊扩张术，必要时输尿管狭窄段切除端端吻合术。下段闭塞，应行输尿管膀胱再植术。③输尿管反流：轻度者随访每3~6个月行B超检查，了解是否存在肾积水和（或）输尿管扩张；重度者宜行输尿管膀胱再植术。

（梁桂峰）

第三节 膀胱结石

膀胱结石为泌尿系统的常见病、多发病之一。公元前，人们即开始了膀胱结石的治疗，并且采用的手术方法多种多样，但是手术死亡率极高。膀胱结石在性别方面差异也很大，一般好发于男性，男女比例为 10：1。膀胱结石的发病率有明显的地区和年龄差异。总的来说，在经济不发达地区，膀胱结石以婴幼儿为常见，主要由营养不良所致。近来，膀胱结石的总发病率已显著下降，多见于 50 岁以上的中老年人。

一、病因

膀胱结石分为原发性和继发性两种。原发性膀胱结石多由营养不良所致，现在除了少数发展中国家及我国一些边远地区外，其他地区该病已少见。继发性膀胱结石主要继发于下尿路梗阻、膀胱异物、泌尿系感染、代谢性疾病、肠代膀胱、膀胱外翻 - 尿道上裂及寄生虫性膀胱结石等。

1. 营养不良　原发性膀胱结石主要发生于贫困饥荒年代，营养缺乏、动物蛋白摄入不足人群。只要改善婴幼儿的营养，使新生儿有足够的母乳或牛乳喂养，婴幼儿膀胱结石是可以减少的。

不少小的肾和输尿管结石以及在过饱和状态下形成的尿盐沉淀，在膀胱排尿无梗阻的情况下，均可随尿排出。但当有下尿路梗阻时，如尿道狭窄、先天性畸形、前列腺增生、膀胱颈部梗阻、肿瘤、膀胱膨出、憩室等，均可使小结石和尿盐结晶，沉淀积聚而形成结石，这也是现今膀胱结石在男性小儿及老年人最常见的重要原因。

2. 膀胱异物　膀胱异物如子弹头、发卡、电线、圆珠笔芯等，均可作为核心，使尿盐沉积于其周围而形成结石。医源性的膀胱异物主要有长期留置的导尿管、被遗忘的输尿管支架管、不被机体吸收的残留缝线、膀胱悬吊物、由子宫内穿至膀胱的 Lippes 环等。膀胱异物可作为结石的核心而使尿盐晶体物质沉积于其周围而形成结石。

3. 尿路感染　继发于下尿路梗阻或膀胱异物的感染，尤其是尿素分解细菌的感染，可使尿 pH 升高，促使磷酸钙、铵和镁盐的沉淀而形成膀胱结石。这种由产生尿素酶的微生物感染所引起、由磷酸镁铵和碳磷灰石组成的结石，又称为感染性结石。

4. 代谢性疾病　结石由人体代谢产物构成，因此与新陈代谢有极密切的关系。不同类型的结石，如胱氨酸、尿酸、黄嘌呤和含钙结石各具有不同特点。

（1）胱氨酸尿症为先天性疾病，常以结石为主要临床表现。胱氨酸尿症的发生率为 1/2 万人（Smith，1994）。胱氨酸结石占全部尿石的 1%。当食物中胱氨酸不足或吸收障碍时，蛋氨酸可作为胱氨酸和半胱氨酸的前身参与代谢，其是人体硫的主要来源。从食物中摄取的含硫氨基酸在肝中代谢形成半胱氨酸和胱氨酸，最后形成尿素和硫酸盐排于尿中。

（2）草酸的代谢及其异常：草酸是形成含钙结石的重要因素，尿石中最多见的成分是草酸钙。草酸在人类是代谢的终末产物，不再进一步分解。尿中草酸的来源主要（85%～90%）为内生的，其中 20%～40% 来自维生素 C。从食物中直接摄取的只占 10%～5%。

（3）钙、磷代谢及其异常：尿石种类最多的是草酸钙结石和磷酸钙结石，因此钙磷代谢在尿石形成中占有重要地位，尤其是钙代谢异常有其特殊的意义。Flocks 注意到一些尿石患者不论低钙或高钙饮食其尿钙水平均比正常人高。在国外资料中，结石患者 30% 有高尿钙，作者统计因尿石症住院的患者中有 23.8% 为无特殊原因的高尿钙。

（4）尿酸结石成石的危险因素：尿酸结石成石的危险因素除尿量外尿酸量和尿的 pH 是主要因素。

（5）其他，如甲状旁腺功能亢进症、制动综合征、类肉瘤病、皮质醇症、过量使用维生素 D，口服磺胺类药物；肠大部切除、肠吻合短路及慢性消化道疾病等均可导致膀胱结石。

5. 肠道膀胱扩大术　肠道膀胱扩大术后膀胱结石的发生率高达 36%～50%，主要原因是肠道分泌黏液所致。

6. 膀胱外翻－尿道上裂　膀胱外翻－尿道上裂患者在膀胱尿道重建术前因存在解剖及功能方面的异常,易发生膀胱结石。重建术后,手术引流管、尿路感染、尿液滞留等又增加了结石形成的危险因素。

7. 寄生虫　在埃及的血吸虫病流行区,可发生血吸虫病伴发的膀胱结石,其核心为虫卵。

二、病理

膀胱结石如表面光滑且无感染者,在膀胱内存在相当长时间,也不至造成膀胱壁明显的病理改变。一般而言,因结石的机械性刺激,膀胱黏膜往往呈慢性炎症改变。膀胱镜观察时,最早期的改变是局部黏膜血管增多,继而黏膜充血。有继发感染时,充血更明显,且可出现大疱状水肿、出血和溃疡,在膀胱底部和结石表面,黏附有脓苔。如结石造成膀胱颈部梗阻,膀胱内可有小梁和憩室形成,并使膀胱壁增厚和肌层纤维组织增生。长期梗阻后可因反压力作用,使上尿路发生梗阻性病变,导致肾功受损,且可因继发感染而致肾盂肾炎及输尿管炎。长期感染者可产生膀胱周围炎,使膀胱与盆部组织发生粘连,甚至发生穿孔。结石长期慢性刺激,局部上皮组织可发生增生性改变,甚至出现乳头样增生或者鳞状上皮化生,可使膀胱壁发生鳞状上皮癌。

三、临床表现

大多数膀胱结石,由于对膀胱局部的刺激、创伤、梗阻和继发感染,可产生各种症状,但也有少数病例,尤其是下尿路梗阻且已有残余尿者,结石有时虽然较大,却无明显症状,仅在做X线尿路检查时发现。

膀胱结石的主要症状为尿痛、排尿障碍和血尿。疼痛可为下腹部和会阴部钝痛,亦可为明显或剧烈疼痛,常因活动和剧烈运动而诱发或加剧。如疼痛系结石刺激膀胱底部黏膜而引起,常有尿频和尿急。排尿终末时疼痛加剧,且可伴终末血尿。患者常欲卧位以求疼痛缓解。结石嵌于膀胱颈口,出现明显排尿困难,排尿时常呈滴沥状,亦可尿流中断或发生急性尿潴留。出现排尿困难时,患者必须改变体位或摇晃身体,才能继续排尿,此时突然发生剧痛,可放射至阴茎、阴茎头和会阴部。尿流中断后再继续排尿时伴有血尿。

小儿患者,常疼痛难忍,大汗淋漓,大声哭叫,用手牵拉或搓揉阴茎或排尿时伴有血尿,或变换体位以减轻痛苦。疼痛有时可放射至背部和髋部,甚至可放射至足跟和足底。患者因排尿困难当用力排尿时,可使尿粪同时排出,甚至可引起直肠脱垂或疝。

老年男性膀胱结石多继发于前列腺增生症,可同时伴有前列腺增生症的症状;神经性膀胱功能障碍、尿道狭窄等引起的膀胱结石亦伴有相应的症状。

膀胱结石并发感染时,出现膀胱刺激症状、血尿和脓尿。

四、诊断

膀胱结石的诊断,主要是根据病史、体检、B超、X线检查,必要时做膀胱镜检查。虽然不少病例可根据典型症状,如疼痛的特征,排尿时突然尿流中断和终末血尿,做出初步诊断。但这些症状绝非膀胱结石所独有。

体检对膀胱结石的诊断帮助不大,多数病例无明显的阳性体征。结石较大者,经双合诊可扪及结石。婴幼儿直肠指检有时亦可扪及结石。目前此法已被B超及X线等检查取代。

实验室检查可发现尿中有红细胞或脓细胞,伴有肾功能损害时可见血肌酐、尿素氮升高。

腹部X线平片亦是诊断膀胱结石的重要手段,结合B超检查可了解结石大小、位置、形态和数目,还可了解双肾、输尿管有无结石(图5-7,图5-8)。应注意区分腹部X线平片上的盆部静脉石、输尿管下段结石、淋巴结钙化影、肿瘤钙化影及粪石。必要时行静脉肾盂造影检查以了解上尿路情况,做膀胱尿道造影以了解膀胱及尿道情况。纯尿酸和胱氨酸结石为透X线的阴性结石,用淡的造影剂进行膀胱造影有助于诊断。

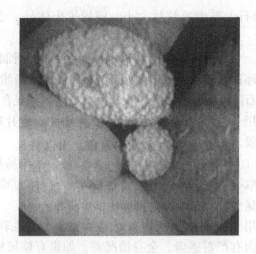

图 5 - 7　膀胱结石膀胱镜下观

图 5 - 8　膀胱结石膀胱 X 线平片观

膀胱镜检查是诊断膀胱结石最可靠的方法，尤其对于透 X 线的结石。结石在膀胱镜可一目了然，不仅可查清结石的大小、数目及其具体特征，还可明确有无其他病变，如前列腺增生、尿道狭窄、膀胱憩室、炎症改变、异物、癌变、先天性后尿道瓣膜及神经性膀胱功能障碍等。膀胱镜检查后，还可同时进行膀胱结石的气压弹道及钬激光碎石。

五、治疗

膀胱结石的治疗应根据结石体积大小选择合适的治疗方法。一般来说，直径 <0.6cm，表面光滑，无下尿路梗阻的膀胱结石可自行排石或通过口服排石中药排石。但绝大多数的膀胱结石均需行外科治疗，方法包括体外冲击波碎石、内镜手术和开放性手术。手术治疗取出结石后，应做结石成分分析后同时进行病因治疗，并发感染时，应用抗生素控制感染。

1. 中药排石　排石颗粒（市面有售），每次 6 ~ 12g，冲服，2/d，同时服用 654 - 2 10mg，2/d，疗效更好。

2. 体外冲击波碎石　小儿膀胱结石多为原发性结石，可首选体外冲击波碎石术；成人原发性膀胱结石 ≤2.5 ~ 3cm 者亦可以采用体外冲击波碎石术。

膀胱结石进行体外冲击波碎石时多采用俯卧位或蛙式坐位，对阴囊部位应做好防护措施。由于膀胱空间大，结石易移动，碎石时应注意定位。较大的结石碎石前膀胱需放置气囊尿管，如需再次碎石，间断时间应 >7d。

3. 经尿道钬激光碎石术　目前比较常用，操作简便，碎石效果理想，适合 2cm 以下膀胱结石。钬激光碎石优势在于它能够将结石击破成米粒状大小，随尿排出体外。也能将 >2cm 结石击碎，但较费时。

4. 经尿道气压弹道碎石术　气压弹道碎石于 1990 年首先在瑞士研制成功，至今已发展到第四代，同时兼备超声碎石和气压弹道碎石的超声气压弹道碎石清石一体机。当膀胱结石直径 >2cm 时，可选用经尿道气压弹道碎石术，其碎石速度较钬激光碎石快，尤其是第四代混合动力气压弹道碎石机，可同时碎石及清理结石，碎石后需要用 Ellik 冲洗器冲洗或用取石钳将结石碎片取出，取石过程中注意动作要轻巧，防止损伤尿道及膀胱黏膜。

5. 开放性手术取石　耻骨上膀胱切开取石术不需特殊设备，简单易行，安全可靠，但随着腔镜技术的发展，目前采用开放手术取石已逐渐减少，开放手术取石不应作为膀胱结石的常规治疗方法，仅适用于需要同时处理膀胱内其他病变或结石体积 >4cm 时方可采用。

此外，开放性手术尤其适用于患有尿道狭窄、前列腺增生、膀胱颈挛缩、膀胱憩室内结石及经腔内碎石失败者，但不适用于膀胱内有严重感染、全身情况差，如患有糖尿病或重要器官有严重器质性病变者。

（梁桂峰）

第四节　尿道结石

尿道结石是泌尿外科常见急症之一，但临床比较少见，且多以男性为主，占泌尿系结石的 0.3%，亦有报道占 8.19% 的，多见于 1~10 岁的儿童与老年人。女性仅在有尿道憩室、尿道异物和尿道阴道瘘等特殊情况下才出现。尿道结石分原发性和继发性两种，一般认为尿道结石常继发于膀胱结石，向下排出过程中停留嵌顿于尿道内的前列腺及膜部尿道（88%）、球部尿道（8%）、舟状窝及尿道外口处（4%）。少数为发生于尿道狭窄处、尿道憩室及尿道下裂术后吻合口附近。尿道结石在发展中国家以六水合磷酸镁铵和尿酸结石多见，工业发达国家由于生活条件的改善，草酸钙和胱氨酸结石发病率较高。

一、临床表现

尿道结石的主要症状是疼痛、排尿紊乱、尿流梗阻及尿道分泌物增多，急症时常伴有终末血尿或初始血尿。疼痛一般是钝性的，但也可能是锐利的，并常放射至阴茎龟头。后尿道结石的疼痛常放射至会阴或直肠，而前尿道结石的疼痛常局限于结石嵌顿处，且患者常可扪及硬块。由于原发性尿道结石（尿道憩室结石）是逐渐增大的，早期可无疼痛，只有当结石受到刺激、结石周围黏膜感染时才出现疼痛。

尿道结石使患者排尿时的尿流由于梗阻常变小，有时由于结石移动致使排尿时尿流突然中断或只能点滴流出。有的患者在用力排尿时结石被挤出，但也可能造成完全性梗阻而需导尿或其他方法来解除梗阻。如并发感染，则可有脓性分泌物从尿道口流出。结石也可能嵌顿于尿道，梗阻尿路和造成严重症状，如剧烈疼痛，急性尿潴留，甚至尿外渗。

尿道憩室内的结石可长时期无任何症状，但患者也可能扪及阴茎下有一肿块，逐渐长大和增加硬度，且常无尿流变细及滴尿。

由于结石长期对尿道黏膜局部的刺激，可引致尿道炎症、溃疡、狭窄、尿道周围脓肿及尿道皮肤瘘、尿道直肠瘘，若尿道长时间梗阻可引起肾功能损害。后尿道结石也可影响性交及性功能障碍。

二、诊断及鉴别诊断

1. 详细询问病史　尿道结石患者过去多有肾绞痛史及尿道排石史，当患者突然感到排尿困难、尿流中断、排尿时尿道刺痛时应考虑尿道结石的可能。

2. 体检　尿道结石在男性于会阴、阴茎及经肛门内直肠触及。女性则可经阴道内摸到尿道憩室内的结石。

3. 器械检查 利用尿道探子或金属尿管可在结石部位触及结石，有时可听到金属探子碰及结石发出的摩擦音。

4. 内镜检查 利用尿道膀胱镜、输尿管镜均可观察到结石所在部位、形态、大小及结石表面与黏膜粘连情况，并能及时进行诊断，同时也能观察其并发症的存在。

5. X 线检查 目前由于内镜的发展及普及，尿道造影已很少应用。但尿道区 X 线片仍对尿道结石有一定的诊断价值，因为绝大部分尿道结石是 X 线阳性结石，X 线片检查即可显示结石阴影和结石的部位、大小、形状。应行全尿路 X 线片检查以明确有无上尿路结石，必要时行尿道造影或泌尿系造影，以明确尿路有无其他病变。

6. 鉴别诊断 尿道结石应与尿道狭窄、尿道息肉、异物等鉴别。尿道狭窄虽有排尿困难，但其排尿时无疼痛及尿中断现象，X 线片上无阳性结石影像。尿道息肉虽可出现排尿不畅、尿痛、尿频症状，但尿道息肉无肾绞痛及排石史，尿道镜及尿道造影可以区别。尿道异物一般有外伤史及异物塞入史，临床上不难诊断。

三、治疗

尿道结石的治疗方法很多，如经尿道钬激光碎石、气压弹道碎石、尿道内注入润滑剂手助排石、开放性手术取石术、将结石推入膀胱内碎石、舟状窝内钳夹取石、ESWL 体外冲击波碎石、套石篮套石及中药排石等。有人认为应根据结石的部位、大小、形态及有无并发症等具体情况决定取石、碎石及排石方法。

（1）舟状窝处结石易采用钳夹方式取出：因血管钳即可钳夹将结石取出尿道，又可将体积较大结石进行夹碎，分次取出。但取石后应嘱其用力排空尿液，同时插入 F12 号导尿管应于膀胱内，将敏感抗生素盐水 250mL 注入膀胱内，拔出尿管后嘱其再用力排尿，冲洗尿道内残石及预防尿道炎症。

（2）后尿道结石最好将结石推入膀胱内行钬激光碎石：因输尿管镜直视下钬激光碎石术，具有损伤小、成功率高、并发症少的优点，尤其适合急症手术。也可在输尿管镜下边检查边碎石，注意因尿道腔内狭小，碎石过程中应准确、小心，激光束不能损伤尿道黏膜，以防日后并发结石床处尿道狭窄。

（3）尿道憩室内结石多并发有憩室炎，应在术前用抗生素盐水或 1：5 000 呋喃西林液冲洗尿道，每天 2～3 次，3～5d 后方可行憩室内钬激光、气压弹道碎石或开放性手术治疗。

（4）开放性手术仅适用于合并有尿道憩室、尿道狭窄、脓肿、尿道瘘等尿道解剖异常及医疗技术条件落后，无法实施腔内技术的医疗机构。

（5）对于进入尿道内体积较小、时间较短（24h 内）、症状较轻的结石，有自行排出可能者，可嘱其多饮水，用力排尿。如上述方法不能奏效，可经尿道注入润滑剂或利多卡因凝胶，术者用手从会阴向外轻轻挤压结石，使其排出。

（许 凯）

第五节 前列腺结石

前列腺结石（calculus of the prostate）发病率较高，75% 的中年和几乎 100% 的老年男性经直肠超声检查可发现不同大小的前列腺结石或钙化灶。

一、病因

前列腺结石是钙化的物质在淀粉样体上的沉积。淀粉样体有一个围绕脱落上皮细胞形成的、由卵磷脂构成的层状结构，前列腺结石主要由三羟磷酸钙和碳酸钙构成（Sutor&Wooley，1974）。Huggins 和 Bear（1944）观察到蛋白质胆固醇和枸橼酸占结石成分的 20%。

在炎症或其他病理情况下，常以磷脂小体、血凝块、细菌团或坏死组织为核心。磷酸盐、碳酸盐、草酸钙等无机盐沉积形成前列腺结石。前列腺结石常多发，分散或丛集于一侧或双侧腺体内，卵圆形或圆形，棕色，表面光滑。多数患者有前列腺肥大、尿道狭窄、慢性前列腺炎，可继发急性化脓性感染。

与尿黑酸尿及尿黑酸沉淀有关的褐黄病参与了前列腺结石的形成。前列腺结石的形成也可继发于放疗、经尿道前列腺手术和放置前列腺支架。

二、临床表现与诊断

（1）前列腺结石最常见于50岁以上的男性，多数患者无症状，称为"静石"。由于同时有前列腺肥大、尿道狭窄或慢性前列腺炎等，可有尿频、尿急、尿痛、终末血尿，排尿困难，腰骶部、会阴部不适；以及性功能障碍等相应症状。

（2）继发急性化脓性感染有寒战、发热等全身症状。

（3）B超检查时可被偶然发现。前列腺结石发生在5%的男性，最常见于良好前列腺增生的检查中。在超声上前列腺结石呈高回声，伴声影。

（4）直肠指检触及前列腺增大，质硬，有时触及结石或结石摩擦感。

（5）骨盆X线平片显示耻骨联合区前列腺部位致密结石影。

（6）尿道镜检查有时见结石凸入尿道内。

前列腺结石通常没有症状，但症状出现时一般是继发于基础疾病，如前列腺炎或良性前列腺增生。可表现为血尿，伴有血精时可有会阴部不适。

三、治疗

（1）无症状前列腺结石不需要治疗。

（2）对于有症状者，＞50岁患者可行经尿道前列腺电切术，切除至外膜或周带时可以显露并取出结石。

（3）极少数情况下，难治性感染的患者需进行前列腺切切除术。

（许　凯）

第六节　精囊结石

精囊结石在临床上较为罕见，常发生于40岁以上成人，以血精、阴茎勃起时疼痛及射精时会阴部不适、精液中有结石为临床特征。

精囊结石的形成主要与慢性精囊炎、射精管梗阻、精液滞留及代谢紊乱有关，多数为前列腺增生所致的射精管梗阻。此外，草酸钙等无机盐晶体成分附着在脱落的上皮细胞上，而后与精囊分泌物，如黏蛋白等有机物所粘连，逐渐形成结石核心。精囊结石一般较小，单个或多个，棕色，光滑。其成分主要为磷酸钙和碳酸钙等无机盐结晶，也有草酸钙盐结石成分。

临床上，精囊结石以血精、阴茎勃起疼痛及射精疼痛或不适等症状为特征。精液中可有结石排出，也可出现尿急、尿频、尿痛，肛门坠胀及排尿困难等。体格检查可做直肠指检，于前列腺上方可触及肿块。

根据临床表现和检查诊断并不困难，但常被误诊为膀胱结石。KUB可显示膀胱区中线两侧高密度影。B超和CT可非常清晰地显示结石影。静脉肾盂造影可鉴别盆腔结石影位于膀胱、输尿管之外。输精管精囊造影可见精囊扩张，结石位于其内。

无症状或症状轻微的精囊结石无须治疗，症状严重者最好将精囊连同结石一并切除。通常采用精囊镜取石术，也可行开放性或腹腔镜精囊切除术。并发感染，尤其在全身感染的病例则有必要给予抗生素辅助治疗。

（许　凯）

第六章

肾脏肿瘤

第一节　肾细胞癌的流行病学和病因学

一、肾癌的流行病学

　　肾细胞癌（renal cell carcinoma, RCC）是起源于肾实质泌尿小管上皮系统的恶性肿瘤，又称肾腺癌，简称为肾癌，占肾脏恶性肿瘤的80%~90%。RCC占成人恶性肿瘤的2%~3%。据2002年全球统计每年新增RCC患者约20.8万例，死亡10.2万例。在世界范围内，各国或各地区的RCC发病率存在巨大差异。2002年Parkin等总结了北美洲、拉丁美洲、非洲、欧洲、大洋洲及亚洲各国报告给WHO的国家或地区年龄标准化的RCC发病率，最高的地区为欧洲，其中捷克最高，男性为20.0/10万、女性10.2/10万（1993—1997年），其次为东欧国家、德国和意大利等。北美国家和大洋洲的澳大利亚、新西兰等国的发病率也较高。而多数亚洲、非洲国家和部分南美国家发病率较低，其中最低的是非洲的冈比亚，男性0.4/10万、女性1.0/10万（1997—1998年）。目前普遍认为发达国家比发展中国家RCC发病率平均高10~15倍，约2/3的RCC患者发生在欧、美等发达国家。但也有例外，拉丁美洲的乌拉圭为发展中国家，但其RCC发病率为男性13.4/10万、女性5.2/10万（1993—1995年），是世界上RCC发病率高的国家之一。

　　美国资料显示：1992—2002年的统计结果，RCC发病率在性别和种族方面差异明显，白人男性、白人女性、黑人男性和黑人女性分别为13.8/10万、6.6/10万、16.8/10万和8.0/10万。根据美国CA杂志每年（1990—2007年）的流行病学统计报告，1998年以前美国男性RCC新发病人数占全身恶性肿瘤的比例低于3%，1998年至2006年为3%，至2007年上升为4%。从1950年起，RCC的发病率和死亡率均逐年增高，治疗后的5年生存率也呈升高的趋势，至2001年其发病率上升了126%，死亡率上升了36.5%，而5年生存率仅提高了9%左右。2009年，全美国预测新诊断肾癌患者57 760例，其中有12 980名肾癌患者死亡。肾细胞癌约占全身恶性肿瘤的2%~3%，患者的平均发病年龄为65岁。在肾脏肿瘤中大约90%是肾细胞癌。其中的85%为透明细胞癌。其他的少见肿瘤类型包括乳头状癌、嫌色细胞癌、Bellini管（集合管）癌、囊性肾癌。肾癌中不到1%是肾脏的集合管癌。髓样癌是集合管癌的一种变异类型，最早它被称为镰状细胞阳性肾癌。

　　肾癌的发病率在美国和欧洲一些国家和地区明显高于中国。利用国际癌症研究中心（IARC）/国际癌症登记协会（IACR）出版的《五大洲发病率》第8卷中收录的1993—1997年中国部分地区如北京、上海、天津、武汉、台湾、香港与世界部分国家和地区如美国底特律、洛杉矶、芬兰、挪威、意大利、丹麦等发病率资料比较。可见我国肾癌发病率在世界上处于较低水平，原因一方面是我国的肾癌发病确实较低，另外可能与我国的疾病发病调查统计不完善有关。

　　随着社会的进步，工业发展和人民生活水平的提高，肾癌的发病在许多国家和地区均呈现逐年上升的趋势。美国Chow WH（2008年）研究分析了美国2002—2005年间不同种族的肾癌发病模式和趋势。黑人发病率最高，男性17.0/10万，女性7.5/10万；白人男性14.3/10万，女性7.2/10万；西班牙籍人与白人相似，男性 13.8/10 万，女性 7.3/10 万；亚裔人是白人的一半，男性 7.8/10 万，女性 3.7/10 万。肾癌总的发病呈逐年上升的趋势。

我国各地 RCC 的发病率及死亡率差异也较大，据全国肿瘤防治研究办公室和卫生部卫生统计信息中心统计我国试点市、县 1988—2002 年肿瘤发病及死亡资料显示：①1988—1992 年、1993—1997 年、1998—2002 年 3 个时间段肾及泌尿系其他恶性肿瘤（肾盂、输尿管、尿道恶性肿瘤）的发病率分别为 4.26/10 万、5.40/10 万、6.63/10 万，按此发病率并依据我国统计的各年的人口数量估算 1992 年、1997 年和 2002 年肾及泌尿系其他恶性肿瘤发病人数分别为 28 447 人、36 594 人、49 007 人。肾及泌尿系其他恶性肿瘤发病率呈现逐年上升趋势；②男女患者比例约为 2：1；③城市地区高于农村地区。各地区发病率不同，最高相差 43 倍。发病年龄可见于各年龄段，高发年龄 50~70 岁。

综上所述，RCC 流行病学具有以下特点：①发病率在各个国家及地区间存在巨大差异，发达国家的发病率普遍高于发展中国家；②男性发病率、死亡率明显高于女性，男女比例约为 2：1；③发病率、死亡率以及治疗后的生存率具有逐年增高的趋势，但以发病率的增高最明显，死亡率增加较缓慢，治疗后生存率稍有提高；④城市的发病率、死亡率明显高于农村地区。

二、病因学

肾癌的病因不清楚，大量的流行病学调查研究发现以下多种因素可能与肾癌发病有关：

（一）吸烟

多年的研究已证明吸烟是肾癌发病的高危因素。根据美国癌症研究学会（AACR）的统计，吸烟量越大，吸烟时间越长，肾癌发病风险越高，Odds Ratio（OR）= 1.4~2.4。2008 年美国 Theis RP 的调查研究发现，不仅吸烟增加肾癌发病风险（OR = 1.35），环境吸烟（environmental tobacco smoke），尤其是在家或工作环境中被动吸烟同样增加肾癌发病风险。有 20 年以上家庭环境被动吸烟史与无家庭环境被动吸烟史比较，肾癌发病风险增加 2.18 倍；一生中有 30 000 小时以上暴露于环境吸烟，肾癌患病风险增加 2.37 倍。Parker A 于 2008 年的调查研究发现吸烟的肾癌患者与不吸烟的肾癌患者比死亡风险增加 31%，与曾有吸烟史或不吸烟的肾癌患者比更易发生进展期肾癌。

（二）职业

一些职业，包括石油化工业、石棉工人、钢铁工人、印刷工人等长期暴露在工业环境，接触一些化学致癌物质，增加了肾癌患病的危险性。

（三）肥胖

越来越多的研究发现肥胖是肾癌的危险因素。于 1997 年 Prineas 对 Iowa 地区近 10 万绝经期妇女调查发现，体重和身体质量指数（Body Mass Index，BMI）与肾癌相关。最近 Setiawan VW 的研究发现肥胖者患肾癌的风险在男性增加 1.76 倍，女性增加 2.27 倍。Lowrance WT 于 2009 年的报道认为肥胖者更易患透明细胞癌，BMI 是一个独立的透明细胞癌预测因素。

（四）遗传

肾癌分为散发性和家族性，与遗传相关的属家族性肾癌。家族性肾癌发病年龄早，易多发或双侧肾癌。家族性肾癌分为三类：①常染色体显性型，染色体 3q 缺失、易位的非乳头状肾细胞癌；②VHL（vonHippel - Lindau）病，肾癌占该病 28%~45%；③常染色体显性型乳头状肾细胞癌。

VHL 基因位于 3 号染色体，它的突变和功能缺失导致体内多处发生良性和恶性肿瘤，包括肾细胞癌、肾囊肿、胰腺癌和囊肿、视网膜血管瘤、嗜铬细胞瘤、小脑和附睾等病变。

（五）高血压、糖尿病

近年来越来越多的研究发现高血压与肾癌的关系。Setiawan Vw 报道与正常人比较，高血压患者的肾癌相关风险在男性是 1.42 倍，女性为 1.58 倍。另外治疗高血压用药与肾癌发病密切相关，其中主要是利尿剂。Schouten LJ 的研究发现高血压与 VHL 基因突变相关，抗高血压药和利尿剂的应用与非 VHL

基因突变的肾癌相关。曾经报道糖尿病与肾癌相关，但今年的研究报道并没有发现糖尿病与肾癌的显著相关性。

（六）放射

目前尚不肯定。

（七）其他

某些水中微量元素的含量过高可能与肾癌相关，早年报道（Berg 1972）水中铅含量与肾癌死亡率相关。Yuan Y（2010）报道水中砷含量过高与肾癌明显相关。在智利某区饮水中砷含量明显过高，称为暴露区，与非暴露区比较，暴露区的肾癌发病率高 3.4 倍（1981—1985），饮水治理后降至 1.6 倍（1996—2000）。在暴露区出生或早年接触的年轻人（30～39 岁）肾癌风险明显增高（RR =7.1）。有报道认为中药与肾脏慢性疾病和泌尿系肿瘤相关。Yang HY（2009 年）对台湾 1985—2004 年间所有中药工作者（Herbalists）进行了随访研究，发现泌尿系肿瘤发病率显著高于其他人群，标化发病比率（Standardized mortality ratios）SMR = 3.10，其中膀胱癌 SMR = 2.26，肾脏和其他泌尿系器官肿瘤 SMR = 3.81。这可能与中药中含的某种成分相关，如马兜铃酸导致尿路上皮癌。

（八）饮酒

20 世纪 90 年代的研究多数认为饮酒与肾癌无相关性。最近的研究表明饮酒与肾癌发病有相关性。Hu J（2008 年）和 Pelucchi C（2008 年）分别对加拿大和意大利的饮酒与肾癌相关性的研究结果进行了报道，两个完全独立的研究同时发现男性和女性饮酒者的肾癌发病明显低于非饮酒者。

（戢美英）

第二节　肾细胞癌病理

一、肾细胞癌的起源和分类

过去二十年来，肾细胞癌的组织学分类发生了很大变化。过去肾细胞癌主要分为透明细胞型、颗粒细胞型、管状乳头状型及肉瘤样型四种组织学类型。多年的研究发现肾细胞癌是一组在遗传、生化、生物学和形态上均具有异质性的肿瘤，基因谱学及蛋白质组学分析发现每一亚型均具有其独特性。根据肾细胞癌组织形态学、分子遗传学、免疫组织化学及超微结构的特点，Kovacs 于 1993 年提出了新的分类方案，并被此领域中临床及基础研究者们逐渐修订认可。

从定义上来说，所有的肾细胞癌均起源于肾小管上皮细胞。大多数肾细胞癌具有与正常近曲小管相同的超微特征如表面微绒毛、复杂细胞内连接等特征及相同的免疫表型如 lectins（外源凝集素）及其他细胞表面抗原阳性，尤其是透明细胞及乳头状肾细胞癌，其他组织学亚型的肾细胞癌可能起源于肾单位更远的部分。

2004 年版 WHO 肾脏肿瘤病理分类在既往两版 WHO 分类基础上增加了分子遗传学内容，提供了每类肾细胞癌的流行病学特点、临床特点和影像学情况、大体检查情况、组织病理学表现、免疫表型、分子遗传学和预后等相关信息，强调临床与病理的联系。取消了一些肾肿瘤的组织学类型如颗粒细胞癌和肉瘤样癌，因为根据组织学及超微结构的表现，颗粒细胞癌不是一个独立的类型，实际上可能是透明细胞肾细胞癌或乳头状肾细胞癌、集合管癌或嫌色细胞肾细胞癌的嗜酸性亚型；肉瘤样癌则为各类肾细胞癌分化差的表现。将组织学形态不能归入任何一种肾细胞癌的肿瘤称为未分类的肾细胞癌。根据肿瘤细胞形态的不同将乳头状肾细胞癌分为 1 型和 2 型二类，2 型预后较 1 型差。将集合管癌进一步分为 Bellini 集合管癌和肾髓质癌。增加了一些新的肾肿瘤组织学类型如多房囊性肾细胞癌、Xp11.2 易位/TFE3 基因融合性肾细胞癌、神经母细胞瘤相关性肾细胞癌、黏液小管状及梭形细胞癌等。单独描述了家族性肾细胞癌。

文献中不断有一些新的肾细胞癌类型出现，下面介绍 WHO 分类中各种肾细胞癌及一些新的肾细胞癌的组织学特点。

(一) 常见的肾细胞癌

1. 透明细胞肾细胞癌 (clear cell renal cell carcinoma)　　透明细胞肾细胞癌是肾细胞癌中最常见的类型，约占所有肾细胞癌的 60%~70%。以前曾因肿瘤细胞胞质丰富嗜酸而称为"肾颗粒细胞癌"，后来发现在其他类型的肾细胞癌中也能见到胞质丰富嗜酸的肿瘤细胞，因此现在认为过去诊断为"肾颗粒细胞癌"中大多数为 Fuhrman 分级较高的透明细胞肾细胞癌。

透明细胞肾细胞癌可发生于任何年龄的患者，且随着年龄增加发病率升高，高发年龄为 50~70 岁 (中位 55 岁)。男女发病率之比约为 (1.5~2) : 1，在肥胖者、吸烟者及高血压性肾病者中发病率高。无症状肾细胞癌占 33%~50%，10%~40% 的患者出现副肿瘤综合征。

透明细胞肾细胞癌在双侧肾脏的发病率相等，<5% 的病例可呈多中心性发生或累及双侧肾脏。病变多中心性、双侧发生且发病年龄小者应考虑可能为遗传性癌症综合征如 von Hippel – Lindau (VHL) 综合征。透明细胞肾细胞癌的细胞遗传学异常包括 $3p^-$、7^+、14^-、8^-、$5q^+$、12^+、13^-、$10q^+$，3 号染色体的改变 ($3p^-$) 及 VHL 基因突变在散发性透明细胞肾细胞癌的病例中常见，大多数透明细胞肾细胞癌与 VHL 综合征无关。

肉眼观，透明细胞肾细胞癌主要位于肾皮质内，为孤立性球形结节，边缘圆凸，与周围肾组织界限清楚，推压肾组织形成假包膜，弥散浸润肾脏者少见；切面实性，因癌细胞内富含脂质如胆固醇、中性脂肪及磷脂类而呈金黄色，常见坏死、出血及囊性变，所以常表现为金黄、暗红、灰黄等多种颜色，即"点彩状"，偶见钙化或骨化。肿瘤易侵犯肾静脉甚至下腔静脉。

显微镜下，癌细胞呈圆形或多角形，胞膜清楚，胞质丰富，胞质透明或嗜酸性颗粒状。如胞质内富含糖原或脂类，这些物质在常规制片过程中易被有机溶剂溶解，因此胞质透明；如胞质内含有丰富线粒体则呈嗜酸性颗粒状。肿瘤细胞的核圆形，大小一致，染色质细颗粒状，均匀分布。一般根据肿瘤细胞核的改变进行组织学分级。肿瘤细胞排列成密集的巢状和管囊状结构，其间为纤细的薄壁血管构成的网状间隔，这是透明细胞肾细胞癌的特征之一。2%~5% 的透明细胞肾细胞癌可呈肉瘤样改变，此时癌细胞呈梭形，异型明显，核分裂象多见，可见瘤巨细胞，提示预后不良。肿瘤内可见大片出血坏死，间质内可见钙化、骨化或呈纤维黏液样。免疫组化示 RCC – Marker、CD10、广谱及低分子量细胞角蛋白 (如 CK、CK8、CK18、CK19、CAM5.2)、EMA 及 vimentin 阳性，高分子量细胞角蛋白如 CK14、34βE12、CK20 及 inhibin、Melan A 阴性。

一般来说，透明细胞肾细胞癌患者的预后较乳头状肾细胞癌或嫌色细胞肾细胞癌的预后差，5 年、10 年及 15 年生存率分别为 68%、60% 及 54%。

2004 年 WHO 肾肿瘤分类中将多房囊性肾细胞癌单独列出来，也有文献认为其为透明细胞肾细胞癌的一种特殊类型。该肿瘤几乎均发生于成年人，男女发病率之比为 3 : 1，发病年龄 20~76 岁 (平均 51 岁)。B 超、CT、MRI 检查均显示多房囊性肿块，囊腔间隔厚度不均匀，20% 病例可见囊壁或间隔钙化。肉眼观，肿瘤为界限清楚的多房性或单房性囊性肿块，大小不等，最大可达 13cm。与周围正常肾组织为纤维性包膜分隔。切面呈多房囊性，可完全由囊腔构成，囊内含浆液性或血性液体，囊内壁多光滑。20% 病例的肿瘤间隔内有钙化，偶见骨化。显微镜下，肿瘤呈多房囊性，囊内壁衬覆单层或复层上皮细胞，可脱落消失。上皮细胞呈扁平状或肥胖，胞质淡染透明，多为单层排列，偶为复层或有小乳头状排列。细胞核小而圆，染色深，似小淋巴细胞，即 Fuhrman 1 级的透明细胞癌细胞。囊腔间隔由纤维组织构成，常有致密的胶原，部分间隔内可见小灶性透明细胞，这些细胞与囊腔的内衬上皮相似，细胞周围有人工收缩假象，不形成大的实性细胞巢，这一点可与囊性变的透明细胞肾细胞癌的区别。免疫组化与透明细胞癌相似，肿瘤细胞表达 RCC – Marker、CD10、广谱及低分子量细胞角蛋白 (如 CK、CK8、CK18、CK19、CAM5.2)、EMA 及 vimentin 阳性，CD68、高分子量细胞角蛋白如 CK14、34βE12、CK20 及 inhibin、Melan A 阴性。将这类肾细胞癌单独列出来主要是因为肿瘤细胞的核分级几乎都是 Fuhrman 1 级，肿瘤生长缓慢，预后良好，至今尚无复发和转移的病例报告。

2. 乳头状肾细胞癌　　乳头状肾细胞癌 (papillary renal cell carcinoma, PRCC) 约占肾细胞癌的

15%，于1976年Mancilla-Jimenez等首先报道并命名，1997年Delahunt和Eble根据其显微镜下改变分为1型和2型，其中1型约占肾细胞癌5%，2型约占10%。

乳头状肾细胞癌患者可发生于任何年龄，多见于52~66岁患者，男女发病率之比约2∶1。就诊时约70%的病例处于Ⅰ期。

肉眼观，乳头状肾细胞癌为境界清楚的肿块，大小为2~18cm（中位7cm），常有假包膜，多位于肾两极。与其他类型的肾细胞癌相比，乳头状肾细胞癌累及双肾及多灶性发生更多见，约40%为多灶性。切面多呈灰红色，实性，出血、坏死、囊性变较常见。

显微镜下，乳头状肾细胞的肿瘤细胞排列成乳头状或小管状结构，乳头轴心为纤维血管组织，常见泡沫状组织细胞和胆固醇结晶。根据其细胞的形态，有两种组织学类型：①1型：肿瘤细胞较小，胞质稀少，核小，核仁不清楚，形态较一致；②2型：肿瘤细胞大，胞质丰富，嗜酸性，呈假复层排列，细胞核大，可见大核仁，核级高。免疫组织化学染色示CK7、AMACR（P504S）、RCC-Marker、CK（AE1/AE3）、EMA及CAM5.2阳性，vimentin阴性/阳性，WT-1及CD57阴性。与透明细胞肾细胞癌不同，乳头状肾细胞癌CK7呈阳性表达，且1型较2型阳性率高。其细胞遗传学改变包括7^+、17^+、Y^-、16^+、12^+、20^+、3^+，其中最常见的是7号染色体三倍体或四倍体、17号染色体三倍体及Y染色体丢失，这些改变有助于乳头状肾细胞癌的确诊和鉴别诊断。

乳头状肾细胞癌预后较透明细胞癌好，尤其是1型者，其5年、10年及15年生存率分别为88%、81%及80%。肿瘤中出现大片坏死及大量泡沫细胞提示预后较好；5%乳头状肾细胞癌有肉瘤样区域，提示预后不良。

3. 嫌色细胞肾细胞癌 嫌色细胞肾细胞癌（chromophobe renal cell carcinoma, CRCC）约占肾细胞癌的5%。患者发病年龄27~86岁（平均60岁）。男女发病率大致相等，无特殊的症状和体征。

肉眼观，嫌色细胞肾细胞癌表现为肾皮质内界限清楚的实性肿块，大小不等，肿瘤最大径4~20cm，表面略呈分叶状。新鲜标本切面褐色或淡棕色，甲醛溶液固定后呈浅灰色，质地均匀，可见坏死，但出血灶少见。

显微镜下，肿瘤细胞排列较紧密，呈实性片状，大片状的肿瘤细胞似Mosaic样结构。肿瘤细胞大，呈多角形，胞质丰富，苍白透明略呈网状，细胞膜非常清晰，似植物细胞（嫌色细胞），混杂有嗜酸性颗粒状胞质的较小的瘤细胞，肿瘤组织几乎为嗜酸细胞时称嗜酸性嫌色细胞肾细胞癌；细胞核染色深，核形不规则，常有皱褶，可见核周空晕，该表现为此型的特征之一，并可见双核细胞，核仁小；有时可见肉瘤样改变。间质内可出现灶性钙化，肿瘤细胞团间见宽厚的纤维间隔，间质血管大多为厚壁血管伴偏心性透明变性。Hale胶体铁染色示肿瘤细胞胞质呈弥漫阳性。免疫组化染色示CK（AE1/AE3）、CK7、EMA、parvalbumin和CD117阳性，RCC-Marker阴性/阳性，vimentin及CD10阴性。其细胞遗传学改变包括Y^-、1^-、10^-、13^-、21^-、6^-、2^-、17^-、13^-、9^-，其中最常见的是Y染色体及1号染色体的丢失。

多数文献显示嫌色细胞型肾细胞癌是一种低度恶性的肿瘤，其5年、10年及15年生存率分别为87%、83%及83%，有的报道其5年和10年生存率分别达78%~100%和80%~90%。预测嫌色细胞肾细胞癌侵袭性的指征包括肿瘤pT分期、肿瘤坏死和肉瘤样变。对于嫌色细胞型肾细胞癌手术标本缺少上述特征的患者，辅助治疗是有效的，可成为治疗的对象。出现肉瘤样结构的肿瘤具有侵袭性，可发生转移。少数病例可出现淋巴结和远处转移（如肺、胰腺）。

（二）少见的肾细胞癌类型

1. Bellini集合管癌 Bellini集合管癌（carcinoma of the collecting ducts of Bellini）是指来源于Bellini集合管的恶性上皮性肿瘤，1949年Foot等首次描述，1955年Masson因囊壁被覆上皮细胞似Bellini管上皮，故将其称为Bellini上皮瘤。1976年Mancilla-Jimenez等首次提出部分乳头状肾细胞癌起源于集合管。1986年集合管癌被认为是肾细胞癌独立的一个类型，Fleming等提出了其诊断标准。该肿瘤罕见，约占肾细胞癌的1%。男女发病率之比约2∶1，中青年患者常见，发病年龄13~83岁（平均55岁）。患者多有症状，常表现为血尿、腹部肿块或间歇性季肋部/背疼痛，也可出现低热、消瘦等。这些症状的出现是肿瘤生长快、早期出现转移的表现，就诊时33%～83%者有淋巴结或远处转移，常转移至区域淋巴结、肺、肝、骨和肾上腺，14%～33%者侵犯肾静脉或下腔静脉。

肉眼观，Bellini集合管癌的肿块位于肾中心部分，肿块小则局限于肾髓质，肿块大则累及肾皮、髓质。肿瘤最大径2.5～12cm（平均约5cm）。切面实性，灰白色，质硬，常见坏死，出血少见，边界不规则，常侵犯肾周、肾窦脂肪组织及肾盂，有时肉眼即可见肿瘤侵犯肾静脉。

显微镜下，肿瘤由浸润性生长的不规则小管状及小管乳头状结构构成，也可出现紧密排列的乳头状、实性片状、微囊性和肉瘤样结构。肿瘤内常见明显的促结缔组织生成的间质反应及大量炎症细胞尤其是粒细胞的浸润。肿瘤细胞呈单层或多层覆于小管和乳头上，异型明显，胞质嗜酸，界限不清，可见鞋钉样细胞；核圆形，中央有一嗜酸性大核仁，核分级高，常为Fuhrman 3级及4级，常见核分裂象。肿瘤周围肾组织的集合管上皮细胞存在异型增生。免疫组化染色示该肿瘤起源于远端肾单位的集合管，肿瘤细胞常表达植物凝集素（常为荆豆凝集素–1即UEA–1和花生凝集素）、E–cadherin、CD117、低分子量角蛋白、高分子量角蛋白（如CK34pE12、CK19）及Vimentin阳性，EMA和CD15阴性/阳性。与上述的几种肾细胞癌不同，肿瘤细胞不表达肾近曲小管的标记（即CD10、RCC和AMACR）。细胞遗传学的数据有限，结论不肯定，有报道本肿瘤可出现1、6、14、15及22号染色体单体，8p及13q杂合性缺失，与透明细胞肾细胞癌、乳头状肾细胞癌及嫌色细胞型肾细胞癌有明显不同。

Bellini集合管癌诊断比较困难，WHO对集合管癌制订了病理诊断的主要标准及次要标准。主要诊断标准为：肿瘤位于肾锥体（体积小的肿瘤）；典型的组织学呈不规则的小管状结构，细胞核分级高；炎性纤维性间质伴大量粒细胞；免疫组化高分子量细胞角蛋白如34pE12及CK19、荆豆凝集素阳性；无尿路上皮癌。次要诊断标准包括：肿瘤位于肾中央（体积大的肿瘤）；乳头结构有宽大的纤维性轴心和纤维化间质；广泛的肾内、肾外和淋巴管及静脉浸润；肿瘤周围的小管上皮细胞有异型性。

Bellini集合管癌病程短、进展快、预后差，约2/3病例在诊断后2年内死亡。目前尚无标准的治疗措施，治疗仍以根治性肾切除为主，免疫治疗、化疗未发现有明显效果，因此对术后的辅助治疗尚无统一意见。

2. 肾髓质癌　肾髓质癌（renal medullary carcinoma）是罕见的肾恶性肿瘤，肿瘤位于肾髓质，几乎均伴有镰状红细胞，文献中仅1例发生于正常血细胞的患者。文献报道患者绝大多数为非裔美国人，15例为西班牙人/巴西人，<10例为白人，我国尚未见报道。发病年龄5～69岁（平均年龄19岁），男女发病率之比为2：1，在<10岁的患者中为5：1。患者几乎均有临床症状，常见的是肉眼血尿，季肋部或腹部疼痛，肿块，体重下降，排尿困难；部分患者以转移癌如颈部或脑的肿块为第一表现就诊。

肾髓质癌大部分发生于右肾（>75%），位于肾中央，孤立性肿块，大小为4～12cm（平均7cm），边界不清。切面实性，灰白色，常伴出血、坏死。

显微镜下，浸润性生长的低分化肿瘤细胞呈实性片状分布，也可排列成条索状、网状、微囊、腺样囊性、肉瘤样及类似于卵黄囊瘤的结构，伴有明显的促结缔组织反应及慢性活动性炎症细胞浸润如较多的中性粒细胞、淋巴细胞、单核细胞浸润。肿瘤细胞胞质呈嗜酸性颗粒状，可见横纹肌样肿瘤细胞，细胞核多形性明显，可见突出的核仁。常见坏死。肿瘤内及邻近肾组织中镰状红细胞的存在是诊断该类肾癌的重要线索及依据。免疫组化染色示广谱CK、低分子量CK（CAM5.2）、EMA及vimentin阳性，CK7及CEA灶性阳性，而高分子量角蛋白（如34pE12等）、UEA–1的表达不定，无Her–2/neu的表达。其细胞遗传学的数据目前还有限，文献中报道可见22号染色体缺失、ABL基因扩增等。

目前认为其属于高侵袭性的肿瘤，95%患者诊断时已有转移，如转移到淋巴结（腹膜后及纵隔）、肺、肝、肾上腺、乳腺、骨及对侧肾脏，预后差，手术后的生存时间为1天～68周（平均18周）。术后的辅助治疗方法疗效有限，总结文献中报道的17例肾髓质癌患者，化疗、生物治疗、放疗方案均不能改变本病的总体进程，患者存活时间以周计算，生存期为4～96周。

3. Xp11.2易位/TFE3基因融合相关性肾癌　Xp11.2易位/TFE3基因融合相关性肾癌（renal carcinomaassociated with Xp11.2 translocations/TFE3 gene fusions）是一类具有染色体Xp11.2的不同易位、均产生TFE3基因融合的肾细胞癌，细胞遗传学的改变对诊断至关重要，包括t（X；17）（p11.2；q25）

（ASPL - TFE3 基因融合）、t（X；1）（p11.2；q21）（PRCC - TFE3 基因融合）、t（X；1）（p11.2；p34）（PSF - TFE3 基因融合）及 inv（X）（p11；q12）（NonO/p54nrb - TFE3 基因融合）等染色体改变。TFE3 基因定位于 Xp11.2，其蛋白即碱性螺旋转录因子，位于细胞核内，这类肾细胞癌的 TFE3 能发挥异常增高的转录因子作用。

该肿瘤主要见于儿童和年轻人，约占儿童及年轻人肾细胞癌的 1/3，年长者少见，男女发病比例为1：2.5。但最近报道发病年龄可为 22～78 岁，女性占绝对多数（女：男＝22：6），临床意义不明，可能在成人中侵袭性高。多数患者出现血尿、腹痛、腹部肿块或发热，1/3 患者无症状。目前尚无特异性影像学特征的报道。

肉眼观，Xp11.2 易位/TFE3 基因融合相关性肾癌位于肾实质内，多为单灶性肿块，较大，肿瘤最大径平均 6～7cm，切面边界清楚，可有纤维性假包膜，黄褐色或多彩状，类似于透明细胞肾细胞癌，常伴有出血、坏死及钙化。有时可见肾外浸润，甚至累及区域淋巴结。

显微镜下，肿瘤细胞呈乳头状、巢团状、腺泡状、小管状及实性片状排列，部分小管状结构中有嗜酸性浆液或红细胞；间质为纤维血管网，可见纤维化、透明变性、砂粒体、坏死及出血。肿瘤细胞大，胞质透明或呈嗜酸性颗粒状，可见胞质内透明小滴；核大，空泡状，核仁明显，核分裂象易见；部分肿瘤细胞胞质较少，透明或嗜酸性颗粒状，核染色均质。因染色体易位的不同，其显微镜下表现也有一定差异。ASPL - TFE3 肾癌多由大量胞质透明的肿瘤细胞和多少不等的嗜酸性肿瘤细胞组成，细胞界清，染色质呈囊泡状，核仁明显，可见到透明变性的结节和砂粒体。乳头状肾细胞癌 - TFE3（PRCC - TFE3）肾癌的肿瘤细胞胞质不太丰富，多为实性巢状结构，砂粒体和透明变性的结节也较少。免疫组化染色显示肿瘤细胞核表达 TFE3 蛋白阳性，为比较特异的标记；CD10、RCC、AMACR 及 E - cadherin 阳性，CK 和 vimentin 常阴性或仅有局灶阳性，偶有 HMB45、Melanin A 等黑色素标记阳性，EMA 及 CK7 阴性。如年龄较小肾癌患者，肿瘤内出现大的透明细胞乳头状结构或出现胞质丰富透明/嗜酸性颗粒状的细胞呈巢状排列时，应想到 Xp11.2 易位/TFE3 基因融合相关性肾癌的可能，结合年龄、组织形态学、免疫组化检测 TFE3 蛋白的表达及遗传学检测明确诊断，TFE3 的免疫组化染色与遗传学检测的符合率达 82%～97.5%。

Xp11.2 易位/TFE3 基因融合相关性肾癌的临床生物学行为目前所知不多，文献中报道多为相对惰性的肿瘤，尽管诊断时多为进展期肿瘤。成人患者预后相对较差，尤其是 ASPL - TFE3 融合基因亚型者，后者发现时多数已是进展期。

还有一类涉及转录因子 EB（TFEB）的肾细胞癌，其细胞遗传学改变为 t（6；11）（p21；q12）（Alpha - TFEB 基因融合）。TFE3 及 TFEB 均属于小眼畸形（microphthalmia）转录因子（MiTF）亚家族成员，该家族还包括 MiTF 及 TFEC，因此可统称为 MiTF/TFE 家族易位相关性癌。TFEB 易位相关性肾癌显微镜下见肿瘤呈双相性生长，大的多角形嗜酸性细胞形成巢状结构，夹杂小的上皮细胞簇，细胞簇中央见透明小结。这种组织学表现原来认为是 TFEB 易位相关性肾癌特异的表现，后来发现也可见于 Xp11.2 易位/TFE3 基因融合相关性肾癌。免疫组化示肿瘤细胞的核 TFEB 阳性，这对 t（6；11）（p21；q12）是特异的。肿瘤细胞还可表达黑色素细胞标记即 HMB45、MelaninA。该肿瘤报道的病例太少，尚无法判断其预后。

4. 神经母细胞瘤相关性肾细胞癌（renal cell carcinoma associated with neuroblastoma） 文献报道儿童期（多＜2 岁）患有神经母细胞瘤，在经放疗和（或）化疗或少数未经治疗的患者，存活较长时间后发生肾细胞癌。据报道，这些患儿发生肾癌的风险可升高 329 倍。针对神经母细胞瘤的治疗可能是引起神经母细胞瘤相关性肾细胞癌的原因；但也有神经母细胞瘤患者未经治疗而发生肾细胞癌，或二者同时发生，提示其发病可能有更为复杂的机制。

发生肾细胞癌与神经母细胞瘤的间隔期为 3～11.5 年（平均 9 年），男女发病率相同，发病年龄5～14 岁。

神经母细胞瘤相关性肾细胞癌常表现为双肾多灶性病灶，大小 3.5～8cm。显微镜下肿瘤细胞呈乳头状、实性巢状或片状排列，多数肿瘤细胞大，胞质丰富，嗜酸或透明，少数胞质呈网状；细胞核不规则，大小不等，轻～中度异型，核仁易见，核分裂象可见。免疫组化染色示肿瘤细胞常表达 Cam 5.2、CK8、CK18、CK20、EMA、CD10 及 vimentin 阳性，CK7、CK14、CK17、CK19、S - 100 及 HMB45 阴性。细胞遗传学分析发现该肿瘤有多个染色体位点的缺失。

本病文献报道较少，迄今为止，发现其预后与肿瘤分期和分级相关，可发生转移，如转移至肝、淋巴结、甲状腺、肾上腺和骨。

5. 黏液样小管状和梭形细胞癌　黏液样小管状和梭形细胞癌（mucinous tubular and spindle cell carcinoma）由 Ordonez 等于 1996 年首先报道，WHO 分类中将其列为肾细胞癌的新亚型，目前的命名是一个描述性的诊断，即该肿瘤是一种具有黏液样间质、小管状结构和梭形细胞形态的肾细胞癌。以往曾将这种肿瘤诊断为低级别集合管癌、具有明显梭形细胞改变与 Henle 环相关的特殊的肾细胞癌、具有远端肾单位分化的低级别黏液样肾上皮肿瘤、低级别小管状黏液性肾肿瘤、梭形和立方形肾细胞癌等。其发病可能与肾结石相关。

黏液样小管状和梭形细胞癌发病年龄为 17～82 岁（平均 53 岁），男女发病率之比为 1：40 临床上症状多不明显，常为偶然发现，少部分患者可有血尿、腰痛和腹部肿块等症状。

肉眼观，黏液样小管状和梭形细胞癌的肿块多局限于肾皮质或中央，大小 1～18cm（多数 2～4cm），边界清楚，切面实性，灰白、灰褐或浅褐色，质地均匀，略有黏滑感，出血、坏死及囊性变很少见。

显微镜下，特征性的表现为具有小管状结构、梭形细胞和丰富的黏液样间质，即为其名称的再现。肿瘤细胞呈立方形及梭形，立方形细胞排列成紧密的小而狭长的小管状结构，这些小管可呈现弯曲及拉长的表现，其间为淡染黏液样间质；梭形细胞排列成条索状、束状、编织状，似间叶源性肿瘤如平滑肌肿瘤。肿瘤细胞核大小较一致，核级低。可见泡沫样组织细胞、淋巴细胞浸润及小的砂粒体，偶见坏死、实性小管状生长及高级核的区域。最近文献报道非经典型的黏液样小管状和梭形细胞癌，其间质黏液少，出现灶性乳头状结构；也可出现神经内分泌分化及肉瘤样变。免疫组化染色表型复杂，可表达低分子量角蛋白如 CAM5.2、CK7 及 AMACR（P504S）阳性，EMA 常阳性，CD15 及 vimentin 阳性/阴性，高分子量细胞角蛋白如 34βE12、CK20 和 CD10、RCC 常阴性。细胞遗传学研究发现黏液样小管状和梭形细胞癌有多个染色体缺失，也有文献报道 7 及 17 号染色体三体。目前黏液样小管状和梭形细胞癌的组织起源尚不清楚，以前认为是起源于 Henle 环或集合管，但 CK7 及 AMACR 同时阳性提示近端肾单位起源。实际上，黏液样小管状和梭形细胞癌与乳头状肾细胞癌的免疫组化有明显的重叠。

多数文献认为该肿瘤为低级别多形性肾上皮肿瘤，但近年来的报道中提及黏液样小管状和梭形细胞癌也有肉瘤样改变，提示其具有侵袭性的生物学行为，预后不佳。

6. 未分类的肾细胞癌　不属于前述各种亚型的肾细胞癌归为未分类的肾细胞癌，约占肾细胞癌的 3%～6%。由于这一类型的肿瘤表现和遗传学特点多样，因此不能有一个明确的定义，有时将无上皮成分的肉瘤样结构、产生黏液、混合性上皮和间质成分，以及不能识别组织学类型的肾细胞癌归入未分类的肾细胞癌。

（三）新的肾细胞癌类型

1. 管状囊性癌　WHO 肾肿瘤分类系统将 Bellini 集合管癌作为肾细胞癌的亚型，但因缺少分子和生化研究的有力支持，Bellini 集合管癌的存在仍存在争议。最初，集合管癌分为高级别和低级别肿瘤，肾髓质癌被认为是高级别集合管癌的特殊亚型（现被认为是肾细胞癌的特殊亚型）。低级别集合管癌包括黏液管状型和管状囊性型，目前黏液管状型被认为是黏液小管状和梭形细胞癌，成为肾细胞癌的一个亚型。2004 年的 WHO 分类中没有单独列出管状囊性癌，而是将其归入未分类的肾细胞癌。过去的文献中有类似的形态学描述，如 1955 年 Masson 描述的 Bellinian 上皮瘤及以后的文献中的低级别集合管癌。

管状囊性癌发生于成人，年龄 30～94 岁，男女发病率之比为 7：10 患者多无症状，50% 为偶然发现。多为 pT_1 期的肿瘤，< 10% 的病例出现局部进展或转移。

肉眼观，管状囊性癌常为孤立性肿块，界限清楚，常无包膜，大小 0.5～17cm 不等（平均约 4cm）。切面呈灰白色海绵样。

　　显微镜下，管状囊性癌具有典型的组织学表现，所有肿瘤均由大小不等的密集小管和囊腔组成，囊腔最大径可达数毫米，纤维血管间质分隔囊腔及小管。小管和囊腔内衬的上皮细胞呈立方状到柱状，胞质嗜酸性或嗜双色性，核大，可见明显的核仁，常见鞋钉样细胞。肿瘤细胞无实性结构的区域，肿瘤内无促结缔组织增生或细胞丰富的卵巢样间质，无泡沫细胞、钙化球或含铁血黄素。免疫组化示 CK8、CK18、CK19、Parvalbumin、AMACR 及 CD10 阳性，CK7 常灶性阳性或弱阳性，高分子量细胞角蛋白几乎总是阴性。细胞遗传学研究发现管状囊性癌存在 17 号染色体获得，无 7 号染色体获得。细胞来源尚不明，有人认为肾管状囊性癌是乳头状肾细胞癌的特殊亚型，但仍有争议。

　　肾管状囊性癌的生物学行为尚不完全清楚，多数研究发现其为惰性肿瘤，但目前生物学行为不能完全预测，尤其是肿瘤内出现灶性透明细胞或乳头状改变时。

　　2. 与终末期肾病相关的肾癌　文献报道终末期肾疾病与肾肿瘤的发生有关，这些患者的肾细胞癌发生率高约 1.64%。与终末期肾疾病相关的肾肿瘤谱较广，透明细胞肾细胞癌、乳头状肾细胞癌、嫌色细胞肾细胞癌、集合管癌、管状囊性癌、血管平滑肌脂肪瘤、嗜酸细胞腺瘤及上皮间质混合性肿瘤均有报道，>70% 患者一侧肾中出现多个肿瘤。

　　最近报道了两种与终末期肾病相关的肾癌（Carcinoma associated with end-stage renal disease）：①与获得性囊性疾病相关的肾细胞癌：这种肿瘤细胞呈实性、腺泡样、囊性及乳头状排列，多量不规则的腔隙形成筛状结构，胞质丰富，嗜酸，核圆形，有大核仁。免疫组化示 CK 及 CD10 阳性，vimentin、CAM5.2 及 AMACR 结果不定，EMA、CK7 及高分子量细胞角蛋白阴性。预后相关的数据有限。②乳头状透明细胞肾细胞癌：这种肿瘤也可发生于相对正常的肾脏中，瘤细胞胞质丰富透明，核多形性小，多位于细胞的表面而不是基底。免疫组化示 CK7 阳性，AMACR 及 Parvalbumin 阴性。尚无与终末期肾病相关的乳头状透明细胞肾细胞癌的死亡病例报道；在相对正常的肾脏中的乳头状透明细胞肾细胞癌的患者报道较少，所有报道的病例均无复发或转移。

　　3. 滤泡性肾癌　滤泡性肾癌（follicular renal carcinoma）因具有类似于甲状腺滤泡性癌的滤泡性结构而得名。到 2009 年文献中仅 7 例报道，4 例女性，3 例男性，年龄 29~83 岁（中位 45 岁）。所有肿瘤均为偶然发现。肉眼观，肿瘤呈褐色，大小 1.9~11.8cm（中位 3cm），有明显的假包膜，边界清楚，无肾外侵犯。显微镜下，肿瘤细胞呈微滤泡及大滤泡排列，每个肿瘤中 >50% 的滤泡中有胶质样蛋白液体，细胞多形性小，可见核沟及核内假包涵体。肿瘤内无乳头结构或透明细胞成分。报道的 7 例病例中 1 例示 CK7 及 CD10 阳性，多数病例显示 CD10、RCC、WT1、vimentin、Ksp-cadherin、Pax2、AMACR、CD56 和 CD57 阴性，TTF1 均阴性（与转移性甲状腺滤泡性癌鉴别）。报道的所有病例仍在随访中，无瘤生存 6~84 个月。

　　4. 嗜酸细胞性乳头状肾细胞癌　大多数乳头状肾细胞癌根据细胞核有无假复层排列及胞质的嗜酸性而分为 1 型和 2 型，但有些乳头状肾细胞癌的肿瘤细胞胞质非常丰富，呈强嗜酸性，被称为嗜酸细胞性乳头状肾细胞癌。

　　报道的病例中男性多见（占 87%），发病年龄 40~80 岁（中位 65 岁）。肉眼观，肿瘤大小为 0.8~27cm（平均 4.9cm，中位 3cm），边界清楚，切面棕色，常见出血。显微镜下，肿瘤细胞排列成乳头状及梁状，细胞胞质丰富强嗜酸性，核浆比小。核圆形，少数呈多形性，单层排列，无或偶见假复层排列，核多数位于腔侧，少数位于基底。核分级可为 1 级、2 级及 3 级。可见泡沫样组织细胞、坏死及砂粒体。若肿瘤细胞呈实性结构，则根据泡沫样组织细胞、"流产型"（Abortive）乳头、坏死的存在及免疫组化特征而诊断该肿瘤。免疫组化染色示 CD10、AMACR 弥漫胞质强阳性，CK7、CK19、E-cadherin、RCC 及 vimentin 结果不定，EMA 阴性或灶性弱阳性。迄今为止对其预后所知有限，几乎所有报道的肿瘤诊断时均局限于肾内，29 例患者随访时间 3.5~144 个月，仅 2 例死亡，1 例复发。

（四）家族性肾细胞癌

　　多种家族性遗传性综合征可累及肾脏而发生肾细胞癌，其中大多数为癌基因的激活、抑癌基因的失活或基因的突变。家族性肾细胞癌（familial renal cell carcinoma）的组织学形态与散发性肾细胞癌的各亚型相似，最终确诊需要基因检测。与散发性肾细胞癌相比，家族性肾细胞有以下特点：①比散发性病例的发病年龄小，甚至发生于婴幼儿期；②常双肾多灶性发生；③有各种综合征的其他表现；④有/无家族史。累及肾脏的常见综合征有：①von Hippel - Lindau 综合征（von Hippel - Lindau syndrome，VHL）：常染色体显性遗传性疾病，为遗传性肾细胞癌中最常见的类型，由位于 3p25 ~ 26 的 VHL 抑癌基因发生突变引起，VHL 蛋白参与细胞周期调节和血管形成。VHL 综合征表现为双肾多灶性透明细胞性肾细胞癌、肾囊肿，常伴有视网膜和中枢神经系统的血管母细胞瘤、嗜铬细胞瘤、胰腺囊肿、神经内分泌肿瘤、内耳淋巴囊肿、附睾和阔韧带囊腺瘤等。②遗传性乳头状肾细胞癌（hereditary papillary renal cell carcinoma，HPRCC）：为常染色体显性遗传性肿瘤综合征，由位于染色体 7q31 上的 c - MET 原癌基因活化突变引起，表现为双肾多灶性乳头状肾细胞癌，常为 1 型，发病年龄较晚且进展较慢。③遗传性平滑肌瘤病和肾细胞癌（HLRCC）：为常染色体显性遗传综合征，为位于染色体 1q42.3 ~ q43 上的延胡索酸水合酶（Fumarate hydratase，FH）基因突变所致，表现为双肾多灶性乳头状肾细胞癌，伴有多发性皮肤平滑肌瘤、多灶性子宫平滑肌瘤或平滑肌肉瘤，肾细胞癌多为 2 型乳头状肾细胞癌。临床上 HLRCC 多为发生在单侧肾的单发肿瘤，发生年龄较早，侵袭性很强，易早期转移。④Brit - Hogg - Dube 综合征（Brit - Hogg - Duoe syndrome，BHD）：为位于染色体 17p11.2 的 BHD 发生移码突变引起截短蛋白功能缺失所致，BHD 基因编码卵泡刺激素（Folliculin）。表现为双肾多灶性透明细胞肾细胞癌、嫌色细胞肾细胞癌及嗜酸细胞腺瘤等，常伴有肺囊肿、自发性气胸、良性皮肤肿瘤如面部纤维毛囊瘤、毛盘瘤等。⑤3 号染色体易位（constitutional chromosome 3 translocations）：3 号染色体在不同位点发生断裂、重构，基因改变多样，肾细胞癌发生率增加，表现为双肾多灶性透明细胞性肾细胞癌。

二、肾细胞癌的病理分级

肾细胞癌的预后因素包括原发肿瘤的病理分期、淋巴结受累情况、核分级和组织学类型。核分级（nuclear grade）是肾细胞癌最重要预后因素之一，Fuhrman 分级法是最常用的分级方法，其 3 级和 4 级分级系统均被广泛应用。经典的 Fuhrman 分级为 4 级分级系统，1997 年 WHO 推荐将 Fuhrman 分级中的 1、2 级合并为 1 级即高分化、3 级为中分化、4 级为低分化或未分化。Fuhrman 分级系统对不同类型的肾细胞癌的预后价值不一，对透明细胞肾细胞癌的价值最高，Fuhrman 分级的 4 级或 3 级系统中不同级别之间的透明细胞肾细胞癌患者生存明显不同，但对其他类型肾细胞癌的预后价值仍有争议。

虽然文献介绍了各个级别核的大小标准，但在实际工作中不便测量，通常可通过观察 10 倍物镜下核的形态特征予以分级：

1 级：细胞核小（< 10 μm），大小如成熟的淋巴细胞，深染，染色质增多，无核仁，染色质微细结构不清。

2 级：细胞核大小约 15 μm，"开放"染色质，细颗粒状，核仁不明显。

3 级：细胞核大小约 20 μm，"开放"染色质，粗颗粒，核仁易见。

4 级：细胞核 > 20 μm，具有多形性，核染色质增多，有 1 个或多个大的核仁。

肿瘤分级应由肿瘤中细胞核最高分级决定，如果核级别高的细胞散在分布，可以忽略不计，但是如果每个高倍视野有几个高级别的核，则肿瘤的分级应按此分级。

在病理报告中，建议提供预后因子、组织学分级、淋巴管及血管的癌栓、残余肿瘤等内容。预后因子（部位特异性因子）包括浸润超过包膜进入脂肪或肾窦周围组织、静脉侵犯、肾上腺侵犯、Fuhrman 分级、肉瘤样变特征、组织学上肿瘤坏死；组织学分级要注明采用何种分级方法的肿瘤级别；有无淋巴管及血管的癌栓；治疗后有无残留肿瘤。为提供这些内容，病理医师在取材时应注意以下内容：将肾脏对切固定一夜，然后切成 5 ~ 10mm 的薄片以检测有无多灶肿瘤；不要在切开肿瘤前剥离包膜；将肿瘤与肾周脂肪一起取材以便发现小的包膜穿透灶；对部分肾切除标本取材时，至少对每一肾实质切缘取两块组织；对中央型肿瘤，至少取一块邻近的肾窦组织。

（戢美英）

第三节　肾癌的诊断

一、肾癌的临床表现

早期 RCC 常无临床症状，常因健康查体或因其他疾病检查时 B 超或 CT 而发现。据我国 1995—2005 年国内文献报告，无症状 RCC 占 13.8% ~48.9%，平均在 33%，而国外同期的无症状 RCC 所占的比例占 50%，也就是说接近一半的患者，是没有任何临床表现的，肿瘤是通过查体发现的，因此在早期 RCC 的诊断上，体格检查十分重要。

既往将 RCC 患者出现的血尿、腰部或上腹部肿块和腰痛统称为"肾癌三联症"，曾被认为是 RCC 的典型临床表现。但有"肾癌三联症"表现的 RCC 患者不到 RCC 患者总数的 15%，这些患者诊断时往往为晚期。因由临床表现而就诊的 RCC 患者常常仅表现有其中的一个或两个症状，其中以血尿最为常见。

血尿临床上表现为肉眼全程血尿，可反复发作及自行缓解，初次血尿时患者常被忽视，但当间歇数天或数月后再次出现血尿，从而引起注意。血尿时可无其他不适，但血尿伴随血块引起输尿管梗阻时可出现腰部剧痛，或者出血量多时可伴有细长形的血条。RCC 出现血尿表明肿瘤已侵犯肾盏或肾盂，往往不是早期 RCC 的信号。

腰部或上腹部肿块是 RCC 的另一常见症状，往往代表肾脏肿瘤较大或为巨大，但当患者体瘦时，部分肾下极肿瘤虽不大时但也可扪及。患者体检时腰部或上腹部肿块一般无压痛，质硬，表面尚光滑，可随呼吸活动，但当肿瘤固定，意味着肿瘤已侵犯邻近脏器或组织。

腰部疼痛较血尿和腰部或上腹部肿块少见，常为钝痛或坠痛，局限于上腹部或肾区，一般是由于肿瘤牵连肾被膜或瘤内出血所致，当肿瘤侵犯周围组织时常表现持续性疼痛，而侵犯腰椎或神经根时常为剧痛。

少部分患者临床上可有下肢浮肿或男性左侧精索静脉曲张的表现，往往与上述症状伴随，是肾血管或腔静脉中瘤栓或肿瘤压迫左肾血管所致。

约 10% ~40% 的 RCC 患者会出现副瘤综合征。副瘤综合征可能是 RCC 的早期表现或者是癌症复发的预兆。副瘤综合征的产生是由于肿瘤组织分泌的物质，或是体液因子在应答 RCC 时产生的物质或免疫系统的反应产物等。肾癌副瘤综合征可涉及几乎全身所有的器官系统，临床表现多样，主要表现为高血压、贫血、体重减轻、恶病质、发热、红细胞增多症、肝功能异常、高钙血症、高血糖、血沉增快、神经肌肉病变、淀粉样变性、溢乳症、凝血机制异常等改变。

在 RCC 患者中，多达 1/3 病例其首发症状为发热、体重减轻和易疲劳，其中约 20% ~30% 患者的出现发热，而接近 2% 的 RCC 患者中是唯一的主诉。高钙血症是最常见的副瘤综合征之一，约 13% ~20% 的患者会出现高钙血症，但高钙血症的出现和程度与肿瘤的级别和存活率没有明显的联系。临床上，高钙血症具有广泛的征兆和多器官系统受累的症状。患者的主诉可以是昏睡无力、恶心、疲劳、虚弱和便秘等。RCC 患者另外一个常见的副瘤综合征就是高血压。在年龄相关对照组高血压的发病率接近 20%，而在肾细胞癌患者中其发病率接近 40%，该高血压往往与低度恶性的透明细胞癌相关。

另外，在初诊的 RCC 患者中，大约有 30% 为转移性 RCC，其中部分患者的转移灶引起的症状是最初症状，通过检查后而发现是 RCC 转移。如骨转移引起疼痛、活动障碍或病理性骨折；肺转移后的咳嗽、咯血；脑转移的头痛、呕吐及视物模糊；皮下转移性结节等；而追问患者病史，肾脏局部可无明显症状。

二、影像学诊断

各种影像学检查可为肾肿瘤的临床诊断、评价 RCC 的临床分期、判断是否可选择手术治疗、决定手术方式及手术入路等提供重要的参考依据。中华泌尿外科学会制定的《肾细胞癌诊治指南》中推荐对怀疑有肾肿瘤的患者影像学诊断必须包括的检查项目有腹部超声波检查、胸部X线片、腹部CT平扫和增强扫描，其中腹部CT平扫和增强扫描及胸部X线片是术前临床分期的主要依据。其他影像学检查项目可根据医院的医疗设备条件、患者的临床表现和经济状况、RCC的临床分期以及拟实施的术式等选择进行：①腹部X线平片（kidneys，ureters，and bladder，KUB）检查可显示腹部及盆腔一些实质性脏器的轮廓、肾脏及肋骨的位置等，可为开放性手术选择手术切口提供帮助；②对未行CT增强扫描，无法评价对侧肾功能者需进行核素肾图或静脉尿路造影（intravenous urogram，IVU）检查；③对碱性磷酸酶升高或有相应骨症状者需进行核素骨扫描检查；④对胸部X线片有可疑结节、临床分期≥Ⅲ期的RCC患者需进行胸部CT扫描检查；⑤对有头痛或相应神经系统症状患者需进行头部CT、磁共振成像（magnetic resonance imaging，MRI）扫描检查；⑥对肾功能不全、超声波检查或CT检查提示下腔静脉瘤栓患者需进行腹部MRI扫描检查。超声造影、多层螺旋CT（multi-slice spiral CT，MSCT）及MRI扫描主要用于肾肿瘤的诊断和鉴别诊断，对具备这些检查设备的医院以及具有良好经济条件的患者可选择这些检查项目。由于费用昂贵，正电子发射断层扫描（positron emission tomography，PET）或PET-CT检查主要用于发现远处转移病灶以及评定化疗或放疗的疗效。

（一）超声

超声检查在健康人群查体中是发现肾脏肿瘤的主要手段，也是诊断肾肿瘤最常用的检查方法。传统的灰阶超声的回声可笼统反映出肿瘤内的组织学特点，大部分RCC的超声影像表现为低回声或等回声，少部分表现为高回声；肿瘤内有无回声区及周边有低回声声晕也被认为是判断恶性的指征。但有部分RCC不具备这些特点，需借助CT或MRI等进行鉴别诊断。超声检查诊断RCC的敏感性及特异性与肾肿瘤的大小密切相关，对0～5mm、5～10mm、10～15mm、15～20mm、20～25mm与25～30mm的肾肿瘤，超声与CT检出敏感性分别为0%与47%、21%与60%、28%与75%、58%与100%、79%与100%、100%与100%。常规超声检查对肾脏小肿瘤的检出不如CT敏感，但在10～35mm的病变中，超声与CT检查鉴别肿物为囊性或实性的准确率分别为82%与80%。

良性肿瘤血管分支规则，排列有序，动脉分支由粗到细，有完整的内皮和肌层结构；而恶性肿瘤血管有大量不规则的分支，血管排列紊乱，呈放射状穿入肿瘤内，易成角，通常可见邻近血管间的连通。在血流动力学方面，恶性肿瘤血管存在动静脉交通；肿瘤内缝隙间压力可引起低速血流；动脉末端常常不是毛细血管网，而是畸形的盲端袋；内皮细胞间的缺口造成异常的渗出；血管壁的肌层发育不良，造成的血管收缩不良而形成不规则血流等也构成恶性肿瘤血流的特点。

近年来超声造影剂的研究取得进展，静脉内注射超声造影剂能提高血流的回声，增强多普勒信号，提高低速细小血流的检出，同时，谐波超声造影能显示肿瘤的微血管，进行肿瘤微血管的实时成像，为肾脏肿瘤的评估提供了新的平台。超声造影能够很好显示肾脏内各级血管分支、肾组织及其肿瘤外周或内部微小血管灌注情况，提高了肾脏肿块的良恶性鉴别诊断率，尤其在囊性肾癌或囊肿内壁结节或囊肿恶变，其可明显改善普通彩超偏低的血流显示率，从而明确诊断，并增加了超声与病理诊断的符合率。

注射超声造影剂后，良、恶性肿瘤内血流显示都相应增强，但增强程度和持续时间有显著差异，恶性肿瘤血流显像增强程度明显高于良性肿瘤，造影剂廓清也较良性肿瘤快，可根据这些特点来判断肿物的良恶性。超声造影在肾囊肿、脓肿等良性病灶中无血流信号增强；在胚胎性肾腺瘤、错构瘤表现为在动脉相明显增强，延迟相明显消退。RCC和肾错构瘤彩色血流都可增强，但RCC增强程度较肾错构瘤高，且消退快。RCC假包膜在灰阶超声上显示为肿瘤周围的低回声晕，而在谐波超声造影后显示为肿瘤周围的缓慢增强带。对碘过敏及肾功能不全的患者也可通过超声造影检查获得满意的肾脏增强扫描结果。

（二）腹部CT检查

腹部CT平扫加增强扫描检查对肾肿瘤诊断的准确率及对分期判定的准确率达90%～95%，是最主要的诊断手段。典型肾肿瘤位于肾实质内呈局限外凸性生长，绝大部分呈圆形、椭圆形、可有分叶，增强前呈等密度、高密度或低密度，边缘不清楚；肿块较小时密度均匀，肿块大时常伴出血、坏死，密度不均匀。增强后，在动脉早期肿瘤周围及边缘可见迁曲的肿瘤血管，呈结节、弧状或条状；在实质期大部分肿瘤有中至高度强化，密度不均匀增高。少部分肿瘤可增强不明显或不增强。

多层螺旋CT（multi－slice spiral CT，MSCT）可在不影响影图像质量的前提下在任意平面重组图像，且通过多平面重建（multi－planar reformation，MPR）、最大密度投影（maximum intensity projective，MIP）及容积重建（volume rendering，VR）技术等重建方式可清楚显示肾脏动脉及其分支、肾静脉及下腔静脉的情况，可增加囊性肾癌的分隔、结节的强化等恶性特征的检出率。

（三）磁共振成像技术

磁共振成像（magnetic resonance imaging，MRI）检查对肾肿瘤分期的判定的准确性略优于CT，特别在静脉瘤栓大小、范围的判定方面。MRI的对比分辨力高于CT，不需对比剂即可将血液与栓子区分开来。超高场强（大于2.0T）磁共振设备的应用，使图像信噪比及成像速度有了很大提高。梯度回波（gradient echo，GRE）、平面回波成像（echo planar imaging，EPI）技术的发展及新的快速扫描序列的开发应用，使MRI图像单层成像时间甚至达亚秒级水平（10～50帧图像/秒），大大减少了脏器的运动伪影。并行采集技术的开发和多通道线圈的应用，大幅度缩短了MRI扫描时间，而且没有降低其图像空间分辨能力。扫描时大矩阵和小视野相结合，并薄层采样，使MRI图像的空间分辨率有相当的改善。

1. 磁共振血管成像　随着新的磁共振血管造影（magnetic resonance angiography，MRA）专用快速成像序列的开发，数据采集填充方式的改进及半自动、自动探测血管峰药浓度软件的出现，使得简单、准确、有效地获得高质量的肾血管影像成为可能。有研究显示MRA与数字减影血管造影（digital subtraction angiography，DSA）对肾动脉主干的显示无差异，与手术所见符合率92.5%，有很好的一致性，对肾动脉分支显示的特异性为100%，对肾动脉狭窄、肾动脉瘤及肾动静脉畸形的诊断及肾功能的评价都有重要作用。

2. 弥散加权成像　弥散是指分子的不规则随机运动，弥散加权成像（diffusion weighted imaging，DWI）主要是检测分子的随机微小运动，在临床应用中，它主要反映组织内水分子的运动，是目前唯一能在活体上进行水分子扩散测量的成像方法。病理状态下，病变组织中水分子弥散发生改变，DWI表现为信号异常。因为DWI受很多因素的影响，实际工作中常用表观扩散系数（apparent diffusion coefficient，ADC）值来量化DWI上观察到的组织扩散情况。肾脏是人体最重要的器官之一，水的转运是肾脏的主要功能，因而它是DWI研究价值较大的脏器。DWI及ADC值能评价肾功能，可以鉴别结核性脓肾与肾积水，还可在合并肾积水的结核性脓肾中较为准确地分辨积脓灶与积水灶，对临床治疗方案的选择有很大的价值。有研究显示肾囊肿、实质性的肾肿瘤平均ADC值也与正常的肾实质存在明显的差异。

3. 磁共振灌注成像　组织或器官的微循环血流动力学状态称为灌注，反映灌注状态的成像称为灌注成像。磁共振灌注成像（perfusion weighted imaging，PWI）是将组织毛细血管水平的血流灌注情况，通过磁共振成像方式显示出来，从磁共振的角度评估组织或器官的活力及功能。目前研究肾脏灌注的方法根据对比剂的来源不同分为两类：外源性对比剂灌注成像和内源性对比剂灌注成像。前者是将顺磁性对比剂注入体内产生对比成像，而后者是利用体内自身物质通过特殊序列成像产生对比，以前者最常用。PWI对肾血管性疾病、尿路梗阻及肾移植供体肾和移植前、后受体的肾功能评价，小肾癌的检出和定性及对囊性肾癌、RCC伴出血病例与良性囊性病变、多房囊性肾瘤的鉴别亦有较大价值。

4. 磁共振波谱分析　磁共振波谱分析（magnetic resonance spectroscopy，MRS）是在80年代初期发展起来的一种利用磁共振现象和化学位移作用对一系列特定原子核及其化合物进行分析的方法。能够从生化代谢水平反映组织和器官的功能信息。MRS可以测定^{1}H、^{31}P、^{13}C、^{19}F和^{23}Na等代谢物的浓度。但应用于肾脏的主要是^{1}H MRS、^{31}P MRS，且以后者为多。^{31}P MRS的研究主要应用于肾移植患者的检查，包括对移植前受体肾脏功能、供体肾脏活性评价和肾脏移植后排斥反应的测定及移植后并发症的发现及鉴别等。^{1}H MRS也对肾功能、正常肾脏组织和新生物的区分提供帮助，并可能为肾脏病变术前定性和疗效监测提供新的评价方法。

5. 新型对比剂　由于常用的MRI对比剂为低分子量对比剂，通过肾脏时既不被肾小管分泌又不被重吸收，完全由肾小球滤过，而且颗粒小，易扩散入组织间隙，浓度与测得的信号强度之间关系复杂，对提供的肾脏功能信息有限。新一代的大分子 MRI 对比剂及氧化铁颗粒则能提供更多的肾脏功能信息。

钆连接的白蛋白（Gd - albumin）能发现肾移植后蛋白尿的起源及周期性蛋白尿的发生位置；钆连接的枝状晶体（Gd - dendrimer）的摄取能反映外髓部近曲小管的损伤；超小顺磁性氧化铁颗粒（US-PIO）则能显示出肾脏内炎性改变的位置。目前，此类对比剂尚未广泛应用于人体，研究数据大部分来自动物试验，但随着此类对比剂临床上的广泛应用，对肾脏功能及器质性疾病的评价将提供更多有益的帮助。

6. 介入磁共振成像技术　随着开放式 MR 设备和特殊线圈的开发及应用，融合介入治疗与 MR 技术为一体的介入 MRI，可在任意平面显示病变，软组织分辨率高且对患者及医生均无 X 线辐射危害。其内容主要包括 MR 引导下非血管介入（经皮活检、肿瘤消融等）、血管介入以及微创术中 MR 导航系统等方面的应用。目前，介入 MR 在肾脏病变诊断及治疗中的文献报道逐渐增多，临床应用主要集中在 MR 引导的经皮射频消融、冷冻治疗、激光消融及 MR 引导的肾动脉栓塞等研究中。

MSCT 和 MRI 在 RCC 临床分期中的价值相似。MSCT 具有高的空间分辨力，显示静脉内微小癌栓时，其敏感度高于 MRI。但 MSCT 平扫无法区分血液和栓子的密度差别，对栓子的显示需行增强扫描。当癌栓阻塞、肿瘤或淋巴结增大压迫阻碍了对比剂流入时，MSCT 无法准确显示腔静脉癌栓的上缘范围，影响了分期的准确性。多层螺旋 CT 血管造影（multi - slice spiral CT angiography，MSCTA）和对比剂增强磁共振血管成像（contrast - enhanced magnetic resonance angiography，CE MRA）可以准确评价肾血管的数目、走行以及肿瘤与其周围动脉分支的毗邻关系。MSCT 尿路成像能够获得类似于逆行肾盂造影的影像，可更加直观地显示肿瘤与集合系统的关系。

（四）正电子发射断层扫描

正电子发射断层扫描（positron emission tomography，PET）和 PET - CT 也可用于 RCC 的诊断、分期和鉴别诊断。但由于 RCC 血运较丰富，肿瘤组织缺氧较轻，细胞膜葡萄糖转运体 - 1（glucose transporter - 1，GLUT - 1）表达较低，线粒体内己糖激酶活性较低，肿瘤组织葡萄糖代谢水平相对较低，此外肾细胞癌组织内 $6 - PO_4 -$ 脱氧葡萄糖（$FDG - 6 - PO_4$）分解酶过高，可导致肿瘤组织摄取 FDG 较低或不摄取，加之静脉注射^{18}氟（^{18}F）标记脱氧葡萄糖（$^{18}F - FDG$）后约 50% 未经代谢直接由肾脏排泄，FDG 不被肾小管重吸收，放射性药物浓聚在肾集合系统，影响肾脏病变的显示，因此多组研究表明^{18}F - FDG PET 对肾脏原发肿瘤的诊断准确度不如 CT，但对 RCC 的淋巴结转移和远处转移要优于 CT、MRI、超声、X 线片及骨显像等其他传统影像检查方法，且转移淋巴结很少出现假阴性。Aide 等研究显示^{18}F - FDG PET 与 CT 对肾脏肿物和远处转移的诊断准确度分别为 51%、83% 和 94%、89%。Kang 等研究显示^{18}F - FDG PET 与 CT 对原发 RCC 的诊断敏感度和特异度分别为 60%、92% 和 100%、100%。

近年来有研究用对肾集合系统干扰较小的^{11}C - acetate（^{11}C 标记乙酸盐）作为肾 PET 显像剂。RCC 与正常肾组织对^{11}C - acetate 的摄取率相同，但清除率明显低于正常或非肿瘤肾组织，故^{11}C - acetate 能很好地鉴别 RCC 与非肿瘤肾组织，提高 PET 对 RCC 的诊断准确率。^{18}F - FLT（fluorine - 18 fluorothymidine，^{18}氟标记脱氧胸腺嘧啶）是目前研究较为热门的一种核酸代谢 PET 显像剂，可反映肿瘤细胞的增殖。

（五）肾动脉造影

肾动脉造影在无 CT、MRI 设备时对 RCC 的诊断帮助较大，可反映肿瘤血管的分布情况，帮助肾肿瘤的诊断和鉴别诊断，但 20% ~25% 的 RCC 在肾血管造影中无肿瘤血管显像，不能依血管显像结果诊断为 RCC，其中有一部分 RCC 病例在肾血管造影中无肿瘤血管显像，但在 CT 增强扫描中仍有肿瘤强化现象。与 B 超、CT 和 MRI 相比，目前肾血管造影检查诊断 RCC 的准确性并无明显优势，故认为肾血管造影检查诊断肾肿瘤的价值有限。而且肾血管造影为有创检查，有一定的并发症发生率，所以中华泌尿外科学会制定的《肾细胞癌诊治指南》中不推荐血管造影检查作为 RCC 诊断的常规检查项目。但对须行姑息性肾动脉栓塞治疗或保留肾单位手术前需了解肾血管分布及肿瘤血管情况者可选择肾血管造影检查。

三、肾肿瘤穿刺细胞学及病理诊断

在肾肿瘤的诊断中，穿刺活检行细胞学或病理检查的假阴性率为15%，假阳性率2.5%。穿刺活检的并发症发生率<5%，包括出血、感染、动静脉瘘和气胸，此外穿刺针道肿瘤种植率<0.01%，穿刺活检死亡率<0.031%。由于CT和MRI诊断肾肿瘤的准确性高达95%以上，而穿刺活检的敏感性及特异性为80%~95%，穿刺活检约有17.5%的误诊率（假阴性和假阳性率），此外须考虑穿刺活检可能带来的并发症，甚至是严重并发症等问题。CT和MRI诊断肾肿瘤存在较大困难的往往是小肿瘤，而对此类患者可以考虑选择保留肾单位的手术或定期随诊观察，通过保留肾单位手术即可达到明确诊断目的，也可通过外科手术达到治疗目的，通过定期随访，对比影像学检查的结果也可以帮助明确诊断。所以中华医学会泌尿外科学分会制定的《肾细胞癌诊治指南》中认为肾穿刺活检对RCC的诊断价值有限，不推荐作为RCC患者的常规检查项目。对影像学诊断难以判定性质的小肿瘤患者，可以选择行保留肾单位手术或定期（1~3个月）随诊检查。对不能手术治疗的晚期肾肿瘤须化疗或其他治疗的患者，治疗前为明确诊断，可选择肾穿刺活检获取病理诊断。

四、肾肿瘤的鉴别诊断

1. 肾囊肿　在RCC的诊断当中，需要注意跟一些肾脏占位性病变进行鉴别，最常见的为肾囊肿。单纯的肾囊肿在临床上常见，其诊断并不难，最敏感的手段是B超检测，可以清晰显示肾脏无回声的肿物，肿物壁薄光滑，内部回声均匀。但当囊液不均匀或囊壁不光滑时，需要CT或MRI等检查。

2. 肾嗜酸细胞瘤　肾嗜酸细胞瘤是比较罕见的肾脏良性肿瘤，常无明显症状。临床上肿瘤往往较大，CT上能够看到肿瘤内部有星状的瘢痕，是其典型的特征，该肿瘤常无明显的出血和坏死，可作为鉴别诊断的依据。

3. 肾血管平滑肌脂肪瘤　是临床上最为常见的肾脏良性肿瘤。肾血管平滑肌脂肪瘤的典型特点是B超表现为肾脏强回声的肿物，CT上为低密度肿瘤，CT密度为负值，可通过这些特点而作出诊断。但有少部分的血管平滑肌脂肪瘤，含脂肪成分很少，在B超或者CT上的特点不明，易误诊为RCC，其诊断上存在困难，往往需要结合B超、CT以及核磁等来综合分析。

五、肾癌的临床及病理分期

（一）肾细胞癌2002年AJCC TNM分期

RCC的临床分期主要依赖于体格检查和影像学诊断。其临床分期推荐采用2002年AJCC的TNM分期。病理分期中评价N分期时，要求所检测淋巴结数目至少应包括8个被切除的淋巴结，如果淋巴结病理检查结果均为阴性或仅有1个阳性，被检测淋巴结数目<8个，则不能评价为N_0或N_1。但如果病理确定淋巴结转移数目≥2个，N分期不受检测淋巴结数目的影响，确定为N_2。

（二）肾细胞癌的2010年AJCC TNM分期

病理分期是肾细胞癌最重要的预后指标，也是临床制订术后治疗方案的重要依据，目前由世界卫生组织（WHO）、美国癌症协会（AJCC）和国际抗癌协会（UICC）推荐使用的是TNM分期（T代表肿瘤，N代表淋巴结，M代表转移），2009年修订成第7版，2010年1月1日开始使用。与2002年第6版分期相比，有一些改动，包括：①T_2病变分为T_{2a}（>7cm但≤10cm）及T_{2b}（>10cm）；②肿瘤直接连续侵犯同侧肾上腺归为T_4，如肿瘤非直接连续侵犯同侧肾上腺则归为M_1；③淋巴结的侵犯简化为N_0及N_1。

根据原发肿瘤的大小及侵犯范围、有无区域淋巴结受累、有无远处转移进行如下分期：

T（原发肿瘤）

Tx：原发肿瘤无法评估

T_0：无原发肿瘤的证据

T_1：肿瘤局限于肾脏内，最大径≤7cm

T_{1a}：肿瘤局限于肾脏内，最大径≤4cm

T_{1b}：肿瘤局限于肾脏内，最大径>4cm但≤7cm

T_2：肿瘤局限于肾脏内，最大径>7cm

T_{2a}：肿瘤局限于肾脏内，最大径>7cm但≤10cm

T_{2b}：肿瘤局限于肾脏内，最大径>10cm

T_3：肿瘤侵入大静脉或肾周组织但未侵入同侧肾上腺，未超过Gerota筋膜

T_{3a}：肿瘤大体上侵入肾静脉或其分支（静脉壁有平滑肌的分支），或肿瘤浸润肾周及/或肾窦脂肪但未超过Gerota筋膜

T_{3b}：肿瘤大体上侵入横膈下的腔静脉

T_{3c}：肿瘤大体上侵入横膈上的腔静脉或侵犯腔静脉的管壁

T_4：肿瘤侵犯超过Gerota筋膜（包括连续地浸润同侧肾上腺）

N（区域淋巴结）：指肾门、腔静脉、主动脉腔静脉间、主动脉等部位淋巴结。

N_x：区域淋巴结无法评估

N_0：无区域淋巴结转移

N_1：区域淋巴结转移

M（远处转移）：包括骨、肝、肺、脑及远处淋巴结等部位的转移。

M_0：无远处转移（如无病理M_0，则用临床M来完成分期组）

M_1：远处转移

（三）静脉瘤栓分型

RCC侵入肾静脉并延伸至下腔静脉在临床上并不少见。RCC下腔静脉瘤栓的发生率约为4%~19%，其中0.3%~1.0%的瘤栓可扩展至右心房。

根据静脉瘤栓的长度范围将静脉瘤栓分为不同级别或类型，目前尚无统一的分类方法。Wilkinson等将下腔静脉瘤栓分为肾静脉型、下腔静脉膈下型、下腔静脉膈上型三型。Libertino等将其分为下腔静脉膈下型、下腔静脉膈上型二组，下腔静脉膈下型又可分为肝静脉上型和肝静脉下型，下腔静脉膈上型又分为心包内型和心内型。美国Mayo医学中心（Mayo Clinic）将其分为五级：0级：瘤栓局限在肾静脉内；Ⅰ级：瘤栓顶端距肾静脉开口处≤2cm；Ⅱ级：瘤栓位于肝静脉水平以下的下腔静脉内，瘤栓顶端距肾静脉开口处>2cm；Ⅲ级瘤栓在肝内下腔静脉，膈肌以下；Ⅳ级（肝上型）：瘤栓位于膈肌以上下腔静脉内。中华医学会泌尿外科学分会制定的《肾细胞癌诊治指南》推荐采用美国Mayo医学中心的五级分类法。

随着瘤栓分级的提高，手术难度及手术危险性、死亡率明显上升。但下腔静脉瘤栓最有效的方法是手术切除，手术方式应根据分级的不同选择下腔静脉壁切开取栓、下腔静脉部分切除及体外循环下行下腔静脉瘤栓取出术。文献报道手术死亡率为6%~9%。对于仅表现为肾或下腔静脉瘤栓无淋巴结转移和全身转移的RCC患者，在根治性肾切除术的同时行下腔静脉瘤栓取出术后5年生存率可达54%~68%。

（胡建昕）

第四节　肾癌外科治疗

一、开放性手术治疗

（一）概述

肾细胞癌发病的危险因素有吸烟、肥胖和高血压及抗高血压治疗等。还有一些危险因素与遗传有关，如家族性肾细胞癌，其中最常见的是von Hippel-Lindau（VHL）病，它是一种由VHL基因突变引

起的肾透明细胞癌。Neumann 等研究发现 VHL 病肾癌常为双侧及多中心，伴有肾囊肿；VHL 病肾癌肿瘤发生较早，平均发病年龄为 35 岁；VHL 病肾癌的病理分级较低；生长缓慢（肿瘤直径平均每年增长 0.26cm），转移只出现在直径 >7cm 的肿瘤。张进等报道了国内 VHL 病家系：肾肿瘤为双侧多发肾癌；病理分级大多数为 I 级，肿瘤生长缓慢，未发现淋巴结转移（其中 2 例肿瘤最大径分别为 9cm 和 7.5cm），VHL 病肾癌发生远处脏器转移较晚。根据 VHL 病肾癌的临床和病理特点，张进等认为：肿瘤最大径 <3cm 的患者可以采取等待观察的治疗，肿瘤直径≥3cm 时可以考虑采取手术治疗，治疗以保留肾单位手术（NSS）为首选治疗方案，包括肿瘤剜除术等。在 1999—2005 年期间由美国 SEER 数据库所进行的针对 17 个不同地区肾癌患者的流行病调查的数据分析显示，肾癌患者的 5 年总生存率为 69.4%。决定肾细胞癌 5 年生存率最重要的预后因子为肾肿瘤的病理分级、肾肿瘤的局部侵犯程度、有无区域淋巴结转移和远处转移。肾细胞癌的主要转移部位为肺、骨、脑、肝脏以及肾上腺等。

肾癌患者在手术治疗前需要进行彻底细致的全身体格检查，其中特别要注意是否有锁骨上淋巴结肿大、腹部是否有肿块、下肢是否有水肿、是否有精索静脉曲张或皮下结节等。

肾癌患者在手术治疗前的实验室检查包括：进行全血细胞计数，全套代谢指标检查包括：血清钙、肝功能检查、乳酸脱氢酶（LDH）及血清肌酐等。其他的检查还有：凝血功能和尿液分析等。

肾癌患者在手术治疗前的辅助检查包括：手术前的辅助检查中，腹腔和盆腔 CT 的平扫或增强检查、胸片以及胸部 CT 平扫或增强等影像学检查等对患者明确手术治疗方案有十分重要的作用。当怀疑患者有下腔静脉受累时，可对患者进行腹部的 CT 平扫和增强或 MRI 的检查借以评估者下腔静脉受侵犯的范围和程度。当患者因对增强造影剂过敏或肾功能不全而无法接受 CT 增强检查时，MRI 也可替代 CT 来进行肾肿块的检查以了解肾脏肿块与周围脏器的关系以及对肾脏肿瘤进行临床分期。骨扫描检查并非肾脏肿瘤患者的常规检查，除非患者有骨痛主诉或在其血生化检查中有碱性磷酸酶升高的情况下才考虑进行骨扫描的检查。当病史或体格检查提示肾癌有脑部转移的可能性时，应该考虑进行脑部 CT 或 MRI 检查。PET 扫描并非初诊肾脏肿瘤患者的常规检查项目。

在肾癌患者的治疗中手术切除仍是治疗临床局限性肾细胞癌唯一有效的治疗手段。手术的选择包括根治性肾切除术和保留肾单位手术等。经典根治性肾切除术的范围包括：肾脏及肾周筋膜、肾周脂肪、区域淋巴结及同侧肾上腺。现在认为根治性肾癌手术中进行淋巴结清扫并不具有治疗意义，也就是说它并不能够提高肾癌患者手术后的生存率，但它能够对患者手术治疗后的预后提供确切而重要的信息。因为肾脏有丰富的动静脉血供和淋巴系统，目前的检查手段没有发现有局部或远处转移的肾脏肿瘤患者，有的实际上已经有了一些微小的肿瘤细胞经血运和淋巴途径发生了转移，所以即便对这些患者进行了淋巴结清扫，这些患者最终仍会发生肿瘤远处转移。

在进行根治性肾切除术时，同侧肾上腺仅在肾上极巨大肿瘤或 CT 显示肾上腺异常时才需要进行切除。当肿瘤侵犯至下腔静脉时，根治性肾切除术是首选的治疗方法。大约有一半的肾肿瘤伴发下腔静脉癌栓的患者经过手术取出癌栓后能够获得长期生存。切除下腔静脉或心房内癌栓通常需要心血管外科医生的帮助并使用静脉 - 静脉或心肺旁路，伴或不伴循环暂停技术。因为治疗肾脏肿瘤伴下腔静脉癌栓的死亡率接近 10%，这取决于原发肿瘤的局部侵犯程度和下腔静脉的受累水平。所以切除下腔静脉或心房内肾肿瘤癌栓的患者必须由经验丰富的治疗团队进行手术。

保留肾单位手术过去仅适用于那些根治性肾切除术后会导致功能性无肾、必须透析的患者。这部分肾细胞癌患者包括：孤立肾、对侧肾脏肾功能不全、双侧同时发生肾细胞癌的患者。然而随着外科手术技巧的不断改进，目前对临床病理分期为 T_{1a} 和 T_{1b} 期的患者（最大径≤7cm）、对侧肾功能正常的患者进行保留肾单位的手术日益增多，而且治疗效果与根治术相似。保留肾单位手术最适合那些位于肾脏上、下极或边缘的肿瘤。遗传型肾细胞癌的患者，如 VHL 病，也可考虑采用保留肾单位的手术进行治疗。全身条件良好的临床病理分期为 I～Ⅲ期的患者应该接受手术治疗。然而，对于那些老年或体弱患者如果肿瘤较小，可以考虑选择严密随访观察或接受最新的微创能量消融技术，如射频消融或冷冻消融。

临床病理分期是 I 期、Ⅱ期、Ⅲ期和Ⅳ期的肾细胞癌患者，5 年生存率分别为：为 96%、82%、

64%和23%。

（二）肾脏手术历史

历史上第一例肾脏切除术是在偶然中进行的，很早以前在一次巨大卵巢肿瘤切除术中手术医生十分惊讶地发现在手术标本中有肾脏组织。第一次明确的肾脏手术是在1869年由Gustav Simon等在治疗输尿管阴道瘘时施行的肾脏切除术。施行手术之前，Gustav Simon等在狗身上进行了动物实验发现，切除一个肾脏后犬能够正常存活。这个实验动物模型应用到临床后为其后的许多临床肾脏手术方式的开展打下了基础。在1881年Morris等第一次施行了肾切开取石术，以后他发明了一系列的新名词比如：肾结石、肾切开取石术、肾切除术和肾切开术等。第一例肾部分切除术是在1884年由Wells等在治疗肾周围纤维脂肪瘤时施行的。在1887年由Czerny等应用肾部分切除术技术治疗了肾脏肿瘤。在1891年由Kuster等在治疗一名13岁孤立肾男孩时施行了肾盂成形术。1903年Zondek等强调在施行肾部分切除术时手术医生对肾脏动静脉的临床局部解剖要有更透彻的了解。

（三）肾脏临床解剖

肾脏为腹膜后器官，位置相当于上极在第12胸椎水平，下级在第3腰椎水平，由肾周围脂肪和肾周筋膜包绕。其前方有肋骨保护，后方的内侧有腰大肌，外侧有腰方肌保护。肾上腺覆盖在肾脏的上内方，右肾上极前方是右肝叶，内侧是下腔静脉，前内侧有十二指肠降部，前下方有结肠肝曲。左肾前方与胃相邻，前外方是脾脏，脾血管和胰腺于肾脏的前方跨过。下极内侧是十二指肠空肠曲，前外方是结肠脾曲。

肾上腺和肾脏由肾周筋膜所包绕，肾周筋膜分成前后两叶，在其上方及外侧前后两叶相互融合，肾周筋膜内侧覆盖大血管的前后方，下方包绕输尿管上1/3，但肾周筋膜的下方则不互相融合。因此肾周筋膜内的液体集聚时会扩展至腹膜后间隙。肾周筋膜内有肾周脂肪，其外有肾旁脂肪。

肾脏的动脉一般为一条总干，在肠系膜上动脉下方发自主动脉，据人体尸体解剖学研究发现大约有1/4的肾脏有不止一条来自主动脉的肾动脉分支的供应。肾动脉在进入肾门之前分出肾上腺下动脉，及供应肾盂和输尿管上段的分支。右肾动脉于下腔静脉后方和肾静脉后方行走，左肾动脉行走于左肾静脉的后方和稍上方。肾动脉分出前后两支进入肾窦。后支于肾盂后方经过，供应后肾段，前支于肾盂和肾静脉间行走，其分支供应肾脏的上、中、下段。肾脏的动脉间没有明显的交通支，所以一旦一支肾脏动脉分支发生栓塞时，很容易造成它所支配的肾段缺血坏死。

肾静脉的肾内和肾外支与肾动脉伴行，但有无数的吻合支，肾静脉汇成数支总干位于肾动脉的前方，与左肾静脉相比右肾静脉较短，最后左右两侧肾静脉都汇入下腔静脉，极少有接受来自肾外的分支；左肾静脉较长，通常跨过主动脉前方，偶有一支或数支畸形的肾静脉行径主动脉后方汇入下腔静脉。膈下静脉和肾上腺静脉在肾静脉的上方、性腺静脉在肾静脉的下方、腰静脉在肾静脉的后方汇入肾静脉。

右肾的淋巴管经过肾门在肾血管的上下方流入下腔静脉外侧和腔静脉主动脉间的淋巴结。左肾的淋巴管引流经过肾血管上下方流入主动脉外侧淋巴结。

（四）肾脏手术切口

对肾脏手术切口是采取腹膜后切口还是经腹切口一直以来都有争论。Kocher和Langham早在1878年就采用腹部正中切口经腹进行了肾脏手术。在1913年Berg采用腹部横切口进行肾脏手术，他强调这个切口将升结肠或降结肠移向一侧后就可以很好地暴露肾脏的血管从而能够更加安全地处理肾蒂。Berg通过此切口用血管钳控制腔静脉后，安全地取出了腔静脉中的癌栓。然而经腹手术会引起腹膜炎发病率上升，同时还会引起其他一些腹腔并发症的发生，比如肠粘连等。这使得在20世纪前半叶许多泌尿外科医生更愿意选择经腹膜后切口途径进行肾脏手术。直到20世纪50年代后期，由于腹部外科和血管外科技术的进步，使得经腹进行肾脏手术越来越多地在临床开展起来。

手术切口的选择对肾脏手术时肾脏的良好暴露是十分重要的，因为肾脏位于后腹膜上部，位置较深而且肾脏的前面还有肝脏、脾脏和肋骨的保护所以如果切口较小的就不容易处理肾脏的血管，特别是在处理较大的肾脏肿瘤或肾脏周围有炎症和感染的时候。而且手术切口小时，在手术中为了取得肾脏良好的暴露过分地牵拉切口就会对肋间神经造成损伤从而引起术后腰背部切口的疼痛。

在肾脏手术时有一些因素会影响手术切口的选择包括，患者过去的手术史、肾脏的疾病情况、肾脏以外的疾病是否需要同时进行其他手术、是否需要进行双侧肾脏手术和患者的体型等。如果患者有严重的脊柱后侧凸以致造成严重通气功能障碍的话，那么标准的需要侧卧位的腰切口手术就不能够使用。

肾脏手术有四个标准的手术入路：腹膜外腰背部斜切口、腰部斜切口、经腹切口和胸腹联合切口等。

1. 腹膜外腰背部斜切口　该切口能够很好地暴露肾实质和肾脏的集合系统，因为不需要进入腹腔所以对腹腔内的脏器影响较少，避免了腹腔内的感染。该手术特别适用于体型较胖的患者。该手术切口的缺点是与经腹切口相比较，对肾蒂的暴露不够完全和彻底，另外对那些有脊柱侧弯的和心肺功能不全的患者不适用。腹膜外腰背部斜切口主要有经 11 和 12 肋切口两种。

（1）12 肋间切口：此切口可以较好地暴露肾脏和肾上腺，但应该在手术时避免损伤胸膜。具体手术步骤如下：

1）沿 12 肋骨作皮肤切口，并且可以向外延长。切开皮肤以及皮下组织。

2）切开背阔肌以及下后锯肌，暴露 12 肋骨，切开骨膜。用骨膜剥离器剥离后侧肋骨骨膜到肋骨角内侧处。

3）切开肋骨尖的软组织，用肋骨钩在骨膜下分别向椎体及肋骨尖的方向推进，可将肋骨游离，很少会发生胸膜的损伤。

4）用肋骨剪刀于肋骨角内侧剪断 12 肋骨，以咬骨钳修整肋骨残端，以免损伤周围组织。

5）于肋床尖部切开骨膜和腰背筋膜，用手指紧贴骨膜做钝性分离，推开胸膜以及膈肌，认清胸膜返折后，靠近肋床下缘剪开骨膜，剪开部分膈肌脚后可以完全显露肾周筋膜。

（2）11 肋间切口：具体手术步骤如下。

1）在 11 肋间前段向前方做一斜切口，切开皮肤以及皮下组织。

2）切开背阔肌以及腹外斜肌，于 12 肋骨尖的上缘切开腰背筋膜以及肋间肌，用手指于腹肌下推开腹膜以及腹膜外脂肪，切开腹内斜肌和腹横肌。

3）用示指伸入肋骨前方做钝性分离，于肋前段 12 肋上缘切开肋间肌以及腰背筋膜，至靠近胸膜处则用小弯血管钳紧贴腰背筋膜前缘仔细分离，继续切开下后锯肌、肋间肌以及腰背筋膜，就可以显露其前方的胸膜返折。肋间部分的切口一般为 3 ~ 4cm 长。

4）小心将胸膜向前推开，切断一部分膈肌脚。牵开切口创缘，将肾周筋膜后层向内侧游离，切开肾周筋膜，注意避免损伤后侧的腹膜。切开肾周脂肪组织就可以暴露肾脏。

2. 腰部斜切口　该切口操作简单，适用于一般性的肾脏和输尿管手术。其优点在于手术创伤小，不经过腹腔，但对肾脏上极暴露不够满意。具体手术操作步骤如下：

（1）患者取侧卧位，沿 12 肋骨下缘 1cm 横行斜向外下切开皮肤，根据需要决定切口的长度。

（2）切开皮下组织，背阔肌以及下后锯肌，显露其深面的腰背筋膜。

（3）切开腰背筋膜，避免损伤其下的肋下神经以及髂腹下神经。牵开或切断腹外斜肌，腹内斜肌用手指在腹横肌下推开腹膜，再用示指、中指二指托起腹内斜肌以及腹横肌并切断它们。牵开骶棘肌，剪开腰肋韧带，显露出其深层的腰方肌，将切口向远侧延长，就可以显露肾周筋膜。

3. 经腹手术切口选择有两种　腹部直切口和前肋缘下切口。

（1）腹部直切口：腹部直切口主要用于肾脏手术而需要同时探查腹腔内脏器或对侧肾脏、双侧肾上腺手术、肾脏血管手术、较大的肾脏肿瘤切除术等，该手术入路患者体位较舒适，对心肺功能的影响不大。患者采用仰卧位，患者手术侧稍垫高以利于暴露。具体手术步骤如下：

1）切口：切口可选腹部正中切口、旁正中切口或腹直肌切口。切口上起肋缘下，下至脐下 2 ~ 3cm。根据手术需要，直切口可以向下延长。

2）切开腹壁：切开皮肤以及皮下组织后，充分暴露腹直肌前鞘。用刀尖将腹直肌前鞘先切开一小口，再用钝头剪刀伸向腹直肌前鞘的深面进行分离，然后将其剪开。沿肌纤维走向钝性分开腹直肌，显露腹直肌后鞘，最后将腹直肌后鞘连同腹膜一并提起作纵行切开，就可以进入腹腔。

3）切开结肠旁沟，显露肾脏：进入腹腔后，将结肠以及小肠推向内侧。左侧，将脾脏妥善保护后用拉钩向外上方牵拉；右侧则将肝脏向上方牵开，显露结肠旁沟。此时，可隔着腹膜触摸到肾脏。于结肠外侧结肠旁沟处切开后腹膜。左侧游离降结肠以及结肠脾曲；右侧游离升结肠以及结肠肝曲，将它们牵向内侧，就可以显露出腹膜后脂肪。

4）切开肾周筋膜：钝性游离腹膜后脂肪，显露出肾周筋膜，将其纵行切开。显露肾脏：肾周筋膜切开后就可以显露出肾脂肪囊。在肾脂肪囊内将肾脏游离出来后，就可以进行各种肾脏的手术处理。

5）缝合切口：手术完成后，用温的等渗生理盐水冲洗手术创面。肾床需要放置负压引流时，应该将负压引流放置在腹膜后，在腰部切口旁另外做一切口将负压引流引出。用细丝线间断缝合肾周筋膜，将结肠复位，缝合结肠旁沟切开处的后腹膜，清理腹腔，再按层次逐层缝合腹壁切口。经此切口显露肾脏位置较深，需要将腹腔内的脏器向四周牵开，注意要对其进行妥善的保护，不要因为牵拉不当而引起腹腔内实质性脏器的撕裂。术中经常用等渗的生理盐水纱布湿润脏器，关闭腹腔前应该将小肠用理顺的大网膜加以覆盖，从而使小肠与腹壁隔离，以避免发生手术后肠管粘连。

（2）前肋缘下切口：此切口患者取仰卧位，可以经腹膜外或腹腔内入路来显露肾脏，该切口显露肾蒂更为满意，若需要进行双侧手术，该切口还可以向双侧延长。具体手术步骤如下：

1）切口：切口起自腋中线下缘2横指，与肋下缘平行斜向内上方，止于腹正中线。

2）切开腹壁：切开皮肤以及皮下组织，再顺切口方向切开腹直肌前鞘，切断腹直肌以及部分腹外斜肌。然后切开腹内斜肌和腹横肌。第9肋间神经和血管行走于其深面，注意要将其结扎和切断。沿切口方向切开腹直肌后鞘和腹膜，就可以进入腹腔。

3）显露肾脏：将腹壁切口用拉钩牵开，右侧应该注意妥善保护肝脏，左侧应该妥善保护脾脏，右侧切口可以显露升结肠，左侧切口可以显露降结肠。在结肠外侧切开后腹膜以及肾周筋膜前叶。就可以在肾脂肪囊内游离显露肾脏了。

4）显露肾蒂：将已经切开的肾周筋膜前叶以及后腹膜向内侧游离，此时十二指肠亦随着腹膜一起推向内侧，显露出下腔静脉，仔细游离肾蒂，解剖出肾蒂结构。左侧肾蒂前方为胰尾，将它稍向内侧推开，就可以显露出左侧肾蒂的结构了。

4. 胸腹联合切口　此切口可以广泛显露肾脏、肾血管、腹主动脉和下腔静脉，适用于根治性肾切除、孤立肾的肾肿瘤部分切除术、巨大的肾上腺肿瘤切除术以及肾动脉疾病的手术治疗。在其他途径施行肾脏手术发生意外时，如肾蒂滑脱、下腔静脉损伤等紧急情况下，可采用该切口处理紧急意外的情况。具体手术步骤如下：

1）切口：切口起自腋中线，斜向前止于脐上。切口的高度可按病变的性质、大小以及部位确定。可以切除第9或第10肋骨经肋床进入胸腔，或经第11肋床的间隙进入胸腔。切口较高的需要切开胸腔；切口较低的，仅切开膈肌，将胸膜向上推开，经胸膜外显露手术部位。

2）切开胸壁以及腹壁：沿切口方向依次切开皮肤、皮下组织、背阔肌、腹外斜肌、腹内斜肌以及腹横肌，并且切断同侧的腹直肌以及腹直肌前鞘。

3）切开胸腔以及腹腔：经肋床切除相应肋骨的远端2/3，同时切断肋缘之软骨弓，切开肋间肌或肋床后，再小心切开胸膜，进入胸腔。注意此步骤勿损伤肋间神经和血管。切口之下半，则切开腹直肌后鞘以及腹膜，进入腹腔。

4）切开膈肌：进入胸腔后，肺即向胸腔内萎缩，用生理盐水纱布妥善保护肺脏，将其向上方推开，显露出膈肌。用牵引线将膈肌提起并予以切开，就可以看见位于其下面的肝脏。

5）显露肾脏：此时再扩大切开腹腔，用拉钩将肝脏、胃、十二指肠向四周拉开，切开后腹膜以及肾周筋膜，就可以获得良好的手术视野。

6）关闭切口：先放置胸腔肋间引流管，再按顺序缝合膈肌、腹膜、腹横肌、腹直肌后鞘以及肋软骨弓，然后分层缝合切口。术后行胸腔闭式引流。

（五）肾脏手术的术前准备

对于肾脏手术的患者，手术前的准备是十分重要的。这不仅对保证肾脏手术治疗能够成功而且对患者手术后的恢复以及获得良好的手术治疗效果都是必需的。

（1）心肺功能检查以及改善心肺功能：肾脏手术无论采用哪种手术入路，都会对呼吸和心血管系统功能造成影响，术中以及术后会引起肾脏手术患者的早期肺活量降低、静脉回流障碍以及回心血量的下降。所以手术前应该详细询问患者有无心肺疾病史，进行心电图检查以及胸片、肺功能检查，必要时对患者进行血气分析，禁止吸烟并进行呼吸功能的锻炼。有高血压、冠心病、肺部感染、肺气肿以及支气管哮喘的患者，手术前应该给予适当的治疗以改善病情从而使患者能够更好的耐受手术。

（2）改善全身状况：手术前注意营养的补充。对一般肾脏手术，术前不必输血，但对严重贫血以及营养不良的患者可以输全血或其他静脉营养物质，等待其全身情况改善后再施行手术。手术方案中估计手术复杂，手术时间较长时手术前应该给予配血。可以参考体能状态评分标准来对手术患者进行全身情况的评估。

（3）进行血小板以及凝血功能检查：有过量饮酒习惯或长期服用某些药物，比如阿司匹林等，可能会影响患者的凝血功能；女性患者如处于月经期时等，应该予以适当的处理以改善手术患者的凝血功能。

（4）对中老年患者应该注意有无糖尿病，并且检查血，尿糖。有糖尿病史的患者手术前应该控制血糖在 10mmol/L 左右。

（5）详细了解病侧和对侧尿路情况：包括肾脏、输尿管和膀胱的形态、病变和功能，除尿液分析和一般的肾功能检查外，应行尿路平片，静脉尿路造影。必要时进行膀胱镜检查和逆行尿路造影。其他影像学检查比如 B 超、CT、MRI 等可以提供重要的诊断依据，特别是对肾脏占位性病变的诊断、鉴别诊断以及了解肾脏肿瘤与周围器官的关系等能够提供很多有价值的信息有利于患者手术方案的制定。

（6）改善肾功能，纠正水和电解质紊乱：对侧肾脏疾病，比如双肾结石以及双侧上尿路梗阻性疾病等。孤立肾有病变者，可能表现出不同程度的肾功能障碍以及水、电解质紊乱，应该在手术前予以纠正。尿路梗阻导致的肾功能明显障碍的患者，可先行肾脏引流术，等肾功能改善后再对患肾进行手术治疗。

（7）对肾脏恶性肿瘤的患者，在手术前进行肾动脉造影术以了解肿瘤的动脉血供和与周围器官和组织的关系等，为手术方式的确定提供有价值的信息。但目前由于影像学检查技术的进步，许多辅助检查比如 MRI 水成像等，可以代替肾动脉造影的功能。如果是巨大肾肿瘤患者可以考虑在手术前 1～3 天施行肾动脉栓塞术，以利于手术治疗。

（8）控制感染：对怀疑或已经肯定有尿路感染的患者，在手术前必须进行尿液细菌学检查。尿路结核患者手术前应该有一定时期的抗结核治疗，非特异性尿路感染应该根据病原菌的种类给予有效的抗生素以及化学药物的治疗，一般应在急性感染控制后再进行手术。慢性感染也应该在手术前数日给予有效的抗生素治疗，以防止感染的扩散。如是梗阻并发感染，单独应用结抗生素治疗不能有效控制感染时，应该先行肾脏引流手术，等待炎症好转后，再进行手术治疗。

（9）靶向治疗在肾癌手术治疗前的应用：晚期肾癌的治疗，一直困扰着临床医生。众所周知，治疗肾癌主要是通过手术，它对化疗或激素疗法一般不敏感，虽然白介素－2和干扰素可以使肿瘤缩小，但只有10%～20%的患者对这些药物有反应，而且不良反应比较严重，患者平均生存期仅为 10 个月。随着在肿瘤基因学研究的不断深入使得人们对 RCC 的基因治疗有了更进一步的认识，肿瘤细胞无限制增长和新生血管的形成是肿瘤生长过程中的两个关键因素。靶向治疗药物——索拉非尼可通过双重作用机制不但干扰肿瘤细胞分裂的信号系统而且抑制肿瘤新生血管的形成"切断"肿瘤的营养供给，从而成为治疗无法切除的晚期 RCC 新的治疗靶点，给已经基本无药可治的晚期肾癌患者提供了一线生机。美国临床肿瘤学会（ASCO）在 2006 年年会发表的研究结果显示，使用"索拉非尼"的晚期肾细胞癌患者的无进展生存期比使用安慰剂的延长一倍，总体生存时间也有显著延长。国内在晚期肾癌靶向治疗方面也取得了丰富的经验。

（六）肾癌的手术治疗

对体能状态良好、低危险因素的肾脏肿瘤患者应首选外科手术治疗。

1. 保留肾单位的手术　近年来，随着手术技巧不断地完善、一些新的诊断技术在临床上的普及使得一些早期的无症状的肾癌在 B 超、CT 以及 MRI 等常规检查中被发现，这种肿瘤只需要施行保留肾单位的手术，尤其是那些肿瘤位置表浅的更容易施行该手术。临床报道对上述患者施行保留肾单位的肿瘤切除手术，随访结果发现这些患者的保留肾单位手术后的生存率与根治性手术后的生存率相比较没有显著的差异。

（1）诊断：对那些将要接受保留肾单位手术的肾癌患者，在手术前要进行系统性的评估，其中包括详细的过去史的询问和系统的体格检查、实验室检查和辅助检查等。实验室检查包括，肾功能、肝功能、血常规和尿常规等。辅助检查包括，胸片、腹部 CT 等。根据患者的病情可以选择骨扫描，胸腔和头颅 CT 等检查以排除肾癌是否有远处和局部的转移。

保留肾单位手术比肾癌根治术需要更加详细地了解肾脏的临床局部解剖和肿瘤局部情况。动脉造影对了解肿瘤的动脉血供、正常肾组织的动脉血供和选择哪种手术方式、手术切除范围等有一定帮助。对那些较大的生长在肾脏中心位置的肿瘤进行选择性肾脏静脉造影，可以发现肾内静脉中是否有癌栓以及保留肾单位手术后剩余的肾脏是否有足够的静脉系统进行静脉的回流等。

目前由于螺旋 CT 和计算机技术越来越多的应用于临床后，使得临床医师能够得到肾脏任何平面的血管和软组织的 3D 影像图，通过计算机图像处理后能够得到清晰的肾脏血管、肿瘤瘤灶和周围正常肾脏组织之间关系的图像，能够很好地指导临床医师制订手术方案。

（2）手术指征：保留肾单位手术（nephron sparing surgery，NSS）的肾实质切除范围应该是至少距离肿瘤边缘 0.5~1.0cm，对散发性肾癌的患者我们不主张采用肿瘤剜除术来治疗。在手术中对肉眼观察手术切缘有完整正常肾脏组织包绕的病例，手术中不必常规进行切缘组织冷冻病理学检查。保留肾单位手术可以通过开放性手术或腹腔镜手术进行。保留肾单位手术后局部复发率为 0~10%，而肿瘤直径 ≤4cm 的手术后局部复发率为 0~3%。保留肾单位手术的死亡率为 1%~2%。

（3）手术适应证

1）保留肾单位手术的绝对适应证：肾癌发生于解剖性或功能性的孤立肾患者，如果接受根治性肾切除治疗将会导致肾功能不全或尿毒症，比如先天性孤立肾，对侧肾功能不全或无功能以及双侧肾癌等。

2）保留肾单位手术的相对适应证：肾癌患者的对侧肾脏存在某些良性疾病，如肾结石、慢性肾盂肾炎或其他可能导致肾功能恶化的全身性疾病（如高血压、糖尿病、肾动脉狭窄等）的患者。

3）保留肾单位手术的可选择适应证：保留肾单位手术的绝对适应证和相对适应证的选择对肿瘤大小没有具体限定。保留肾单位手术的可选择适应证：对那些临床分期 T_{1a} 期（肿瘤 ≤4cm），肿瘤位于肾脏周边，单发的无症状性肾癌，对侧肾功能正常的肾癌患者可以考虑给予保留肾单位手术的治疗。

（4）手术方法、肿瘤切除范围、手术技巧：手术一般采用第 11 或 12 肋下切口。对那些特别大的肾癌或肾脏上极的肿瘤我们建议采用胸腹联合切口，根据我们的经验对肾动脉进行部分开放可以控制肾创面的出血。

1）肾极切除术

a. 充分游离肾脏，用心耳钳或门静脉钳阻断肾蒂，将盐水冰屑外敷肾脏，作局部低温处理。

b. 肿瘤靠近或达到肾脏表面者，需连同覆盖在肾脏上、下极的肾包膜一并切除。参考手术前 KUB + IVP、CT 以及 MRI 等影像学的检查，计划切除平面，在距离肿瘤 0.5~1.0cm 处横断肾脏。肿瘤远离肾包膜者，可于打到肿瘤的部分沿肾凸缘切开包膜，将其钝性剥离翻开，然后横断肾脏。

c. 肾脏创面的血管断端用 4-0 可吸收线作 U 形缝合结扎。皮质和髓质交界处的弓状血管作 U 形缝合，应在较坚实的髓质打结。叶间血管的缝合应穿过附近的肾盏或肾盂，以增强对缝线的支持。肾盏漏斗部的断端宜用 4-0 可吸收线作连续缝合。

d. 开放肾蒂钳，结扎出血点。创面渗血用纱布压迫止血，若仍有渗血，可用压碎的肌肉贴敷，并用包膜覆盖。用丝线缝合肾包膜，若包膜已切除，则用肾周脂肪或游离腹膜覆盖缝合。

2）肾楔形切除

a. 游离肾脏，用心耳钳或门静脉钳阻断肾蒂血流，用盐水冰屑作肾局部低温处理，在距离肾肿瘤约 0.5～1.0cm 处作包膜环形切口，切开肾实质。小心将切缘保持在离肿瘤约 0.5～1.0cm 处。若已进入肾窦，应该将切除的组织与肾窦疏松组织的血管以及引流系统细心分离，以免将其损伤。若切除的组织与肾盏相连，需分离该肾盏，在漏斗部将其横断。

b. 肾创面的血管断端用 4-0 可吸收线作 U 形缝扎，肾盏肾盂切缘用 4-0 可吸收线连续缝合。开放肾蒂血流。肾创面彻底止血。用带蒂大网膜或游离腹膜覆盖肾脏创面，并用缝线将其固定于肾包膜创缘。

3）肾横断半肾切除术

a. 切口及显露肾脏：经 11 肋间切口，逐层切开各层组织直到显露肾脏。

b. 切除部分肾脏：分离出肾蒂，用无损伤性血管钳夹住肾动、静脉，暂时阻断肾脏血流。在拟肾部分切除的一极，纵行切开肾包膜，用手术刀柄将其翻转并且钝性分离至正常肾组织。注意肾包膜菲薄，极易分破，操作时应该十分轻柔。于正常肾组织上切除肾脏部分，切面作横行切断。

c. 断面止血：断面上可见到多个肾实质内的血管断端，均用细针 0 号丝线逐一贯穿缝扎。然后放松血管钳，再一次仔细缝扎断面上的出血点，注意缝线不可过深，以免穿过肾盂或肾盏在其腔内形成异物。对一般性渗血可用热盐水纱布暂时压迫止血。

d. 缝合肾盂肾盏：断面彻底止血后，用 3-0 或 4-0 可吸收线缝合肾盂或肾盏断端。可用间断缝合法，亦可用连续缝合法。

e. 覆盖断面：肾脏断面敷以明胶海绵或压碎的自体肌肉组织，然后用 0 号丝线间断缝合肾包膜，肾脏的断面也可用腹膜覆盖创面。

f. 关闭切口：冲洗切口，放置负压吸引球一个，关闭肾周筋膜并将其前后两层缝合关闭以固定肾脏，再逐层缝合关闭切口。

4）肾肿瘤剜除术

a. 患者取侧卧位，作 12 肋切口，显露肾脏，分离至肾蒂，以便必要时阻断肾蒂血流。

b. 助手持肾脏，帮助显露及压迫止血。术者用小圆刀环绕肿瘤凸起部分的周围切开肾包膜，用刀柄或脑膜剥离器钝性分离覆盖在肿瘤组织上的肾皮质，达到肿瘤包膜外的假包膜，沿包膜外剜出肿瘤。

c. 用 4-0 可吸收线缝扎肾创面血管断端，较小的出血点用纱布压迫止血。用抗癌药浸泡创面 5 分钟，然后用生理盐水将手术创面洗干净。若仍有少量渗血，可用压碎的肌肉贴敷肾脏的创面。

d. 将肾脏复位，取带蒂肾周脂肪填入肾脏的创面，并用缝线将其固定于肾包膜，伤口放置多孔引流管，缝合各层组织以关闭切口。

2. 肾根治性切除手术

（1）手术适应证：肾根治性切除术是目前唯一得到公认可以治愈肾癌的方法。局部进展性肾癌首选治疗方法为根治性肾切除术，而对转移到淋巴结或血管的癌栓治疗则需根据病变程度选择是否切除。早期的研究主张在做根治性肾切除术的同时做区域性或扩大淋巴结清扫术，而最近的研究结果认为区域性或扩大淋巴结清扫术对淋巴结阴性患者只对判定肿瘤的临床病理分期有实际意义。而淋巴结阳性患者进行区域或扩大淋巴结清扫术只对少部分患者有益，由于这部分患者大多已经伴有微小肿瘤的远处转移，手术后需要接受联合免疫治疗或化疗。

经典的根治性肾切除范围包括：肾周筋膜、肾周脂肪、患侧肾脏、同侧肾上腺、肾门淋巴结、从膈肌脚至腹主动脉分叉处腹主动脉或下腔静脉旁淋巴结以及髂血管分叉以上输尿管。肾癌手术治疗经过 40 多年来的临床研究和发展，对采用经典根治性肾切术治疗肾癌的观念已经发生了部分变化，特别是在手术切除范围的变化（如选择适当病例实施保留同侧肾上腺根治性肾切除术、保留肾单位手术等）已经达成共识。现代观点认为，符合下列 4 个条件的肾癌患者可以选择保留同侧肾上腺的根治性肾切除术：①临床病理分期为 I 或 II 期；②肿瘤位于肾脏中、下部分；③肿瘤 <8cm；④术前 CT 显示肾上腺

正常。但此种情况下如果手术中发现同侧肾上腺异常，应切除同侧肾上腺。根治性肾切除术可以经开放性手术或腹腔镜手术进行。开放性手术可选择经腹或经腰部入路，没有证据表明哪种手术入路更具有优势。根治性肾切除术的死亡率为2%，局部复发率为1%～2%。不推荐根治性肾切除术前常规行肾动脉栓塞术。

（2）肾癌根治术中淋巴结的清扫：肾门淋巴结清扫主要包括肾蒂周围的淋巴脂肪组织，左肾至左肾动脉根部，右肾至右肾静脉汇入下腔静脉处。这种清扫是不规范的，阴性结果并不能表示没有淋巴结转移，既不能准确分级，也没有治疗意义。区域淋巴结清扫是指从肠系膜上动脉根部至主动脉分叉水平，左肾包括主动脉旁、主动脉表面以及主动脉后淋巴结，右肾包括腔静脉表面、腔静脉后、主动脉腔静脉间以及主动脉前淋巴结，外侧界均为输尿管（因为右侧肾脏有向左侧引流的侧支，所以要清扫主动脉前淋巴结）。这是一个改良的手术方式，该手术方式可以通过术后神经纤维的再生来减少射精功能障碍的发生。扩大的淋巴结清扫（双侧淋巴结清扫）范围是区域淋巴结清扫的扩大，即从膈肌脚至主动脉分叉水平，双侧输尿管之间的广泛腹膜后区域，是比较广泛的淋巴结清扫，其清扫淋巴结阳性率较区域淋巴结清扫略高，但并发症也相对较多。

腹膜后淋巴结清扫的意义：

1）明确病理分期：虽然目前的影像学诊断（如CT、MRI）已经可以检测出直径为1cm大小的腹膜后淋巴结，但是淋巴结肿大并不一定是肿瘤转移。Studer等发现只有42%CT中有肿大淋巴结的患者存在病理上的淋巴结转移，肿大的淋巴结很大程度上是淋巴结反应性增生。而未检测到淋巴结也不表示没有淋巴结转移。真正隐匿性的淋巴结转移（是指影像学检查和术中探查均未能发现的淋巴结转移）是很少的，大约只占所有淋巴结转移的2%～3%。可见，淋巴结清扫在肾癌的正确病理分期中有一定的作用，准确的病理诊断和病理分期是肾癌治疗的基础。

2）淋巴结清扫的治疗作用：淋巴结清扫是否能增加肾癌的疗效是全世界学者争论的焦点问题。对于临床分期属于早期局限性肾癌（$T_{1-2}N_0M_0$），淋巴结清扫并不减少局部复发率和增加生存率。无论淋巴结清扫与否，早期肾癌的局部复发率为2%左右。Siminovitch等发现各种淋巴结清扫手术方式（肾门淋巴结清扫、区域淋巴结清扫、扩大的淋巴结清扫）之间2年和5年生存率没有差异。Minervini等评价了进行淋巴结清扫和不进行淋巴结清扫的5年生存率，结果清扫者为78%，未清扫者为79%，两者无统计学差异。唯一一个前瞻性的随机对照研究（EORTC 30881）得出的5年生存率也无统计学差异。而且即便清扫，淋巴结阳性率也不到3%。从理论上讲，临床分期为仅有淋巴结转移而没有远处转移的肾癌患者（$TxN+M_0$）应该是淋巴结清扫的最大受益者。然而，真正满足$N+M_0$的患者不到10%，因为大多数淋巴结转移的患者同时并发远处转移。清扫的方式可能也会影响预后，扩大的淋巴结清扫比选择性肿大淋巴结切除有更多的生存受益。

（3）手术步骤

1）切口选择：根据肿瘤大小、位置、有无腔静脉癌栓形成以及癌栓上界位置选择适宜的切口。一般可采用11肋切口，该切口不易损伤胸膜，不进腹腔，术后恢复较快。11肋切口（切除第11肋骨）对显露肾上极十分满意，适用于肾中、上部肿瘤。上腹部横行切口对显露肾中、下极肿瘤较满意。经腹腔途径有助于首先结扎肾蒂血管。肿瘤巨大较固定或腔静脉癌栓位置较高，可采用胸腹联合切口。

2）采用11肋间切口时，取后倾斜45度侧卧位，切口自脐上2cm，腹直肌外缘斜向外上方，达到第11肋间前段。切口前段可切开腹直肌前、后鞘，必要时可以切断腹直肌。于腹膜后向内侧游离达到主动脉或下腔静脉。

3）处理肾蒂：根据我们的经验按肿瘤的大小和肾脏血管的关系将肾动、静脉分别或集束双重结扎并切断。若分别结扎肾血管，应该先结扎动脉。如果先结扎静脉，由于动脉血流继续流入、压力升高，更促进癌细胞从丰富的侧支循环扩散。集束双重结扎避免了操作过程中由于挤压导致肿瘤细胞播散或癌栓脱落，从而降低癌细胞的血行转移或淋巴转移的机会，同时手术中出血量少，有利于患者围手术期的恢复。于靠近肾盂处结扎输尿管，暂不切断。

4）清除淋巴结：左侧清除腹主动脉旁淋巴脂肪组织，右侧清除腔静脉周围淋巴脂肪组织。范围从肾蒂上缘向下至肠系膜下动脉水平。淋巴结清除亦可在切除肾及肿瘤后进行。

5）分离肾脏以及脂肪囊：在肾周筋膜后层与腰肌间进行游离，于肾下极下方切断肾脂肪囊，然后将肾脏轻轻向下牵引，并向上分离。遇到静脉侧支应予以结扎切断。分离肾上极如遇到坚韧的条索状组织时应分别予以钳夹、切断、结扎，切勿粗暴地钝性分离。游离肾下极，分离输尿管时，尽可能在低位将其结扎、切断。精索静脉宜于在输尿管断端附近将其结扎、切断。如系肾上极肿瘤，有的要将肾上腺一并切除。在分离过程中，切勿损伤肾包膜，以免造成癌细胞的播散。

6）整块切除肾、肿瘤、肾脂肪囊及肾蒂淋巴组织，创面用抗癌药物溶液浸泡 5 分钟，如剥离创面有渗血，放置烟管引流。缝合切口。

3. 下腔静脉癌栓取出手术

（1）下腔静脉癌栓的外科治疗：多数学者认为 TNM 分期、癌栓长度、癌栓是否浸润静脉壁与预后有直接关系。建议对临床分期为 $T_{3b}N_0M_0$ 的患者行下腔静脉癌栓取出术。不推荐对 CT 或 MRI 扫描检查提示有下腔静脉壁浸润或伴有淋巴结转移或远处转移的患者行此手术。下腔静脉癌栓取出术的死亡率为 9% 。目前对肾静脉癌栓尚无统一的分类方法。推荐采用美国梅约医学中心（Mayo Clinic）的五级分类法：0 级：癌栓局限在肾静脉内；Ⅰ级：癌栓侵入下腔静脉内，癌栓顶端距离肾静脉开口处 ≤2cm；Ⅱ级：癌栓侵入肝静脉水平以下的下腔静脉内，癌栓顶端距离肾静脉开口处 >2cm；Ⅲ级：癌栓生长达到肝内下腔静脉水平，膈肌以下；Ⅳ级：癌栓侵入膈肌以上下腔静脉内。

（2）手术方法：对怀疑有肾静脉、下腔静脉癌栓的患者，手术前应该明确癌栓的上、下极的位置。如果肿瘤仅伸到肾静脉的远端，则只要在肾静脉癌栓近端结扎肾静脉即可。如果癌栓长入下腔静脉，则根据不同肾静脉癌栓的不同类型进行相应的处理。

1）肾周癌栓：癌栓位于肾静脉开口附近的下腔静脉内。分离、结扎、切断肾动脉、输尿管，肾周筋膜外游离肾脏，仅留肾静脉与下腔静脉相连。由于癌栓远端位于肾静脉开口附近，无须游离出较长段下腔静脉。用哈巴狗钳同时阻断对侧肾静脉及癌栓近、远端下腔静脉。然后袖口状切开下腔静脉，即可取出癌栓，腔静脉切口用 5-0 血管缝线缝合。

2）肝下癌栓：癌栓上界位于肝主要静脉以下。需要游离较长段下腔静脉。切开肝右三角韧带、冠状韧带，将肝脏移向左侧腹腔，分离结扎肝小静脉，显露肝主要静脉水平之下的下腔静脉。游离肾脏，切断肾动脉及输尿管，仅保留肾静脉与下腔静脉相连。用 Satinsky 钳于癌栓上方阻断下腔静脉，用止血带阻断对侧肾静脉及癌栓下方之下腔静脉。环状切开肾静脉开口处，必要时切开下腔静脉，轻轻分离癌栓，将其与肾肿瘤一并切除。腔静脉切口用 5-0 血管缝合线缝合。在缝合下腔静脉前，先松开远端腔静脉止血带，使下腔静脉充盈，排出空气以免发生空气栓塞。再松开近端腔静脉 Satinsky 钳，最后松开对侧肾静脉止血带。如癌栓与下腔静脉粘连，无法分离，则需要切除受累的下腔静脉，用人造血管进行血管重建手术，同时处理对侧肾静脉。

3）肝后及肝上癌栓：指位于肝主要静脉以上的癌栓。如果癌栓上界在右心房以上，可予以右心房下阻断下腔静脉，切开下腔静脉取癌栓。先游离肝脏，切断镰状韧带、三角韧带、冠状韧带，分离结扎肝小静脉，充分显露肝后面的下腔静脉。切开下腔静脉邻近之膈肌，用血管止血带于癌栓上方暂时阻断下腔静脉。如侧支循环未充分建立，阻断下腔静脉会导致下肢静脉内血液淤积，使得回心血量大大减少，引起体循环障碍。此时应于腹主动脉裂孔处阻断腹主动脉。用止血带套住心包内之下腔静脉，于癌栓上方阻断下腔静脉。同时阻断对侧肾静脉，用无损伤钳阻断肝门，记录肝门阻断时间。常温下肝脏耐受热缺血时间为 15~30 分钟。于肝静脉水平切开下腔静脉，切口向下延长绕过患肾静脉开口处。从下腔静脉切口处插入 F20 号气囊导尿管，向上至癌栓顶部上方，用生理盐水充胀导尿管的气囊，然后轻轻将癌栓拖出。癌栓拖出后清洗下腔静脉。用 Satinsky 钳钳住下腔静脉切口，ALllis 钳钳夹切口对侧缘的下腔静脉壁，以防止下腔静脉从 Satinsky 钳下滑脱。先松开左肾静脉止血带，肝门止血钳，间断开放 Satinsky 钳，排出下腔静脉内空气。然后松开腹主动脉，下腔静脉远侧，近侧止血带。肾静脉切口及下腔静脉切口用血管缝线缝合。

4）心肺分流、心脏停搏下取癌栓：如果侧支循环还不足以代偿阻断膈上下腔静脉或癌栓已经延伸到右心房，则需要使用心肺分流。经右心耳插管到上腔静脉，经股静脉插管至髂总静脉起始部稍上的下腔静脉，经股动脉或升主动脉插管提供动脉血循环。常规阻断门静脉，减少取癌栓时的出血。癌栓取出后，将癌栓上方的止血带调整至肝静脉下，开放门静脉，这样缝合下腔静脉时，可使血液经肝静脉回流。

上述方法需要阻断门静脉，而且阻断时间一般不超过20分钟，因此，如估计手术时间较长或癌栓已经到达右心房，最好采用心肺分流体外循环、心脏停搏的情况下取癌栓。大脑常温下缺血5~6分钟即可造成不可逆损害，常需降低体温以延长耐受缺血时间。当体温降至18℃时，就可以开始阻断循环，能够获得45~60分钟的低温手术时间。手术切口大多采用胸腹联合正中切口，从胸骨切迹至耻骨联合上，锯开胸骨，显露心包。先分离结扎肾动脉、输尿管，游离肾脏。打开心包，右心房、主动脉弓插管，开始心肺分流后，将患者体温降至18℃，但体温接近20℃时即可夹住主动脉，输入500mL冷心脏停搏液使心脏停搏。使用体外循环机。将患者95%血液引流到泵内，而不流入任何器官，从而使手术视野保持无出血状态。环绕肾静脉开口切开下腔静脉，如果癌栓扩展至右心房则同时切开右心房。癌栓与腔静脉无粘连，则很容易将癌栓完全拖出。但大多数情况下癌栓与下腔静脉有少许粘连可通过上、下切口分块取出，亦可借助气囊导尿管将癌栓拖出。将所有癌栓取出后，用5-0血管缝线缝合下腔静脉及右心房切口。开始心肺分流，缓慢复温，随着复温，心脏纤颤可自行停止。但大多数情况下需电除颤。心脏复跳后，泵内储存血液逐渐回流至患者体内。拔出导管后使用鱼精蛋白中和肝素，同时用血小板及冷冻血浆防止术后出血。

（七）肾癌手术的术后处理

肾脏手术后的处理基本上与其他大手术相同。除密切观察一般情况的变化，注意预防心血管、呼吸道以及消化系统并发症外，还应该特别注意以下几点：

1. 密切注意有无手术后出血和休克　有出血可能来自肾蒂或下腔静脉的意外，亦可能来自肾实质切口或肾盂肾盏的手术损伤。严重的出血除有休克症状外，肾周围血肿较大者可在手术侧腰腹部出现肿块，或有严重血尿，严重出血常需再次手术处理。

2. 体位　手术当天一般取平卧位，以后可取低坡半坐位。肾切除的患者，如无特殊情况，手术后2~3天即可鼓励患者下床活动。其他手术患者应该适当的多卧床数日，特别是肾实质切开或肾部分切除的患者，至少应卧床1周，以防术后继发出血以及肾脏下垂。

3. 观察肾功能　手术后尿量的观察非常重要。由于肾脏直接接受手术的影响，少数患者可能在手术后发生少尿或无尿，而慢性肾功能不全或急性尿路梗阻的患者，又往往在手术后发生多尿，两者都可能造成体内水和电解质紊乱。手术后12小时尿量过少或过多的患者，都应该及时作血尿生化检查，并根据临床表现以及血，尿生化测定的结果，相应调整水和电解质的摄入量。

4. 抗生素的应用　若是无菌手术，又无引流管和支架管，术后可以不使用抗生素。术前有尿路感染或放置有引流管者，宜于术后继续应用抗生素，一般等伤口拆线后就可以停药，必须注意选用对肾脏无损害或损害较轻的抗生素。

5. 引流物的处理　放置负压引流管应该根据不同的手术方式分别于手术后1~4天拔除。一般肾切除手术在术后1~2天；行肾造口引流的在术后2~3天；肾脏外伤后肾周围血肿以及尿外渗明显或手术后引流液较多的可根据实际情况在术后3~7天拔除。肾盂或肾造口引流管的拔除日期，则应根据引流目的而定，一般肾盂或肾造口术后无梗阻的在手术后10天左右拔除。若为整形术后有支架引流，则应该留置3~4周以上。拔除前应该先行泌尿系统造影检查或压力测定，检查尿路是否通畅，或先夹管1~2天，如果无腰胀、发热、血尿等情况，才可以拔管。

（八）影响肾癌手术预后的因素

影响肾癌预后的最主要因素是病理分期，此外，组织学分级、患者的行为状态评分、临床症状、肿瘤中是否有组织坏死、一些生化指标的异常和变化等因素也与肾癌的预后有关。既往认为肾癌的预后与组织学类型有关，肾乳头状腺癌和嫌色细胞癌的预后好于肾透明细胞癌；肾乳头状腺癌Ⅰ型的预后好于

Ⅱ型；肾集合管癌预后较肾透明细胞癌差。但一项有关细胞亚型与肾细胞癌患者预后的多中心研究结果显示，与TNM分期、癌细胞分级和体能状态评分相比，组织学亚型并不是肾癌独立的预后因素，在肿瘤的临床分期、病理分级相同的情况下各亚型之间的预后没有显著性差异。

（九）肾癌手术后随访

患者术后随访的主要目的是检查肿瘤是否有复发、转移和新生的肿瘤发生。目前尚不能确定合理的随访内容和随访时限，主管医师可结合当地的医疗条件、患者的病情等参考以下内容进行。

第一次随访可在术后4～6周进行，主要评估肾脏功能、失血后的恢复状况以及有无手术并发症。对接受保留肾单位手术的患者，术后4～6周行肾CT扫描以了解肾脏形态变化，为今后的复查做对比之用。

常规随诊内容包括：①病史询问；②体格检查；③血常规和血生化检查：肝、肾功能以及术前检查异常的血生化指标，如术前血碱性磷酸酶异常，通常需要进一步复查，因为复发或持续的碱性磷酸酶异常通常提示有远处转移或有肿瘤残留。如果有碱性磷酸酶异常升高或（和）有骨转移症状如骨痛，需要进行放射性核素骨扫描检查。碱性磷酸酶升高也可能是肾癌肝转移或副瘤综合征的表现；④胸部X线片（正、侧位），胸部X线片检查发现异常的患者，建议行胸部CT扫描检查；⑤腹部超声波检查，腹部超声波检查发现异常的患者、接受保留肾单位手术的患者以及$T_3 \sim T_4$期肾癌手术后患者需行腹部CT扫描检查，可每6个月1次，连续2年，以后视患者的具体情况而定。

各期肾癌随访时限：①$T_1 \sim T_2$：每3～6个月随访一次连续3年，以后每年随访一次；②$T_3 \sim T_4$：每3个月随访一次连续2年，第3年每6个月随访一次，以后每年随访一次；③VHL综合征经手术治疗后：应每6个月进行腹部和头部CT扫描1次。每年进行一次中枢神经系统的MRI检查，尿儿茶酚胺测定，眼科和听力检查等。

二、腹腔镜手术在肾癌的应用

自1991年Clayman成功完成首例腹腔镜肾切除术后，腹腔镜作为微创外科技术，很快应用于治疗肾脏恶性肿瘤。随着泌尿外科医师腹腔镜技术的不断创新和提高以及器械的改进和完善，腹腔镜根治性肾切除术（laparoscopic radical nephrectomy，LRN）的并发症大大减少，手术适应证也在逐渐扩大。目前很多医疗中心的大样本长期随访研究结果显示其治疗效果与开放手术相当，且具有开放手术无法比拟的微创优势。

随着影像学检查的广泛应用，早期或偶然发现肾癌的患者逐渐增多，这些肿瘤具有体积小（直径<4cm）、增长速度慢和转移潜能低等特点。传统开放保留肾单位（nephron sparing surgery，NSS）的肾部分切除术取得了与根治性肾切除术相同的肿瘤控制效果。McDougal在1993年报道了首例腹腔镜肾部分切除术（laparoscopic partial nephrectomy，LPN）治疗肾癌。该术式控制术中出血及肾脏降温困难，技术要求高，发展相对缓慢。近年来，随着腔镜设备的迅速发展以及手术技巧的不断进步，LPN正逐步发展为一种比较成熟的技术。

肾癌腹腔镜手术入路包括经腹腔和经后腹腔途径，究竟采用哪种途径主要根据手术医师的经验和熟练程度。经腹腔途径具有手术野广、解剖标志明显等优点，但对腹腔有一定的干扰，有致肠损伤、肠麻痹和腹膜炎的危险，且腹腔有手术、外伤史或粘连时限制了腹腔镜的应用。而经后腹腔途径尽管操作空间相对较小、周围脂肪多、缺乏清晰的解剖标志、对技术要求高，但这种途径可直接、迅速进入手术野，分离组织少、损伤轻，对腹腔脏器干扰少，避免腹腔污染，尤其是引流物（血液、尿液）局限于后腹腔是其特有的优势。

三、手术后辅助治疗

肾癌对放疗、化疗均不敏感，对于高危肾癌多数需要手术后辅助治疗（postoperative adjuvant therapy），主要包括：

（一）免疫治疗

免疫治疗（IFN、IL-2等）是以激发机体的免疫功能，达到控制和杀灭肿瘤细胞的一种治疗方法。肾癌细胞的特殊生物学特性使肾癌成为对免疫治疗有效的肿瘤之一。

1. 适应证　高危肾癌术后辅助免疫治疗。IFN是第一个用于临床的重组基因细胞因子，常用治疗剂量是9-18MIU，皮下或肌内注射，每周3次。多建议治疗持续时间至少3个月。为增加患者对干扰素的耐受能力，可采用阶梯式递增方案，即用3MIU/d×1周，6MIU/d×1周。IL-2主要是由成熟的T淋巴细胞产生的，是一种具有抗肿瘤作用的小分子免疫活性蛋白质因子，通过诱导和激活机体免疫活性细胞杀伤癌细胞。IFN-α，IL-2是目前使用较广泛的肾癌免疫治疗方法。部分报道高危肾癌术后辅助干扰素，IL-2治疗有效，但效率不甚理想；另有报道联合使用干扰素，IL-2在高危肾癌术后辅助治疗中无效且有增多不良反应的趋势。目前尚无高危肾癌术后辅助免疫治疗标准治疗方案。

2. 局限性肾癌手术后辅助免疫治疗的临床意义　局限性肾癌根治性肾切除术后尚无标准辅助治疗方案。目前研究尚未发现手术后辅助免疫治疗可降低复发转移可能性的循证医学证据，因此对于局限性肾癌不建议手术后辅助免疫治疗。

（二）靶向治疗

2005年FDA正式批准索拉非尼用于治疗晚期肾癌，随后舒尼替尼、西罗莫司及贝伐单抗相继被批准成为晚期肾癌的一线治疗，依维莫司被批准用于血管内皮生长因子受体抑制剂或酪氨酸激酶抑制剂治疗失败后的二线治疗，目前尚无大规模手术后辅助靶向治疗研究的报道。

1. 多激酶抑制剂

（1）索拉非尼：索拉非尼（Sorafenib）商品名"多吉美"，是一种口服小分子多靶点酪氨酸酶抑制剂。具有广谱的抗肿瘤作用与明显的抗血管生成作用及降低微血管密度（MVD）的作用。推荐剂量0.4g，Bid。该品耐受良好，不良反应主要是无力、腹泻、皮疹、脱发和手足皮肤反应。一项903例常规治疗失败的晚期肾癌患者的Ⅲ期临床试验表明索拉非尼组比安慰剂组中位生存期延长。美国FDA 2005年批准本品用于治疗进展期肾癌患者。

（2）苹果酸舒尼替尼：苹果酸舒尼替尼（Sunitinib）商品名"索坦"，是一种新的、口服的多靶点酪氨酸激酶抑制剂，具有抗肿瘤和抗血管生成的双重作用。推荐剂量50mg，Qd，用4周，休息2周。主要不良反应为疲乏、食欲减退、恶心、腹泻、口腔炎、水肿、血小板减少，头发变色与皮肤黄染。一项随机Ⅲ期临床对照试验，比较了舒尼替尼和干扰素的一线治疗肾癌的有效性和安全性，舒尼替尼组的客观反应率、中位无进展生存期、治疗相关死亡率和不良反应退出率均明显优于应用干扰素组。美国FDA 2006年批准治疗进展期肾癌患者。

2. 雷帕霉素（mTOR）抑制剂　替西罗莫司（Temsirolimus，CCI-779）是一种新型的治疗肾癌靶向药物，特异地抑制雷帕霉素激酶，替西罗莫司是哺乳动物雷帕霉素的抑制剂，对于预后差的肾癌患者，NCCN将其作为1类证据推荐。替西罗莫司与IFN比较的Ⅲ期临床试验结果显示，单药组与IFN比较，明显延长了中位总生存期。推荐剂量25mg，iv，每周1次。常见不良反应有皮疹、疲乏、口腔溃疡、恶心、水肿以及食欲降低等。Ⅲ期临床试验表明西罗莫司组较干扰素显著延长患者的无进展生存期。美国FDA2007年批准本品用于治疗进展期肾癌患者。

依维莫司，是一种新型的口服mTOR酪氨酸激酶抑制剂，推荐剂量10mg，Qd，一项Ⅱ期临床试验表明依维莫司治疗肾癌有效，初治患者23%部分缓解，38%病情稳定，中位无病进展期11.2个月。最常见的不良反应包括：口腔炎症、丧失精力、腹泻、食欲不振、呼吸急促、咳嗽、恶心、呕吐、红疹及发热。2009年FDA批准依维莫司片剂作为一线疗法用于治疗那些使用索拉非尼或舒尼替尼治疗失败的晚期肾细胞癌患者。

3. 抗血管生成药物　贝伐单抗（bevacizumab，BV）商品名"阿瓦斯汀（Avastin）"是一种重组人源化、人鼠嵌合抗VEGF的单克隆抗体。它特异地阻断VEGF的生物效应，抑制肿瘤血管新生，延缓肿瘤生长和转移。推荐剂量为10mg/kg，iv，每2周1次，常见不良反应有疲劳、乏力等。一项Ⅱ期临床试验表明贝伐单抗组较安慰剂组在中位无进展生存期上并未显示出优势，另一项随机双盲Ⅲ期临床试验贝伐单抗联合干扰素组比单用干扰素组中位无病生存期长，总反应率高。欧盟2007年12月批准本品治疗进展期肾癌。

四、转移病灶的手术

肺、骨、肝等有单发性转移灶的肾癌患者，若转移灶解剖位置合适，而原发灶可切除，行转移灶切除后配合免疫治疗等综合治疗的患者可能长期生存，但要确保转移脏器功能正常。一项回顾性研究表明转移灶完全切除后患者的5年生存率可达到44%，而不完全切除，其5年生存率仅14%。骨转移及肝转移患者预后差，肺转移患者的预后相对较好，总体5年生存率约为38%。肝、肺转移灶手术包括肺叶切除、肝叶切除等。肾癌骨转移病灶的手术治疗应以延长患者的生存期，提高生活质量为目的，严格慎重地把握适应证。手术多数报道认为肾癌单发骨转移预后较好，应积极进行根治性手术治疗，但是多发转移是否应积极手术治疗仍然有争议。此外手术还用于治疗病理性骨折，缓解脊髓压迫，避免神经损伤、甚至截瘫。但对溶骨性脊柱病变则不宜行椎体切除术或加固手术。

（罗松涛）

第七章

膀胱肿瘤

第一节 膀胱癌的流行病学和病因学

一、流行病学

膀胱癌好发于中、老年人，随着年龄的增长其发病率呈增长趋势。膀胱癌在 40 岁以前很少发病，在年轻人发病往往是分化良好的浅表乳头状肿瘤，预后相对较好。膀胱移行细胞癌的发病率有明显的性别差异，男性是女性的 3 倍以上。根据中国肿瘤防治研究办公室，中国肿瘤登记中心在 1988—1992 年、1993—1997 年和 1998—2002 年三个时间段膀胱癌发病和死亡数据统计：1988—1992 年膀胱癌在不同地区发病率男性在 0.2/10 万～8.6/10 万，平均 6.15/10 万，最高为上海、北京和天津，女性在 0.3/10 万～2.8/10 万，平均 2.07/10 万；1993—1997 年膀胱癌发病率男性在 0.4/10 万～10.6/10 万，平均 7.26/10 万，最高为上海、天津和北京，女性在 0.3/10 万～3.3/10 万，平均 2.19；1998—2002 年膀胱癌在不同地区男性发病率在 0.4～12.5，平均 7.45/10 万，最高的是上海、大连，杭州、北京和天津；女性发病率在（0.1～4.0）/10 万，平均 2.23/10 万，最高的为大连。膀胱癌发病率男女比为（2.97～3.34）：1。

膀胱癌的发病率在美国和欧洲发达国家和地区的发病率明显高于中国，在中国大城市，如上海、北京、天津等，明显高于农村地区。这种现象的原因不明，可能与工业发达、地区环境和诊断技术有关。

二、病因学

膀胱癌的病因不清楚，比较明确的危险因素包括：环境、职业、吸烟、感染、结石和异物、药物、寄生虫病等。

（一）职业暴露

一些化学致癌物质，如芳香胺类化学物质，包括联苯胺和 α-萘胺等，经呼吸道、消化道或皮肤吸收后产生一些具有致癌的代谢产物，如邻羟氨基酚经尿液排出作用于尿路上皮引起肿瘤。这些致癌物质多见于燃料或油漆工业、皮革业、石油化工、橡胶工业、造纸工业、纺织工业等。据统计大约 1/3 的膀胱癌患者与上述职业相关。

（二）吸烟

多年的研究发现吸烟与膀胱癌明显相关，吸烟者比不吸烟者发病率高 2～4 倍。据统计 1/3 以上的膀胱癌患者有吸烟史。膀胱癌的发生与吸烟量有关，吸烟量越多发生膀胱癌的风险越高。香烟内含有许多致癌物质，包括芳香胺、联苯胺、2-萘胺等。这些物质代谢产物经尿液排出，因尿液在膀胱停留时间长，这可能是吸烟致癌原因。

（三）含马兜铃酸的中草药

马兜铃酸（Aristolochic acid，AA）为马兜铃科等科属植物中的共同成分，含 AA 的中草药以马兜铃、关木通、广防己、青木香、天仙藤等药物中含量较高，中成药包括龙胆泻肝丸、排石颗粒、冠心苏合丸等。目前研究显示，AA 具有显著的致癌作用，容易引起上尿路上皮恶性肿瘤。AA 导致尿路上皮肿瘤国内外已有不少报道，其机制尚不完全清楚。但动物试验及临床均证实 AA 有致癌性。AA 的主要成分是 AA I 和 AA II，由于前列腺素 H 合成酶在人肾脏和输尿管中大量存在，在服用含有马兜铃酸的药物后，AA I 和 AA II 在前列腺素 H 合成酶的作用下，能活化形成 AA - DNA 络合物，该物质在尿路上皮聚集到一定浓度，可以引起基因突变，从而可能诱发上尿路上皮肿瘤。

（四）感染、结石、埃及血吸虫病等

长期慢性感染，结石刺激，埃及血吸虫病等是膀胱癌的高危因素，引起的膀胱肿瘤往往是鳞状细胞癌。膀胱黏膜白斑、腺性膀胱炎、长期尿潴留可能与膀胱肿瘤相关。

（五）医源性危险因素

应用非那西汀类止痛药与尿路上皮癌发生相关，有报道用药积累量高达 2kg 时方有致癌危险。有报道长期服用环磷酰胺达 12 年，由于药物积累作用发生膀胱癌的危险率达 10.7%。其致癌机制可能是由于环磷酰胺的降解产物丙烯醛（acrolein）的积累作用。放疗患者可发生膀胱癌。子宫颈癌经放射治疗的患者发生膀胱移行细胞癌的危害性可增加 2~4 倍。

（田　河）

第二节　病理

正常膀胱壁分为三层，即上皮层、固有层（即上皮下结缔组织）和肌层。上皮层为膀胱黏膜表面被覆的 3~7 层尿路上皮，随着膀胱的充盈程度而厚度不同。上皮层最底部为一层基底细胞，其上为一层到多层的中间细胞，最表面的是大的扁平状伞细胞。上皮层下为固有层，其内为较致密的结缔组织，散布杂乱的平滑肌纤维。膀胱壁肌层较厚，分为内纵、中环和外纵三层。外膜由疏松结缔组织构成，膀胱为腹膜外器官，仅后上方被覆浆膜层。男性膀胱后面为直肠及精囊腺，下方为前列腺，前面为耻骨和腹膜。

膀胱肿瘤在泌尿系统肿瘤中较为常见。根据其组织来源可分为上皮性肿瘤及非上皮性肿瘤两大类，其中上皮性肿瘤占大多数，尤以尿路上皮癌为多见。

一、上皮性肿瘤

膀胱上皮性肿瘤包括来自于其被覆尿路上皮、脐尿管残余、中肾管或苗勒管等良性及恶性肿瘤，最常见的是尿路上皮癌。

（一）良性上皮性肿瘤

1. 尿路上皮乳头状瘤　符合严格病理组织学诊断标准的尿路上皮乳头状瘤（urothelial papillona）少见，仅占膀胱肿瘤的 1%~4%，占乳头状尿路上皮肿瘤的 1%~2%，甚至更少。发病年龄为 23~87 岁（平均 57.8 岁），也可见于儿童。男女发病之比为 2.4 : 1。

尿路上皮乳头状瘤最常发生于邻近输尿管口的膀胱后壁、侧壁及尿道，常单发，若广泛累及黏膜，则称弥漫性乳头状瘤病。肿瘤体积较小，一般 1~20mm（平均 3.3mm，中位 2mm），几乎不超过 20mm。膀胱镜下见外生性、孤立性小的乳头状或绒毛状病变，常有细蒂，易脱落。组织学上，尿路上皮乳头状瘤由纤细的纤维血管轴心形成良好的乳头结构，乳头偶有小分支，不互相融合。乳头表面被覆细胞和结构正常的尿路上皮，上皮不增生，厚度 <7 层，细胞无异型，极性正常，无核分裂象或偶见于基底细胞层，无病理性核分裂象；伞细胞明显，可出现空泡变、嗜酸性合体细胞样改变、顶浆分泌样形态及黏液化生等。偶尔伴发内翻性生长方式。乳头间质可有水肿及散在炎细胞浸润，可见扩张的淋巴管、泡沫样组织细胞。免疫组化表型与正常尿路上皮相似，CK20 的阳性表达局限于表面伞细胞层，p53 及 Ki67 则散在分布于基底层或呈阴性。

尿路上皮乳头状瘤的预后好，多采取肿瘤电切术，复发率低，约 8%；进展成尿路上皮癌者也少见，2% ~ 8.8%。由于缺乏预测复发风险的组织学特征，因此这些患者无复发或进展的证据是是否需要随访或什么时候需要随访仍是一个问题。有时候膀胱会发生鳞状上皮乳头状瘤，可能为尿路上皮乳头状瘤的完全鳞状上皮化生，与尿路上皮乳头状瘤形态相似，乳头表面被覆的是正常鳞状上皮。

2. 内翻性乳头状瘤　膀胱的内翻性乳头状瘤（mverted papilloma）是一少见肿瘤，占尿路上皮肿瘤 < 1%，主要发生于男性，男女发病比约为（5 ~ 7）：1，可见于任何年龄。

肿瘤多位于膀胱三角区、膀胱颈口，也可发生于膀胱顶壁、后壁、侧壁、前列腺尿道部及输尿管等部位。膀胱镜下多为孤立性病灶，呈息肉样，表面光滑或结节状，无乳头或绒毛状外观，有蒂或无蒂，直径 1 ~ 29mm（平均 12mm），多不超过 30mm。其发生可能与长期慢性炎症刺激、膀胱流出道梗阻有关。组织学上，内翻性乳头状瘤表面被覆正常尿路上皮，尿路上皮细胞向固有层内呈内生性生长，形成大小较一致的上皮巢，部分细胞巢互相连接吻合成小梁状，巢周边的基底细胞为柱状、栅栏状排列，垂直于基底膜，常可见细胞紧密连接处的基膜增厚。巢中央的细胞常呈较细长的梭形，与基底膜平行排列，细胞无异型或仅轻度异型，核分裂象罕见或缺乏，可见灶性腺上皮化生、非角化性鳞状上皮化生及神经内分泌化生，中央常有微小腺囊样结构。肿瘤基底界限清楚，不侵及肌层。有作者报道内翻性乳头状瘤可出现局灶性外生性乳头，乳头被覆的是正常尿路上皮细胞，类似于尿路上皮乳头状瘤，应与具有内生性生长方式的尿路上皮癌鉴别。

虽然有报道内翻性乳头状瘤有复发倾向和恶性潜能，并与尿路上皮癌有一定关系，如 Witjes 等报道膀胱内翻性乳头状瘤的复发率为 1% ~ 7%，多复发为尿路上皮癌，但多数学者认为严格按照上述标准诊断的内翻性乳头状瘤为良性病变，复发病例不到 1%。目前多采取肿瘤电切术，术后定期随访。

3. 绒毛状腺瘤　膀胱的绒毛状腺瘤（villous adenoma）是一种良性的腺上皮肿瘤，罕见。WHO 分类中总结仅见 < 60 例的文献报道，多为个案报道。该病多见于男性，发病年龄 33 ~ 79 岁，平均发病年龄 57 岁，无性别差异。临床表现常见血尿及膀胱刺激症状。

大体上表现为外生性乳头状或息肉样肿瘤，单发或多发，见于脐尿管、尿道、前列腺及整个膀胱，多发生于膀胱的顶部及后壁。显微镜下的组织学形态类似于结肠的绒毛状腺瘤，表现为乳头状、指状结构，轴心为纤维血管组织，被覆假复层黏液柱状上皮细胞和杯状细胞，核复层、拥挤、深染，细胞无明显异型，核分裂象罕见，无浸润。免疫组织化学染色显示 CK20 阳性，CK7、CEA 及 EMA 多阳性；特殊染色 AB、PAS 阳性。

该肿瘤可与原位癌及浸润性腺癌同时存在，必须多取材以排除浸润性病变。孤立性绒毛状腺瘤预后好，外科切除即治愈。但仍不清楚绒毛状腺瘤是否会进展为腺癌，因此需紧密随访。

（二）平坦型尿路上皮病变

1. 尿路上皮增生　尿路上皮增生指黏膜被覆的尿路上皮细胞层次增多（ >7 层）而无细胞学的异型，可见于低级别乳头状尿路上皮病变旁的平坦黏膜。仅见尿路上皮增生不提示其具有恶性潜能。

膀胱黏膜在慢性刺激如器械检查、结石或置管等情况下，尿路上皮细胞出现反应性增生，细胞体积增大，但大小较一致，核空泡状，核仁明显，核分裂象常见，但无病理性核分裂象；伴有急慢性炎症细胞浸润，此时称为尿路上皮反应性不典型增生（reactive atypia），不同于癌前病变的异型增生（dysplasia）。区分反应性不典型增生及癌前病变的异型增生最有价值的是核和结构的特征。

2. 乳头状尿路上皮增生　乳头状尿路上皮增生（papillary urothelial dysplasia）是指尿路上皮呈波浪状假乳头样增生，乳头样结构缺乏发育好的纤维血管轴心，无细胞的异型性，被覆的尿路上皮层次不一定增多。部分学者认为这种尿路上皮增生为 I 级乳头状尿路上皮癌（即 2004 年 WHO 的低度恶性潜能的乳头状尿路上皮肿瘤）的前驱病变。

3. 尿路上皮异型增生　尿路上皮异型增生（urothelial dysplasia）又可称为低级别尿路上皮内瘤变，上皮细胞有轻至中度的异型，但无重度异型，即异型程度不足以诊断原位癌。多见于老年男性，平均年龄 60 岁，常无明显临床症状。

膀胱镜下多无明显改变，可出现红斑、糜烂，偶见溃疡。显微镜下表现为不同程度的细胞学及结构的改变，细胞大小形状不一，仍有黏附性，伞细胞常保存，轻至中度核/核仁的改变，核染色质呈不规则颗粒状，核膜不光滑，灶性不规则的核拥挤、深染；细胞层次可增加，核长轴与基底膜平行；有时可见明显核仁；核分裂象少见，如出现则一般位于基底，无病理性核分裂象。异型增生的细胞多位于基底及中间层细胞。以上细胞学及结构的改变均不足以诊断尿路上皮原位癌。CK20免疫组化对其鉴别诊断有意义，阳性不局限于伞细胞，达中间层细胞。

常与尿路上皮癌共存或曾有尿路上皮癌病史，是复发和恶化的危险因子。单纯的尿路上皮异型增生罕见，若出现则表示具有向尿路上皮癌和浸润性癌进展的高风险性。

4. 尿路上皮原位癌 单纯的尿路上皮原位癌少见，占尿路上皮肿瘤的<1%~3%，可出现在45%~65%的浸润性尿路上皮癌及7%~15%的乳头状肿瘤中。多发生于中老年人（50~70岁），男性为主（男性∶女性=10∶1），可无明显临床症状，也可出现尿频、尿急、排尿困难或血尿等症状。

膀胱镜下膀胱黏膜可无明显改变，或为非特异性红斑样病变，呈颗粒状或鹅卵石样，常发生于膀胱三角区。显微镜下为平坦型非乳头状的尿路上皮病变，被覆的尿路上皮呈现明显恶性的细胞学形态。尿路上皮可为单层、正常厚度（≤7个细胞的厚度）或增厚（>7个细胞的厚度）。有时可出现微乳头，即形成无纤维血管轴心的微乳头向表面突出，称为微乳头亚型，原位癌细胞明显异型，且黏附性差，常脱落，因此尿脱落细胞学阳性率可达90%以上。癌细胞脱落后，在活检标本中常发现无上皮细胞被覆，但仔细查找仍可见到一些肿瘤细胞黏附于固有层表面。原位癌是尿路上皮的重度异型增生，常表现为全层的细胞改变，但有时未累及全层，部分区域表面伞细胞仍可存在。肿瘤细胞大，多形，核/浆比明显增大；核多形，深染，形状不规则，染色质呈粗颗粒状，核仁明显，可有多个核仁；核分裂象易见，在尿路上皮的最上层也可见到，可见病理性核分裂象。有时出现Paget样扩散或累及von Brunn巢。有时癌细胞小，核深染，核仁不明显，称小细胞亚型的尿路上皮原位癌。免疫组化染色示CK20及p53异常表达，常表现为全层阳性。原位癌的黏膜固有层常见组织水肿、血管扩张、毛细血管增生。

（三）低度恶性潜能的乳头状尿路上皮肿瘤

膀胱低度恶性潜能的乳头状尿路上皮肿瘤（papillary urothelial neoplasm of low malignant potential，PUNLMP）是1998年由WHO及国际泌尿病理协会（International Society of Urological Pathology，ISUP）共同发表的"膀胱尿路上皮（移行上皮）肿瘤的统一分类"方案中第一次提出。随后，国内外学者对其流行病学、组织病理学、生物学特点以及临床指导价值等方面进行了诸多报道，证实了其作为一个独立的膀胱肿瘤类别存在的意义，故在2004年WHO膀胱肿瘤组织学分类中，此肿瘤仍然是介于尿路上皮乳头状瘤和低级别尿路上皮乳头状癌之间的独立类别。大多数1973年WHO分类的移行细胞癌1级归为PUNLMP。

PUNLMP多见于男性，发病年龄为29~94岁。多见于邻近输尿管口的膀胱后壁及侧壁，瘤体较小，一般直径<3cm，多为单发、灰白色、质较软，表面呈乳头状或细颗粒状、有蒂。组织学上为具有纤维血管轴心的纤细乳头，乳头分离，可有分支，少数可有相互融合，乳头轴心的间质可有水肿或炎细胞浸润。乳头表面被覆的尿路上皮增厚，上皮细胞的层数明显超过正常的6层，多为8~15层。细胞正常或轻度增大，大小一致，密度增加，细胞较拥挤，细胞核稍增大或深染。细胞排列极性正常，即基底层细胞呈栅栏状排列，中间层细胞分布均匀规整，表层伞细胞多存在。无胞质空泡，核仁不明显，核分裂象罕见，如有则位于基底，无病理性核分裂象。一部分PUNLMP可伴有内翻性生长方式。

PUNLMP的侵袭性和转移的危险性低，但复发率可达25%~60%，少数病例（8%）在初诊数年后出现高级别和（或）高分期的肿瘤。经尿道完全切除肿瘤仍是首选治疗手段。

（四）恶性上皮性肿瘤

1. 尿路上皮癌

（1）非浸润性低级别乳头状尿路上皮癌：非浸润性低级别乳头状尿路上皮癌男性多见，发病年龄28~90岁，最常见的临床症状是血尿。

肿瘤大多发生于邻近输尿管口的膀胱后壁及侧壁，孤立性或多发的外生性乳头状病变。组织学上，纤细、多分支和轻度融合的乳头表面被覆的尿路上皮细胞层次增多，黏附性较差，失去正常的胞质均质性和透亮形态；细胞核极性紊乱，不规则增大，核仁不明显，核的形态和染色质均有轻度改变，核分裂象可见，多见于基底层，可出现在上皮全层。免疫组化染色示 CK20 阳性可出现于全层，p53 及 Ki67 阳性细胞增多，不局限于基底层。

5 年复发率为 50% ~ 70%，<5% 的患者进展为浸润性肿瘤而导致死亡。

(2) 非浸润性高级别乳头状尿路上皮癌：非浸润性高级别乳头状尿路上皮癌最常见的临床症状为血尿，尿脱落细胞中易查见癌细胞。膀胱镜下形态多样，表现为乳头状、结节状或实性病变，无蒂，单发或多发。显微镜下肿瘤细胞排列成乳头状，常出现融合和多级分支；乳头表面被覆的细胞排列明显紊乱，细胞具有中至重度异型性，核多形性明显，深染，染色质分布不规则，核仁明显；核分裂象常见，可见病理性核分裂象，在上皮全层均可出现。被覆上皮不同程度增厚，细胞黏附性差。免疫组织化学染色显示 CK20、p53 及 Ki67 阳性细胞数目增多，常全层出现。

非浸润性高级别乳头状尿路上皮癌复发率高，常存在浸润，应仔细寻找间质，包括乳头轴心内有无浸润的依据，易发生进展或转移。

(3) 浸润性尿路上皮癌：浸润性尿路上皮癌是指癌细胞浸润至基底层及其以下组织的尿路上皮癌，可出现血尿、尿频、尿急、尿痛、排尿困难等症状，位于输尿管开口的肿瘤可引起肾盂积水。

浸润性尿路上皮癌大体上呈结节状、乳头状、息肉样、实性、弥漫浸润性或溃疡性病变，单发或多灶，病变周围黏膜正常或充血。组织学上癌细胞呈岛状和小梁状浸润膀胱黏膜固有层、乳头轴心和肌壁，细胞核深染、多形、不规则，胞质丰富嗜酸性或透亮，核分裂象多，可见鳞状或腺样分化区域。根据细胞核异型程度和组织学结构的异常可分为低级别和高级别，多数为高级别的尿路上皮癌。

浸润性尿路上皮癌有较多组织学亚型，如伴有鳞状分化或腺样分化的尿路上皮癌、微乳头亚型、巢状亚型、微囊性亚型、淋巴上皮瘤样癌、淋巴瘤样和浆细胞亚型等。在典型的尿路上皮癌中可见到各种亚型按不同的比例混合存在，这些亚型不仅作为诊断的特点，而且有些亚型对预后、治疗均有影响。如当存在小细胞癌分化时，即使是灶性的，也提示预后不良，与典型的尿路上皮癌治疗效果及方法有差异，应诊断为小细胞癌。

1) 浸润性尿路上皮癌伴鳞状分化：浸润性尿路上皮癌伴鳞状分化时可见细胞间存在细胞间桥或角化，类似于普通的鳞状细胞癌，可见于 21% 的膀胱尿路上皮癌中，发生的频率随着分级和分期的增加而增加。只要存在任何尿路上皮癌成分，包括尿路上皮原位癌，都应诊断为尿路上皮癌伴鳞状分化，同时估算鳞状成分的比例。免疫组化染色示鳞状分化部分 Uroplakin 阴性，而 CK5/6、p63 等阳性。

伴鳞状分化的临床意义目前仍不十分明确，多数文献认为与单纯的尿路上皮癌相比，这些病例可能对治疗的反应较差，预后不良。

2) 浸润性尿路上皮癌伴腺样分化：浸润性尿路上皮癌伴腺样分化比伴鳞状分化者少见，约见于6% 的膀胱尿路上皮癌中。当肿瘤内出现真正的腺腔时才诊断，可表现为管状腺癌、肠型腺癌、黏液腺癌。与伴有鳞状分化者一样，只要存在任何尿路上皮癌成分，包括尿路上皮原位癌，都应诊断为尿路上皮癌伴腺样分化，同时估算腺样分化的比例。尿路上皮癌中腺样分化和粘蛋白阳性的临床意义目前还不清楚。

3) 微乳头亚型：浸润性微乳头状癌可见于膀胱、肺、乳腺、涎腺、胃肠道及卵巢。1994 年 Amin 等首先报道了浸润性微乳头型尿路上皮癌，组织学上类似于卵巢浆液性乳头状癌。2004 年 WHO 泌尿系统肿瘤分类中将其列为浸润性尿路上皮癌的一个独特亚型。微乳头亚型的尿路上皮癌少见，发病率占所有尿路上皮癌的 0.24% ~ 6.03%。男性多见，男女发病率之比为 5 : 1，发病年龄为 50 ~ 90 岁（中位年龄 67 岁）。临床上表现为血尿、排尿困难、尿频、尿急、体重下降及尿道梗阻等症状。

组织学上，必须有超过 50% 肿瘤呈现微乳头结构，且必须首先排除其他部位转移而来时才可诊断为微乳头亚型。肿瘤细胞呈微乳头状排列，形态类似于女性生殖道的浆液性乳头状癌。肿瘤细胞呈小巢或微乳头状浸润性生长，位于类似于淋巴间隙的组织收缩裂隙（内皮细胞标记阴性）中，似"空晕"的固缩假象。癌细胞具有高级别的尿路上皮癌的形态学特征，核染色质分布不规则，核仁明显；核分裂可见，砂粒体少见。微乳头亚型的尿路上皮癌常与典型的尿路上皮癌混合，也可与其他恶性肿瘤如未分化癌、腺癌、癌肉瘤、伴滋养叶细胞分化的尿路上皮癌、小细胞癌及鳞状细胞癌等混合存在。免疫组化染色示 CK7、CK20、CD15 阳性，与尿路上皮癌相同；EMA 及 E-cadherin 均为阳性，但表达的模式比较特殊，EMA 的阳性表达位于组成微乳头的细胞的外侧胞膜，而 E-cadherin 表达于细胞巢内连接面，与乳腺的微乳头型癌相似，有助于微乳头亚型的诊断。微乳头亚型的尿路上皮癌还可表达 CEA、34βE12 和 CA125，提示其可能为尿路上皮癌腺样分化的一种形式。

微乳头亚型的尿路上皮癌具有特殊的形态学特征，几乎总有肌层浸润和血管侵犯，侵袭性强，属于高级别的尿路上皮癌，有很高的转移率和复发率，淋巴结转移率为 15.8% ~ 27.8%，发现时多为进展期，预后差。根据肿瘤的临床分期，膀胱的微乳头亚型尿路上皮癌的治疗方法包括手术、放疗和化疗。目前尚无推荐首选哪种化疗药物治疗该肿瘤的报道。当微乳头结构 >10% 时，可能有肌层或血管侵犯（转移常见），因此正确诊断该类型让患者获得及时积极的治疗，主要是立即行根治性膀胱切除术。Kamat 等认为，即使没有肌层浸润，膀胱的微乳头亚型尿路上皮癌也应切除膀胱。

4) 巢状亚型：巢状亚型尿路上皮癌是尿路上皮癌的罕见类型，特征性的表现为具有欺骗性的温和的组织学特征，类似于 von Brunn 巢，常诊断困难，尤其是在有限的浅表活检标本中。患者年龄 41~83 岁，平均 63 岁，男女发病比例为 2.3∶1。

大体上，肿瘤多为浸润性生长，侵及膀胱壁全层甚至侵犯周围器官。显微镜下见固有层内异型细胞不规则分布，排列成致密的巢状，类似于 von Brunn 巢，形态多样，散在分布、大小不等、排列紊乱的小巢或局部融合的巢状结构、条索状结构、腺样膀胱炎样结构、管状结构。肿瘤呈浸润性生长，肿瘤-间质交界面呈锯齿状，不规则。部分肿瘤细胞巢内有小的管腔，常缺乏陷入的间质（与 von Brunn 巢相反）。总的来说细胞学较温和，核分裂象不明显；也可出现核多形性，核仁明显，增殖指数高。肿瘤间质少，可出现局灶促结缔组织生成及黏液样间质。这种亚型总伴有典型的尿路上皮癌，尤其是在巢的深部易找到这样的区域。免疫组化染色示 CK7、CK20、p63 及 34βE12 阳性。

尽管巢状亚型尿路上皮癌的形态学温和，但常表现为进展期病变，具有高度的侵袭性，预后差，常在诊断后 4~40 个月死亡。由于其临床病理特征尚未完全确定，因此此类型常被错误分类或过低判断，且与普通的尿路上皮癌的关系及对传统的膀胱癌的处理措施的反应尚不清楚。

5) 微囊性亚型：尿路上皮癌中可出现多个明显的囊腔，形成微囊、巨囊、管状结构，囊腔直径 1~2mm 不等，甚至达 2cm，圆形或卵圆形，囊腔内空或充满坏死碎屑、嗜酸性分泌物和黏液（PAS-D 阳性），囊内壁被覆异型的尿路上皮细胞，细胞呈扁平或立方状，可脱落。免疫组化染色示 CK7、CK20、34βE12 及 thrombomodulin 阳性。有些学者更愿意用"尿路上皮癌伴有腺样的管腔"这个名称。由于其发生率很低，临床随访资料有限，因此微囊性亚型的预后尚不清楚，有报道转移至阴茎。

6) 内翻性乳头状瘤样癌（内翻性亚型）：内翻性亚型的尿路上皮癌可能误诊为内翻性乳头状瘤，但该亚型的肿瘤细胞具有明显的核异型性，核分裂活跃，结构异常，Ki67 示高增殖指数，与低或高级别的尿路上皮癌相似。被覆的上皮也多有异常，在大的肿瘤中常伴有外生性生长，外生性生长的尿路上皮相互沟通呈索状或小梁状，上皮增厚，不规则，极性丧失，与经典的尿路上皮癌相似，内翻性生长部分以推挤的方式"侵袭"固有层。与内翻性乳头状瘤相反，内翻性生长部分无外周基底样细胞的栅栏状排列，存在细胞学异型性和数量不一的核分裂，可见局灶性的角化。由于这种亚型是以推挤的方式"侵袭"固有层，但基底膜未被破坏，因此转移的概率小，除非间质被肿瘤细胞浸润性破坏。免疫组化染色显示 Ki67 及 p53 表达强度不一。

7) 淋巴上皮瘤样癌：淋巴上皮瘤样癌（lymphoepithelioma like carcinoma, LELC）最早发现发生于鼻咽部，后来发现可发生于全身很多部位，如涎腺、胸腺、肺、胃、口腔、气管和喉、乳腺、宫颈、阴道、皮肤、输尿管、肾及膀胱等部位。发生于涎腺、肺、胃的淋巴上皮瘤样癌与 EBV 感染相关，但发生于乳腺、宫颈、皮肤及泌尿系统的淋巴上皮瘤样癌罕见与 EBV 感染相关，EBER 原位杂交几乎均显示阴性结果。膀胱的淋巴上皮瘤样癌最早由 Zukerberg 等于 1991 年报道。这种亚型的癌少见，占膀胱癌的 0.4% ~1.3%，常发生于老年人（52~81 岁，平均 69 岁），男女之比为 3∶1，临床表现为血尿。

LELC 通常表现为膀胱顶部、后壁或三角区浸润性或覃伞状无蒂肿块，直径 0.9～5cm。显微镜下癌细胞排列成索状、片状或巢状，细胞体积大，圆形或多角形，胞质丰富，嗜酸或透亮，细胞边界不清，胞质融合，呈合体状；核增大，空泡状，核膜不规则，染色质粗颗粒状，核仁大而明显。间质内见以淋巴细胞、组织细胞和浆细胞为主的大量炎细胞浸润，其内夹杂少量中性粒细胞和嗜酸性粒细胞。淋巴细胞与癌细胞密切接触，浸润于癌巢内及癌细胞之间。免疫组化染色示癌细胞表达 CK、CK7、CK8、EMA 阳性，CK20 阴性，EB – LMP1 阴性。

肿瘤可为单纯的 LELC，也可与尿路上皮癌、鳞状细胞癌、腺癌混合存在，以 LELC 为主或仅出现灶状 LELC。根据 LELC 在膀胱肿瘤中所占比例，可分为单纯型（100% 为 LELC）、为主型（50% 为 LELC）、局灶型（＜50% 为 LELC 成分）。多数文献显示单纯型者及为主型者有较好的预后，对化疗的反应较好，术后无复发者中单纯型者占 81%，为主型者占 82%，局灶型者则均有复发。死于原发疾病的单纯型者占 6%，为主型者占 6%，局灶型者占 90%。若为局灶型者，其生物学行为就与并存的尿路上皮癌、鳞状细胞癌或腺癌相似。LELC 对以顺铂为基础的化疗及放疗均敏感。

8）淋巴瘤样和浆细胞亚型：膀胱浆细胞样尿路上皮癌是膀胱尿路上皮癌的一个罕见亚型，1991 年首次由 Sahin 等报道，因肿瘤细胞具有明显的浆细胞样特征而命名。2004 年 WHO 泌尿系统及男性生殖器官肿瘤分类中报道不足 10 例，国内报道亦甚少。男性多见，平均发病年龄 58 岁。

大体上肿瘤多呈弥漫浸润性生长。显微镜下癌细胞形成实性扩张的巢状结构或实性及腺泡状结构，癌细胞黏附性差，中等大小，胞质嗜酸性，核偏位，似浆细胞。大多数癌细胞核轻至中度异型，偶有核的多形性。仔细检查常可发现典型的尿路上皮癌区域。免疫组化染色示不同分子量的细胞角蛋白阳性，包括 CK7、CK20、CK8/18、CK5/6、EMA 阳性，部分病例显示 CD138 阳性，不表达 LCA、vimentin、HMB45、PLAP 和 p630 有时会误诊为慢性膀胱炎或淋巴瘤（浆细胞性）、浆细胞瘤，尤其是表达 CD138 的病例，应注意鉴别。

该亚型的尿路上皮癌侵袭性强，预后差，中位生存期＜2 年。

9）透明细胞（富于糖原）亚型：尿路上皮癌的细胞质内富含糖原而呈透明细胞改变，尤其是在分化差的癌组织中，称为尿路上皮癌透明细胞亚型。透明细胞可呈灶性或弥漫性存在，当尿路上皮癌中出现广泛的透明细胞改变才诊断这个亚型。需与膀胱透明细胞腺癌（免疫组化示 CK、CK7、CK20、EMA、CEA、CA125 阳性）以及来自肾脏、前列腺的转移性透明细胞癌鉴别。免疫组织化学染色示 CK7 阳性，CEA、CA125 阴性。

10）脂肪细胞亚型：罕见的情况下尿路上皮癌内出现类似于印戒样脂母细胞的细胞，可见与典型的尿路上皮癌逐渐移行。这种改变多见于男性，发病年龄 63～94 岁（平均 74 岁）。临床表现为肉眼血尿。脂母细胞样细胞在肿瘤中占 10%～30% 不等，免疫组化示这些细胞表达 CK、CK7、CK20 阳性，S –100 阴性。细胞内空泡到底是什么成分，目前尚不清楚，有研究表明为真正的脂肪空泡，因此建议称为脂肪细胞亚型而不是脂肪细胞样亚型。可误诊为脂肪肉瘤、肉瘤样癌（癌肉瘤）或印戒细胞癌，临床病史、典型的尿路上皮癌的区域及免疫组织化学染色可以帮助鉴别诊断。这种亚型与进展期高级别尿路上皮癌相关，预后差。

11）伴有巨细胞的尿路上皮癌（巨细胞癌）：高级别的尿路上皮癌可出现瘤巨细胞或未分化的类似于肺巨细胞癌的细胞，有时巨细胞非常广泛类似于骨巨细胞瘤。鉴别诊断包括伴滋养叶分化的尿路上皮癌、浸润性尿路上皮癌的间质内出现的破骨细胞样巨细胞及异物巨细胞（CK 阴性，CD68 阳性）、伴有巨细胞的肉瘤样癌和膀胱转移性巨细胞癌。该类型中的巨细胞表达 CK 阳性。罕见，预后差。

12）伴有滋养叶细胞分化的尿路上皮癌：尿路上皮癌中出现不同程度的滋养叶细胞分化，形态上类似滋养叶细胞，大多出现于高级别、分期高的尿路上皮癌，约见于≤12% 的尿路上皮癌中，滋养叶细胞样细胞的数目与分期呈负相关，可能与预后差有关。免疫组化染色示 HCG 阳性。这种肿瘤对放疗有效。

13）肉瘤样亚型（伴/不伴异源性成分）：尿路上皮癌肉瘤样亚型指组织学形态和（或）免疫组织化学证实具有向上皮和间叶双相分化的恶性肿瘤。该类型命名一直有争议，以前曾称为癌肉瘤，假肉瘤样移行细胞癌，恶性中胚叶混合瘤，梭形细胞癌，巨细胞癌，恶性畸胎瘤，化生性癌等。有人主张将伴有同源性成分者称为肉瘤样癌或化生性癌，而伴有异源性成分者称为癌肉瘤。2004 年 WHO 将二者均纳入尿路上皮癌肉瘤样亚型中。

发病年龄 50～77 岁，平均 66 岁，男性多见。临床表现为血尿和膀胱刺激症状，部分患者有相关病变的放疗或环磷酰胺治疗史。

大体表现为息肉样和结节状肿块。显微镜下尿路上皮癌是最常见的上皮性成分，其次为鳞状细胞癌，还可见腺癌、小细胞癌、大细胞神经内分泌癌（罕见）等，30% 的病例可能仅见尿路上皮原位癌成分。最常见的肉瘤成分是骨肉瘤、软骨肉瘤、横纹肌肉瘤、平滑肌肉瘤、脂肪肉瘤、血管肉瘤和恶性纤维组织细胞瘤（未分化肉瘤）。异源性成分包括骨肉瘤、软骨肉瘤、横纹肌肉瘤、脂肪肉瘤及血管肉瘤等，应注明肿瘤内有无异源性成分。免疫组化染色示上皮成分 CK 阳性，间叶成分 vimentin、与不同分化相应的特殊标记物如 desmin、myogenin、S-100 等阳性及部分 CK 阳性。

肉瘤样亚型的尿路上皮癌具有高度侵袭性，平均生存期 10 个月，病理分期是预后的主要预测因素。

14）未分化癌：不能被归入尿路上皮癌的各种亚型及各种类型膀胱癌中的种类均纳入未分化癌，非常少见。

2. **鳞状细胞癌** 膀胱的鳞状细胞癌是指肿瘤完全由鳞状细胞癌构成，无任何尿路上皮癌成分，包括尿路上皮原位癌。膀胱原发的鳞状细胞癌很少见，占膀胱癌的比例不到 5%。可能与吸烟、血吸虫病尤其是埃及血吸虫感染、反复膀胱感染、憩室炎、膀胱结石病、留置导尿管、尿路狭窄史及肾移植等有关。

大体上多表现为息肉样外生性或浸润溃疡型孤立性肿块，灰白色，质硬，可见坏死。显微镜下与其他部位的鳞状细胞癌一样，癌细胞大，呈多角形，细胞界限清楚，胞质丰富嗜酸性，出现细胞间桥、角化珠，可见核分裂象，常伴坏死。病变周围上皮的鳞状细胞化生，尤其是鳞状上皮异型增生支持鳞状细胞癌的诊断。尿路上皮癌可伴有局灶性鳞状化生，多取材常能找到典型尿路上皮癌区域，因此要多取材排除尿路上皮癌伴鳞状化生。

膀胱鳞状细胞癌发现时常处于进展期，肿瘤分级对预后意义不大，分期是判断预后的重要参数。根治性膀胱切除术加淋巴结清扫可改善一些患者的预后。

疣状癌是鳞状细胞癌的特殊亚型，罕见，属于低级别肿瘤，几乎都发生在血吸虫病患者。肿瘤表现为外生性、乳头状或具有乳头状瘤样的"疣状"肿块，细胞及结构的异型性小，边缘呈推挤性向深部生长。在放射治疗后可转换为侵袭性的间变性癌。

3. **腺癌** 膀胱原发性腺癌是一种罕见的膀胱恶性肿瘤，占膀胱癌的 0.5%～2%。该肿瘤好发于老年人（平均 58 岁），男女发病之比为 2：1。临床表现与其他类型的膀胱癌相同，主要为肉眼血尿和膀胱刺激征，可有黏液尿（>25% 病例）。膀胱原发性腺癌与尿路上皮腺样化生有关，由于致癌物质或慢性炎症刺激尿路上皮增生形成 von Brunn 巢，发生腺上皮化生，进而癌变，或起源于胚胎残留的脐尿管的柱状上皮细胞和膀胱内残留的中肾管残余腺体。

非脐尿管性腺癌可见于膀胱任何部位，较常见于膀胱三角区和侧壁，大体上为息肉样或浸润性肿块；脐尿管性腺癌位于膀胱顶部和前壁，肿瘤与表面被覆的尿路上皮分界清楚，多已累及肌层。

显微镜下表现为管状腺癌、黏液样（胶样）癌、印戒细胞癌及乳头状腺癌，其形态与胃肠道对应的癌相似。管状腺癌为癌细胞排列成腺管状，浸润性生长；黏液样癌表现为肿瘤细胞巢漂浮于细胞外黏液湖中，多见于脐尿管性腺癌；印戒细胞癌由印戒样细胞组成，胞质内含有黏液，癌细胞呈浸润性生长伴明显的促结缔组织生成；乳头状腺癌为产生黏液的高柱状细胞排列成乳头状结构，肿瘤呈浸润性生长。诊断膀胱原发性腺癌时，必须首先排除其他部位腺癌的转移。Henly 等提出脐尿管腺癌的诊断标准为：①肿瘤局限在膀胱顶部或前壁；②膀胱黏膜无腺性膀胱炎和囊性膀胱炎改变；③残存脐尿管可见肿瘤。免疫组化染色示膀胱原发性腺癌表达 CK、CKP7、CEA 及 EMA 阳性，PSA、CK20 及 Vimention 阴性。

膀胱原发性腺癌诊断时多处于进展期，恶性程度高，病程进展迅速，易转移，预后较差，印戒细胞型者超过50%患者在诊断后1年内死亡。治疗上主张在患者全身情况允许下应尽可能地行根治性膀胱全切术，部分切除术时其切缘距肿块应超过3cm。化疗及放疗效果尚不确定，只有早期诊断治疗才能改善患者的预后。脐尿管性腺癌可沿着Retzius间隙向脐部扩散，因此需切除脐正中韧带（内含脐尿管）全长，包括脐的膀胱部分切除术。

4. 透明细胞腺癌（中肾管癌） 膀胱透明细胞腺癌罕见，发病年龄平均57岁（22～83岁），好发于女性。最常见的临床症状为血尿，可出现排尿困难。

肿瘤多位于膀胱三角区和颈部，呈乳头状或无蒂息肉样肿块。显微镜下肿瘤呈管状、囊性、乳头状及小梁状浸润性生长，管内及囊内常含有嗜酸性分泌物。癌细胞胞质丰富，透明或嗜酸性，常见靴钉细胞；核呈中至重度异型，核分裂象常见。免疫组织化学染色CK、CK7、CK20、EMA、CEA、CA125；阳性，PSA、PSAP、ER及PR阴性。糖原染色阳性。

膀胱透明细胞腺癌的组织起源尚不清楚，可能起源于苗勒管。预后尚不清楚，外科手术切除是首选治疗。

5. 小细胞癌 小细胞癌是恶性神经内分泌肿瘤，形态上类似于肺的小细胞癌。好发于老年人，占膀胱癌的0.5，约50%与浸润性尿路上皮癌或尿路上皮原位癌并存。临床上表现为肉眼血尿，可伴副肿瘤综合征（如异位ACTH分泌产生Cushing综合征、高钙血症和低磷血症）。

肿瘤好发于膀胱侧壁及顶部，大体上呈结节状、蕈伞状、浸润性或溃疡性肿块。显微镜下见片状或索状排列的小细胞，胞质少，核深染，核仁不明显，核/浆比大，核分裂象常见。常伴有肿瘤性坏死，易出现挤压假象。免疫组化染色示神经内分泌标记如chromogranin A、synaptophysin及CD56阳性，CK呈逗点样阳性，TTF1常阳性，Uroplakin和CK20常阴性。最近的分子生物学证据表明小细胞癌及尿路上皮癌均从同一克隆的细胞起源，因此认为其为尿路上皮癌的一个亚型而不是一个单独的类型。

该肿瘤呈高度侵袭性，近56%的病例在发现时已有转移，预后差，与临床分期有关，与是否治疗无关。最近64例患者研究发现32%为完全性，68%伴尿路上皮癌、腺癌、肉瘤样癌等成分，98%诊断时即有肌层浸润，66%在膀胱切除时发现淋巴结转移。总的来说，其1年、18个月、3年、5年的肿瘤特异性存活率分别为56%、41%、23%及16%。完全性或混合有其他类型的癌预后无明显差异。单纯性小细胞癌或混合有其他类型的癌如尿路上皮癌、鳞状细胞癌或腺癌等的小细胞癌患者的预后无明显差异。

6. 类癌 类癌是分化好的神经内分泌肿瘤，常发生于老年人（29～75岁，平均56岁），男性略多见（男：女=1.8：1）。血尿是最常见的症状。

大体上肿瘤好发于膀胱三角区，病变位于黏膜下，直径0.3～3cm。显微镜下与身体其他部位如肺、胃肠道的类癌相似，肿瘤细胞排列成岛状、腺泡状、缎带样、小梁状或假腺样，瘤细胞胞质丰富，嗜酸性或嗜双色性；核染色质圆形或卵圆形，呈细粉尘状，核分裂象罕见。细胞巢间的间质内有丰富的薄壁血管。免疫组化示神经内分泌标记如嗜铬素（chromogranin A，CgA）、突触素（synaptophysin，Syn）阳性。

膀胱类癌的治疗主要是手术切除。患者可有局部淋巴结或远处转移，有报道是切除原发灶后几年后发生，因此需要长期随访。

7. 大细胞未分化癌 膀胱的大细胞未分化癌极其罕见，为高级别、高分期的肿瘤，无特异性分化，如无尿路上皮癌、腺癌、鳞状细胞癌或神经内分泌癌的分化。这种肿瘤预后极差，不管是否治疗。

二、非上皮性肿瘤

（一）良性非上皮性肿瘤

1. 平滑肌瘤 平滑肌瘤是膀胱最常见的良性间叶性肿瘤，多发生于中老年人，男女发病率之比为1：2。临床上常表现为刺激性排空症状或尿路梗阻症状。大体上为息肉样或有蒂的黏膜下肿块，境界清楚，肿瘤小，直径平均<2cm。显微镜下与其他部位的平滑肌瘤相同，为分化良好的平滑肌细胞束状

交织排列，细胞密度低，无明显异型，无核分裂象。

2. **血管瘤**　血管瘤多见于男性，平均年龄 58 岁（17~76 岁）。临床表现为肉眼血尿和梗阻症状。肿瘤好发于膀胱后壁和侧壁。病变小，境界清楚。显微镜下肿瘤由扩张的血管组成，主要为 3 种类型即海绵状血管瘤、毛细血管瘤和动静脉血管瘤。

3. **神经纤维瘤**　膀胱神经纤维瘤少见，常见于有 I 型神经纤维瘤病的年轻患者，平均年龄 17 岁，男女发病率之比为 2.3：1。临床上表现为血尿、刺激性排空症状和盆腔肿块。大体上肿瘤在膀胱壁全层呈弥漫性或丛状生长。显微镜下肿瘤为丛状或弥漫性分布的梭形细胞，细胞核卵圆形或长梭形，无明显细胞异型，核分裂罕见；间质中胶原多少不一。免疫组织化学染色 S-100 蛋白阳性。

4. **炎性肌纤维母细胞肿瘤**　炎性肌纤维母细胞肿瘤（inflammatory myofibroblastic tumor，IMT）是膀胱最常见的良性梭形细胞肿瘤之一，在身体其他很多部位均可发生。男女发病比例为 2：1 到 3：1。发病年龄 2.5 个月~87 岁。最常见的症状是血尿，其次是膀胱输出道梗阻及排尿困难。

大体上 IMT 平均直径为 4cm（1.5~13cm），质地柔软。显微镜下表现为无明显异型的梭形细胞弥漫分布，间质疏松，可见很多微血管，超过一半的病例存在肌层的浸润。尽管 IMT 中可见坏死，但在肌层浸润的病例中肿瘤与肌层交界处的坏死是区分肉瘤及良性肿瘤的标准之一。发生肉瘤变时，肿瘤细胞丰富，细胞核异型，核分裂象几乎均≥1 个/10HPF，微血管形成不那么明显。倾向良性肿瘤的组织学特征包括肿瘤与受压肌肉交界处无坏死，核异型小，p53 免疫组织化学染色阳性细胞少或无阳性，核分裂象 <1 个/10HPF，切除后无肿瘤复发则倾向良性。IMT 中可检测到 ALK 重排，免疫组化染色示 ALK1 阴性。

超过 30% 的 IMT 中出现坏死，>31% 的病例复发，在 2001 年 Iczkowski 的研究中认为是肉瘤（至少 7 例低级别肉瘤）的病例，其他作者认为多数是 IMT，因此有些学者认为 IMT 实际上是低度恶性的肉瘤。

5. **副节瘤（嗜铬细胞瘤）**　副节瘤为起源于膀胱壁副神经节细胞的肿瘤，少见。发病年龄 10~88 岁（平均 50 岁），女性略多见（男：女=1：1.4）。80% 患者为功能性的，有典型的三联症：持续性或突发性高血压、间歇性血尿和排尿性发作。

病变常位于膀胱三角区和顶部，多数为界限清楚的单发或多发结节，结节小，一般 <3cm。显微镜下类似于其他部位的副节瘤，肿瘤细胞排列成巢状，细胞巢间为丰富的血管网；肿瘤细胞胞质丰富，嗜碱性或嗜双色性，核卵圆形；肿瘤表面被覆正常膀胱黏膜，尿路上皮可受损。副节瘤可为恶性，组织学上目前尚无肯定的恶性的诊断标准，有些指标如血管侵犯、核分裂象多见、坏死、肿瘤大小等可提示恶性的可能性大，恶性副节瘤最可靠的诊断标准是肿瘤发生转移。免疫组化染色示瘤细胞嗜铬素（chromogranin A，CgA）、突触素（synaptophysin，Syn）阳性，瘤细胞巢周围扁平的支持细胞 S-100 蛋白阳性。

（二）恶性非上皮性肿瘤

1. **平滑肌肉瘤**　平滑肌肉瘤是膀胱最常见的肉瘤，好发于老年人（60~80 岁），男性多见。患者多有血尿，也可有尿路梗阻症状。大体上平滑肌肉瘤多位于膀胱顶部和侧壁，表现为息肉样肿块，肿块大，平均直径 7cm，呈浸润性生长，可见出血和坏死。显微镜下见梭形细胞丰富，交错束状排列，核两端钝圆，细胞异型，见核分裂象、出血和坏死，呈浸润性生长。根据细胞的异型性进行分级，低级别者细胞轻至中度异型，核分裂象 <5 个/10HPF；高级别者细胞异型性明显，核分裂象多 >5 个/10HPF。免疫组化染色示肿瘤细胞表达 Actin、Desmin 阳性，上皮性标记物如 CK 阴性。

2. **横纹肌肉瘤**　横纹肌肉瘤主要见于婴幼儿、儿童及青少年，男性多见，几乎均为胚胎性横纹肌肉瘤。20% 的儿童胚胎性横纹肌肉瘤发生于泌尿生殖系统，其中 25% 发生于膀胱。膀胱横纹肌肉瘤发生于成人者少见，多为多形性横纹肌肉瘤。大体上，肿瘤多发生于三角区和尿道前列腺部，表现为广基的息肉状葡萄样肿块，也可表现为浸润性生长的肿瘤。显微镜下胚胎性横纹肌肉瘤表现为片状或索状排列的原始小细胞分布于黏液样间质内，细胞小，核深染，核/浆比大；可见数量不一的横纹肌母细胞，伴或不伴有横纹。胚胎性横纹肌肉瘤如呈葡萄状外生性生长，又称葡萄簇肉瘤，此时肿瘤细胞在被覆上皮下聚集，成为生发层，而深部细胞稀少，此型预后好。免疫组织化学染色显示 Desmin、MSA、myoglobin、MyoD1 及 Myogenin 阳性，LCA、CK 阴性。

3. 淋巴瘤　膀胱的淋巴瘤可为原发，但大多数（>90%）是系统性病变累及膀胱。膀胱原发性淋巴瘤罕见，女性多见（男：女=1：5），平均发病年龄 56 岁；继发性淋巴瘤男性略多见，平均发病年龄 50 岁。临床表现主要为血尿、排尿困难及膀胱刺激症状。膀胱原发性淋巴瘤最常累及膀胱顶部和三角区，为孤立性或多发性肿块、浸润性生长甚至发生溃疡。显微镜下的形态与其他部位的淋巴瘤相同，免疫组化表型也一样。膀胱原发性淋巴瘤中最常见的类型是黏膜相关淋巴组织（MALT）淋巴瘤，属于低级别淋巴瘤；继发性淋巴瘤中最常见的类型是弥漫大 B 细胞淋巴瘤。膀胱原发性淋巴瘤的诊断标准为：患者症状与膀胱累及相关；仅局限在尿路，不累及组织；诊断后 6 个月无肝、脾、淋巴结、外周血和骨髓的病变。膀胱原发性淋巴瘤中位生存期是 9 年，继发性为 6 个月。

膀胱还可发生一些其他的非上皮性肿瘤，如孤立性纤维性肿瘤、具有上皮样血管周细胞分化的肿瘤、颗粒细胞瘤、恶性黑色素瘤、恶性纤维组织细胞瘤等。

三、膀胱癌病理分级

尿路上皮癌的分级与复发、浸润、转移及生存相关，文献中有多种分级模式。自 1973 年 WHO 分类采用移行细胞癌 1 级、2 级和 3 级分级方法以来，病理学、泌尿外科学及肿瘤学界均广泛使用并十分熟悉此三级分级体系，但此分级体系的各级别间缺乏明确的定义和组织学诊断标准；常出现 1～2、2～3 等跨级别的病理诊断；过多的病例诊断为移行细胞癌 2 级。因此，1983 年，Murphy 提出了两级分级，也是 1994 年 AFIP 推荐的分级系统。1998 年，WHO 和国际泌尿病理学会（WHO/ISUP）联合推荐两级分级系统，并引入了 PUNLMP 这一独立类别。但在制定 1999 年版 WHO 泌尿系统肿瘤分类时，该方案没有得到专家们的完全认可，因此 1999 年版 WHO 泌尿系统肿瘤分类综合了 WHO 1973 年分类和 WHO/ISUP 1998 年推荐分类方案的特点：既增加了 PUNLMP，又保留了移行细胞癌 1 级、2 级、3 级。经过数年的临床病理研究、资料积累和学术讨论，2004 年 WHO 分类正式采纳了 WHO/ISUP 1998 年推荐的方案，AFIP 也完全采纳了这一体系。尿路上皮肿瘤的分类和分级尚存在不少争议，仍在不断探索中。最近有报道根据核的形态用图像分析、银染核仁形成区、确诊支持系统（Bayesian belief networks）及其他标记来进行尿路上皮癌的分级，或根据肿瘤细胞的核分裂、异型、细胞的厚度及乳头融合等方面评分来进行分级，这些方法的使用可使膀胱的乳头状肿瘤分级的重复性更高，但迄今均尚未常规使用。

1. 1、2、3 级分级法　1973 年的 3 级分级法是根据癌组织的结构及细胞的异型性来划分的。1 级癌的细胞超过 7 层，细胞核轻度增大，结构正常或轻度扭曲，核分裂象罕见或没有。2 级癌的细胞核异型性更大，染色质粗，正常结构破坏。3 级的癌核异型明显，细胞密集，核拥挤，细胞极性紊乱，无从基底到表面的分化，核多形，细胞大小不一，核形及染色质形态各异，核分裂象多见，偶见瘤巨细胞。

2. 高级别、低级别分级法　WHO/国际泌尿病理协会（ISUP）将尿路上皮肿瘤分为乳头状瘤、具有低度恶性潜能的乳头状尿路上皮肿瘤、低级别尿路上皮癌和高级别尿路上皮癌。研究发现尿路上皮癌 1 级的复发或进展的可能性低，尤其是将肿瘤完整切除后，所以用"具有低度恶性潜能的乳头状尿路上皮肿瘤"这个名称代替了大部分的 1973 年 WHO 移行细胞癌 1 级。

2004 年 WHO 分类中的 PUNLMP、低级别乳头状癌和高级别乳头状癌，不能与 1973 年 WHO 分类中的乳头状移行细胞癌 1、2、3 级一一对应，而需要根据每一病例的特点进行评价。一般而言，1973 年 WHO 分类中的乳头状移行细胞癌 1 级，一部分因细胞无异型，仅核稍增大，尿路上皮厚度增加，在 2004 年 WHO 系统中归入 PUNLMP；另一部分因细胞有轻度异型，存在核分裂，在 2004 年 WHO 系统中归入低级别乳头状尿路上皮癌。1973 年 WHO 分类的乳头状移行细胞癌 2 级，一部分因病变相对温和，在 2004 年 WHO 系统中归入了低级别乳头状尿路上皮癌；另一部分因细胞异型较明显与 1973 年 WHO 分类的移行细胞癌 3 级一起归入了 2004 年 WHO 系统的高级别乳头状尿路上皮癌。PUNLMP、低级别乳头状尿路上皮癌和高级别乳头状尿路上皮癌，均应严格按照 2004 年 WHO 分类中详细的组织学诊断标准进行诊断。有一些文献将以前的乳头状移行细胞癌 1 级等同于 PUNLMP，使 PUNLMP 和低级别乳头状尿路上皮癌的界限模糊，这不符合 2004 年 WHO 分类和诊断原则，必须严格把握二者的诊断标准。观察者对膀胱癌分级有主观性，不同观察者之间甚至同一观察者不同时间都可能存在差异，分级应以分化最差的区域（高级别）作为依据。

四、膀胱癌的病理分期

膀胱癌的病理分期是一个重要的预后指标，也是临床制订治疗方案的重要依据，目前由世界卫生组织（WHO）、美国癌症协会（AJCC）和国际抗癌协会（UICC）推荐使用的是 TNM 分期（T 代表肿瘤，N 代表淋巴结，M 代表转移），2009 年修订成第 7 版，2010 年 1 月 1 日开始使用。与 2002 年第 6 版分期相比，有一些改动，包括：①膀胱癌直接浸润前列腺间质归为 T_4，前列腺尿道部上皮下的侵犯则不再归入 T_4；②采用 WHO 建议的组织学分级系统，即用低级别及高级别取代了以往的 4 级分级法；③区域淋巴结包括初级引流（primary drainage）区域淋巴结和次级引流（secondary drainage）区域淋巴结。初级引流区域淋巴结包括下腹部淋巴结、闭孔淋巴结、髂外淋巴结及骶骨前淋巴结；次级引流区域淋巴结为髂总淋巴结，因此髂总淋巴结内的转移不作为远处转移。N 分级系统随之发生了改变（见下述）。

根据原发肿瘤的大小及侵犯范围、有无区域淋巴结受累、有无远处转移进行如下分期：

T（原发肿瘤）

Tx：原发肿瘤无法评估

T_0：无原发肿瘤的证据

Ta：非浸润性乳头状癌

Tis：原位癌："平坦肿瘤"

T_1：肿瘤浸润上皮下结缔组织

T_2：肿瘤浸润膀胱壁肌层

pT_{2a}：肿瘤浸润浅肌层（内侧 1/2 肌层）

pT_{2b}：肿瘤浸润深肌层（外侧 1/2 肌层）

T_3：肿瘤浸润膀胱周围组织

pT_{3a}：仅显微镜下可见

pT_{3b}：肉眼可见（膀胱外形成肿块）

T_4：肿瘤浸润以下任何组织：前列腺间质、精囊腺、子宫、阴道、盆壁，腹壁

T_{4a}：肿瘤浸润前列腺间质、子宫、阴道

T_{4b}：肿瘤浸润盆壁，腹壁 N（区域淋巴结）：包括初级和次级引流区域的淋巴结，所有主动脉分叉以上的淋巴结为远处淋巴结

Nx：淋巴结无法评估

N_0：无淋巴结转移

N_1：真性盆腔内区域淋巴结（下腹部、髂内、闭孔或骶骨前的淋巴结），单个淋巴结内发生转移

N_2：真性盆腔内区域淋巴结（下腹部、髂内、闭孔或骶骨前的淋巴结），多个淋巴结内发生转移

N_3：转移至髂总淋巴结

M（远处转移）

M_0：无远处转移（无病理 M_0，用临床的 M 来完成分期组）

M_1：远处转移

病理报告中应提供膀胱癌的组织学类型，如尿路上皮癌（伴/不伴鳞状分化、腺样分化等）、鳞状细胞癌、腺癌、未分化癌等。还应提供肿瘤的组织学分级、浸润范围、脉管神经的侵犯情况及淋巴结的转移情况等。这些信息有助于临床判断预后，选择术后的治疗方案。

（田　河）

第三节 膀胱癌的诊断

一、临床表现

膀胱肿瘤最常见的症状是无痛性血尿，也可以出现由于刺激和膀胱容量减少导致的尿频。而存在上述的症状却不合并镜下血尿的情况几乎没有。其他少见的症状包括泌尿系统感染，局部进展疾病导致的上尿路梗阻或疼痛。

85% 的膀胱肿瘤患者会出现无痛性血尿。实际上，如果进行足够多次的尿液常规检查，几乎所有膀胱镜下可见肿瘤的膀胱肿瘤患者至少有一次镜下血尿。但血尿的发生往往是间歇性的，所以 1~2 次的尿潜血阴性不能排除膀胱肿瘤的存在。这样，如果一名患者有过一次不能解释原因的肉眼血尿或者镜下血尿，即使是第二次检查确定尿潜血阴性仍然需要进行膀胱镜检查。关于这一点，有些人不同意这种意见，而是要求进行反复的尿液镜检进行确认。然而这可能需要进行多次尿液常规检查，而尿潜血结果均为阴性才能说免于膀胱镜检查是安全的。对于那些年龄超过 60 岁或者虽然不到 60 岁但有吸烟史成有其他明确的暴露因素的血尿患者，更应该积极进行膀胱镜检查。有报道膀胱肿瘤初诊时已经有 70% 患者存在肉眼血尿而不仅是镜下血尿。

相对于应用临床表现和常规临床检查可以诊断的膀胱癌，应用血尿筛查可以降低膀胱癌的死亡率。这种筛查可以在发生肌层侵犯前发现高级别肿瘤。血尿筛查包括在家中重复检查是否存在血尿。如果阳性，就接受膀胱镜检查。然而英国和美国的研究显示，在筛查人群中有 16%~20% 的血尿阳性率，随后这部分人群接受了膀胱镜检查，但他们中只有 5%~8% 存在膀胱肿瘤。考虑到膀胱镜依然是一种令患者痛苦的检查，相关的费用也较高，目前应用尿常规加上膀胱镜检的方法进行膀胱肿瘤筛查可能并不适合推广。

尿痛和尿急等膀胱刺激症状是第二常见的症状，通常在弥漫性膀胱原位癌或者浸润性膀胱肿瘤患者中出现。对于有下尿路症状（LUTS）的患者，不可忽视其症状的变化。其他的膀胱肿瘤患者的症状和体征包括由于输尿管梗阻引起的腰痛，下肢水肿和盆腔疼痛。而出现进展性疾病相关症状例如明显的身体消瘦和腹痛、骨痛等为晚期膀胱肿瘤的表现，相对少见。

体格检查通常包括腹部、盆部触诊、经直肠、经阴道指检和麻醉下双合诊检查。常规体格检查可能无法发现较早前的膀胱肿瘤，如 Ta 期、T_1 期肿瘤。如果体格检查触及盆腔包块多表明为局部进展性膀胱肿瘤。

首诊和定期检查尿常规是十分必要的，尤其要注意血尿的状况。这可以帮助医生减少膀胱肿瘤的漏诊。

二、肿瘤标记物的临床应用

（一）尿细胞学

病理医生可以在膀胱肿瘤患者的尿液沉渣或膀胱冲洗液中通过显微镜检查找到恶性尿路上皮癌细胞。这些肿瘤细胞有特殊的大核仁，内含不规则粗大染色质。

应该收集新鲜尿液并适当固定后进行检查。晨尿通常不是最合适的，因为可能已经发生了细胞的溶解。

尿细胞学结果的解释存在病理医生个体差异。检查结果也受收集到的细胞数量、共存的泌尿系统感染、结石或膀胱灌注等因素影响。但有经验的病理医生的尿细胞学检查结果特异性可以超过 90%。

尿细胞学检查在膀胱肿瘤诊断和随访中有重要作用。尿液或膀胱冲洗液细胞学检查发现恶性肿瘤细胞表明在患者泌尿系统有可能存在高级别尿路上皮肿瘤，从肾小盏到尿道口的任何部位都有可能。

尿病理检查的局限性在于分化较好的尿路上皮癌细胞和正常的上皮细胞在镜下很难区分开来。分化良好的尿路上皮肿瘤细胞相互粘连紧密，不容易脱落到尿液中，使检查结果表现为阴性。因此尿病理检查对于高级别的膀胱肿瘤或者原位癌有较高的敏感度，而在低级别的肿瘤中敏感度较低。因而在高级别肿瘤和原位癌的诊断中有较高的应用价值。但尿细胞学检查阴性并不意味着不存在低级别肿瘤。即使在高级别肿瘤中，尿细胞学的假阴性率也在22%左右。尿细胞学的假阳性率在1%~12%，通常都是由于尿路上皮的不典型增生、炎症或者放化疗后的上皮改变。这种情况通常在治疗后数月出现，可以维持到停止治疗后超过一年。尽管如此，只要是可以确定的以及高度怀疑的都被认定为阳性。使用一种高特异性的标记物十分重要，因为这样可以防止不必要的辅助诊断性检查。尿细胞学检查就是一个很好的例子。

尽管对于高级别肿瘤和原位癌它具有高的特异性（通常超过90%）和敏感度（大于60%）。但除非在高危人群中进行筛查，否则尿细胞学检查并不能取得很好的成本效益性。

由于膀胱冲洗液中比尿液中含有更多数量的尿路上皮细胞，因此在尿细胞学检查中应用冲洗液更有意义。有研究认为一次冲洗液尿细胞学检查的敏感度和三次的尿液检查相当。然而另有研究显示，应用硬性膀胱镜进行检查并冲洗膀胱，检查后患者尿路刺激症状较重。应用软性膀胱镜可以减少尿路刺激症状，但同样进行冲洗收集到的上皮细胞数量会较应用硬性膀胱镜少得多。Tauber的研究表明，患者膀胱内灌注5-氨基乙酰丙酸溶液后进行荧光膀胱镜冲洗和冲洗液收集。通过硬性膀胱镜收集的冲洗液进行离心后在390~430nm波长的蓝光下检查以使之发出荧光。恶性上皮细胞发出红色的荧光，从而使白光下镜检（染色并固定后）的阳性率从79%提高到86%。对于分化较好的尿路上皮癌荧光法较之传统方法的敏感性从53%提高到82%。这种技术尽管前途光明，但是也有些缺点，其中就包括恶性细胞中的荧光物质会很快褪色，这就要求相对更快地进行检查；因为核仁没有进行染色所以不能进行观察；5-氨基乙酰丙酸是亚铁血红素的前体，其合成与线粒体相关，因此会富集在细胞质中。这样，同样的病理涂片不能进行传统的细胞核异型性的检查，需要再单独制作标准染色的细胞涂片。

（二）流式细胞分析

流式细胞分析可以测量核仁被嗜DNA的荧光染色剂染色细胞的DNA含量，这样就可以测算出细胞的非整倍体数量以及肿瘤的增殖活性（通过测算S期细胞的百分比），含有二倍体DNA的肿瘤倾向于低度恶性和较低分期，此类患者有较好的预后；而含有三倍体到四倍体染色体的患者有较差的病理学特点和相对较差的预后。那些含有四倍体染色体的患者较之三倍体到四倍体者有较好的预后而较二倍体者预后要差。

流式细胞分析可以同时测定多个参数，例如，将细胞进行DNA和细胞角蛋白的染色，流式细胞仪可以设置成只测量那些细胞角蛋白染色阳性细胞的DNA含量。这种多参数测量的方法可以显著的提高流式细胞检测的精确性。多参数测量可以精确地测量标本中某种特殊类型细胞的增殖程度，从而避免了非肿瘤细胞例如白细胞的干扰。研究也证实这种方法对于判断预后的意义要优于单独进行DNA含量测量和抗体的表达的测量。此外，一些相类似的多参数的方法也被应用到这个领域。

然而，流式细胞分析并不比传统的尿细胞学检查更有临床意义。原因是非整倍体DNA含量是高级别肿瘤的常见特性，因此，流式细胞分析在膀胱原位癌或者高级别肿瘤患者中准确性较高，其准确性可达80%~90%。而低分级浅表的肿瘤通常是二倍体DNA含量，容易出现假阴性的结果。目前来讲流式细胞分析在膀胱恶性肿瘤的诊断中并不能替代传统的尿细胞学检查。

（三）细胞显像分析

定量荧光显像分析技术是一种对显微镜载物片上涂片细胞进行定量DMA测量和分析的细胞学技术。这种技术将定量的生化分析和更直观的单独少量细胞的可视评价结合了起来。这种技术应用一种计算机控制的荧光显微镜，它可以自动扫描并显像载物片上每个细胞的细胞核，计算机可以定量计数每个细胞发出的荧光量，直接反映核酸的量并确定出每个细胞含有异常DNA的数量。这样，病理医生就可以将注意力集中在那些已经被自动筛选出来的异常细胞上并进行形态学评价。因为可以对单独少量的细胞检测并进行显像分析，应用这种技术相对于流式细胞分析技术就更容易对尿沉渣涂片标本进行检查，因为后者往往需要大量的细胞才能进行分析。

当然，也可以应用多参数显像分析技术。将不同的肿瘤标志物标记上单克隆抗体并结合荧光 DNA 染色技术进行细胞显像分析能够增加膀胱肿瘤诊断和检测治疗反映的特异性。这种技术比标准的细胞病理学和流式细胞分析对于低度恶性的膀胱肿瘤检出率敏感性增加，而不降低特异性。除此之外，细胞显像分析还可以应用荧光标记的 DNA 探针显现感兴趣的特定染色体，如果结合原位杂交技术还能够有效的明确有否 7 号染色体中心区的三体型、9 号染色体的不同区带的丢失和 17 号染色体长臂的缺失。

（四）膀胱肿瘤的生物学标志物

尿细胞学和尿道膀胱镜在诊断膀胱肿瘤中的缺陷使得我们去寻找其他无创的诊断方法。另外，对进行膀胱肿瘤筛查的需求也促使我们发展应用生物学标志物。

一个可靠的标志物应该是在膀胱肿瘤的诊断和随访中可以替代尿道膀胱镜或对其起到补充作用。理想的膀胱肿瘤生物标志物应有高的敏感度和特异性，不受研究者影响并且容易操作，临床操作数分钟就可以得到结果。

其实早在寻找膀胱肿瘤标志物之前就有利用尿液监测糖尿病在临床的应用。随着医学科学的进步，在过去的十年中，我们发现并评价了许多新的膀胱肿瘤诊断和随访相关生物学标志物。

核基质蛋白 22 （NMP22）是一个重要的有丝分裂调节核基质蛋白。肿瘤细胞中核有丝分裂活动增加后，NMP22 自细胞中释放出来并可测量其水平。由英国的英维利斯（Invemess）医疗器械有限公司开发的 NMP22 快速检测实验板，只需 4 滴新鲜尿液，30 分钟出结果，NMP22 抗原水平 ≥10U/mL 显示阳性结果。此方法对膀胱癌的诊断特异性为 85% ~95%，敏感性为 70% ~85%。NMP22 也可以改善复发肿瘤的诊断率，敏感度和特异性分别为 49.5% 和 87.3%。联合 NMP22 和尿道膀胱镜可以发现 99% 的肿瘤，而单独应用尿道膀胱镜只能发现 91.3% 的肿瘤。将荧光膀胱镜技术作为金标准，NMP22 的敏感度和特异性分别为 65% 和 40%，而同时的尿细胞学检查结果分别为 44% 和 78%。总体来看，NMP22 容易操作，其敏感度较尿细胞学检查好，特异性也在可接受范围。另外 NMP22 对低级别膀胱肿瘤也敏感并且不受 BCG 治疗的影响。在临床实践中结合膀胱镜检查能够提高膀胱肿瘤的诊断率。

BTA - TRAK 和 BTA - stat （Alidex Inc，Redmond，WA，USA）是膀胱肿瘤抗原试剂盒。它们都是用来测定尿液中补体因子 H 相关蛋白。BTA - stat 是一个临床用免疫试剂盒，它可以在数分钟内取得结果。BTA - TRAK 是一个量化的试验，必须在实验室中完成。文献显示其敏感度稍高于尿细胞学，但特异性却低很多。BTA - stat 的中位敏感度是 70%，中位特异性是 75%。BT - TRAK 的中位敏感度是 69%，中位特异性是 65%。在伴有感染和血尿的患者中也会出现假阳性结果。由于其特异性较低和假阳性结果，BTA - TRAK 和 BT - stat 的临床应用价值有限。

荧光原位杂交技术（FISH）主要是利用膀胱肿瘤中发生的染色体异常来检测膀胱肿瘤。应用 FISH 技术可以在脱落的膀胱细胞中探测到染色体的异常。FISH 的敏感度为 69% ~87%。在低分级和低分期膀胱肿瘤中，FISH 的敏感度较低而且一致性较差，分别为 36% ~57% 和 62% ~65%。但是 FISH 在高级别和高分期膀胱肿瘤中有较高的敏感度（83% ~97%）。FISH 对原位癌的探测率几乎达到了 100%。FISH 的特异性与尿细胞学相近，达到 89% ~96%。另有学者指出，无论分级和分期，FISH 在膀胱肿瘤的随访中的价值超过尿细胞学。比如在原位癌的诊断中，尿细胞学的探测率为 67%，而 FISH 的探测率为 100%。FISH 潜在的优势是可以探测到潜在的，不为尿道膀胱镜发现的疾病。阳性的 FISH 结果显示尿路上皮细胞癌变，或不稳定的尿路上皮。一个 FISH 的假阳性结果可以预测 3 ~12 个月 41% ~89% 的患者会发生膀胱肿瘤复发。FISH 的另一个优势是它不会受到 BCG 治疗的影响。缺点是这种方法需要较多的劳动力和较长的学习曲线，而且费用较高，目前临床的应用依然较少。目前已经有商业化的试剂盒如 UroVysionTM 膀胱肿瘤试剂盒（Vysis Inc，Downers Grove，IL，USJA）。这种试剂盒可以探测第 3、7 和 17 号染色体以及特异位点如 9p21。

Karam 研究了凋亡生物标志物 Bcl - 2、caspase - 3、p53 和存活素与膀胱全切患者肿瘤学治疗结果的关系。平均随访 36.9 个月。他们发现，每一个标志物表达的改变均会与增加的肿瘤复发率（P ≤ 0.029）和膀胱癌特异性死亡率有联系（P ≤0.001）。4 个标记物都发生改变与更高的肿瘤复发率和更差的膀胱癌特异性存活率有联系。在接受膀胱癌根治术后，评估患者凋亡标志物状态和发生改变的标志物数量可以提供预后相关的信息并协助区分那些能够从辅助治疗中获益的患者。

微卫星分析：微卫星是存在于人类基因组中的高多态、短小、串联 DNA 重复序列。有 2 种类型的微卫星可以在许多肿瘤中发现：一个位点缺失的失杂合性（LOH）和微随体重复长度的改变。在膀胱肿瘤中，最常见的突变是 LOH。微卫星改变可以通过 PCR 应用特殊 DNA 探针探测到。微卫星在膀胱肿瘤诊断中总体的敏感度和特异性分别为 72% ~97% 和 80% ~100%。与普通的尿细胞学相比，微卫星分析可以像探测高分级和高分期膀胱肿瘤一样准确地探测低分级和低分期肿瘤。Frigerio 等应用尿细胞学和 LOH 分析取得了诊断原发肿瘤的高敏感度并且应用检测尿液能够探测到所有的复发病例。对分级为 1 ~2 的膀胱肿瘤其敏感度为 72%，对分级为 3 的肿瘤其敏感度为 96%。因而微卫星分析总的敏感度和特异性很好，但这个分析较为复杂并且昂贵，尚未在临床开展应用。

免疫细胞学建立在应用探测肿瘤相关的抗尿路上皮肿瘤细胞上抗原的单克隆抗体。首先在 3 个荧光标记的抗体上标记粘蛋白样蛋白和大分子重量的癌胚抗原，然后在荧光显微镜下进行检测。敏感度为 38.5% ~100%。商业化的 Immuno – Cyt（Bostwick Labs）显示特异性为 73% ~ 84.2%。一项前瞻性研究显示其敏感度分别为分级 1 肿瘤 79.3%，分级 2 肿瘤 84.1% 和分级 3 肿瘤 92.1%，总体特异性为 72.5%。总体来讲免疫细胞学的敏感度是好的，但与常规的尿细胞学检查相比，在特异性方面并没有优势。

端粒是为保护基因在复制过程中的稳定性而存在于染色体末端的重复序列。在细胞的每一次分裂过程中都会出现端粒的丢失导致染色体不稳定和细胞衰老。膀胱肿瘤表达在每次 DNA 复制过程中在 DMA 末端再生端粒的端粒酶，从而使细胞永生化。确定端粒酶活性需要应用 PCR 技术。总的端粒酶试剂盒特异性和敏感度分别为 60% ~70% 和 70% ~100%。但是结果可能会受到感染和年龄的影响，因而不是探测膀胱肿瘤的最好标记物。

尽管上述的生物标记物相对于尿细胞学检查有较高的敏感度，但特异性均较低。NMP22 是一个敏感度较好，容易操作的标记物。BTA – stat 也可以在临床直接应用，但并不比尿细胞学更好。其他一些标记物需要高劳动强度并且昂贵。端粒酶和 BTA – TRAK 容易受到良性疾病的干扰。现阶段的生物学标记物临床应用前景光明，但依然需要大规模临床研究验证。目前为止没有一个标记物可以指导我们的随访或降低尿道膀胱镜的使用。

三、影像学诊断

（一）影像学检查在临床诊断、分期中的作用

1. 超声检查　超声检查越来越频繁地被应用在泌尿道检查中。这主要是高敏探头的开发和应用提高了上尿路和膀胱的图像质量并且避免了造影剂的使用。经腹超声检查可以探测膀胱内的占位，也可以探测肾脏肿瘤和肾积水。

超声检查可以通过三种途径对膀胱进行检查：经腹腔、经直肠和经尿道。尽管经尿道超声检查可以提供清晰的膀胱图像和较准确的分期，但需要麻醉，临床应用并不便利和检查后患者并发尿道刺激症状等问题使这种技术的应用并不广泛。经直肠途径超声检查可以较清晰显示膀胱三角区、膀胱颈和前列腺。但该项技术需要特殊探头，检查者也需要接受特别培训。因此目前检查膀胱的最常用途径依然是经腹途径。

超声检查在确定临床分期中有一定的价值。与病理分期相比，超声检查对非肌层浸润性膀胱肿瘤的临床分期准确率为 94% ~100%，对肌层浸润性膀胱肿瘤的临床分期准确率为 63% ~96.8%。

有学者提出，在诊断过程中，腹平片联合超声检查可以获得与静脉肾盂造影一样准确的结果，从而避免了使用造影剂带来的风险。但这一观点在国内并没有被《中国泌尿外科疾病诊断治疗指南》所接受和提倡。

2. 静脉尿路造影　应用静脉尿路造影（IVU）也许可以探测到膀胱内大的充盈缺损。这项技术也被应用在检查评估上尿路的充盈缺损和肾积水。而肾积水可能表明有输尿管肿瘤的存在。

现在许多医疗机构已经用 CT 泌尿系造影术（CTU）替代了传统的 IVU。

3. 计算机断层扫描（CT）　随着多排螺旋 CT 的应用，CT 的分辨率进一步提高，可以发现直径 1～5mm 的膀胱肿瘤。在膀胱肿瘤的诊断中，CT 尿路造影的总体敏感度、特异性、准确率、阳性预测值和阴性预测值为 79%、94%、91%、75% 和 95%，而膀胱镜分别为 95%、92%、93%、72% 和 99%。对于原位癌 CT 的可靠性仍然不高。但对于不适合接受膀胱镜检查的患者，CT 检查依然是一个很好的选择。

另外目前尚处于研究阶段的 CT 仿真膀胱镜技术有可能在将来代替膀胱镜检查。CT 仿真膀胱镜技术是将膀胱内尿液排空，然后将膀胱充气使其充盈并接受 CT 扫描。扫描结束后进行膀胱图像的三维重建与分析。一项研究显示，CT 仿真膀胱镜技术的准确率为 96%，并能够准确识别 0.3～9.7cm 膀胱肿瘤。尽管不能完全替代膀胱镜，CT 仿真膀胱镜技术将是膀胱镜检查的良好补充。

CT 除了能评估原发肿瘤的侵犯程度协助临床分期，还能发现盆腔和主动脉旁的淋巴结是否存在转移以及内脏是否有转移。但不能区分肿大淋巴结是炎症还是转移，不能准确区分肿瘤是局限于膀胱壁还是已经侵犯到膀胱外。

为了准确评估侵犯深度，CT 检查应该在 TUR 前进行。造影剂增强的 CT 能提高分期的准确性。研究没有完全确定螺旋 CT 能进一步提高分期准确性，但是初步的研究结果提示它会带来更多益处。虽然有些作者对使用 CT 评估膀胱癌局部分期的实用性提出了质疑，但是 CT 扫描在局部和转移肿瘤的评估上无疑要比体格检查敏感性高。另外，因为对于肌层浸润性膀胱肿瘤的治疗创伤很大，在做这些治疗前行 CT 检查要更谨慎一些。

需要注意的是，CT 的射线照射量比 IVU 要高许多，在应用时需要斟酌。

4. 磁共振成像（MRI）　MRI 并不比 CT 更有帮助。除了极少情况，传统的 MRI 对于盆腔和腹部的解剖分辨率不如 CT。双面的线圈可以比常规的线圈提供更准确的膀胱癌分期信息。MRI 可以提供多截面的影像，理论上可以更好地显示解剖关系。软组织对比可以用顺磁性试剂增强，如钆－二亚乙基三胺五乙酸的酸式络合物（Gd－DTPA）和含铁的试剂。实际上，Barentsz（1999）报道了一宗研究，他使用这些试剂检查肌层浸润性膀胱癌患者。这些患者最终进行了手术并得到确切分期，他发现三维 MRI 检查淋巴结转移有 75% 的敏感性和 96% 的特异性。用这种方法发现的可疑淋巴结也能通过经皮穿刺活检确认。含有的强磁性材料 MRI 在检测前列腺癌的淋巴结转移方面有很好的结果，而应用在膀胱癌的检查中可能也会有同等的结果。好的手术前分期不单能帮助挑选必须行新辅助化疗的患者，还能帮助外科医生尽可能地清扫淋巴结。MRI 波谱成像可能提供不同组织的信息，但是目前对膀胱癌还没有这种可能。

MRI 对于晚期肿瘤有更高的准确性。因为比 CT 更加敏感，甚至是在确定有无骨转移上比放射性骨扫描更敏感，MRI 变得特别有用。因此，如果有临床症状，CT 或双合诊发现盆腔转移，或者骨扫描提示有骨转移，应该行 MRI 检查。

（二）影像学对上尿路的检查作用

静脉肾盂造影（IVU）被用来检查上尿路充盈缺损或肾积水。肾积水也可能提示输尿管肿瘤。是否应该常规为膀胱肿瘤患者实施 IVU 有许多争议。有证据显示 IVU 有意义的发现率较低。Palou 等研究了 1 529 例初次诊断的浅表性膀胱癌患者。这些患者均接受了 IVU 检查以了解上尿路的状况。结果只发现 28（1.8%）例患者同时伴有上尿路肿瘤。只发现伴发的上尿路肿瘤与膀胱三角区肿瘤和多发肿瘤有关。三角区肿瘤和多发肿瘤伴发上尿路肿瘤的百分率分别为 41.4% 和 69%。膀胱三角区肿瘤伴发上尿路肿瘤的百分率是 7.5%。经腹 B 超可以检查肾肿瘤，探测肾积水和膀胱内占位。与腹部平片结合，经腹 B 超在诊断血尿原因方面可以和 IVU 一样准确。

四、膀胱镜检查

（一）膀胱镜检查

尿道膀胱镜检查可以用硬性膀胱镜也可以用软性膀胱镜进行。

1. 硬性膀胱镜　硬性膀胱镜的优势包括有：相对于软性膀胱镜的光纤传导通路，硬镜使用棒状的透镜系统有更好的视野；较大的操作通道可供泌尿科医生进出辅助性器械从而实现更多的功能；更大的进水通道使得视野更为清晰；容易操作并保持检查中的方向感。

尿道膀胱镜的型号通常沿用法式单位，指用毫米表示的膀胱镜外鞘的周长。从儿科应用的 F8 到 F12 和成人应用的 F16 到 F25 等各种型号。

现代的尿道膀胱镜包括镜鞘、闭孔器、操作桥以及镜芯。镜芯的透镜沿纵轴排列，镜芯外附操作桥走行于鞘内，操作桥可以使镜芯和工作通道共同通过而且使辅助器械可以通过工作通道进入膀胱。通过鞘置入的偏折系统安装在桥的操作件上用来控制通过工作通道的导管发生偏折。灌注液体通过鞘进入膀胱，光纤传导的光源连接在镜芯上。闭孔器可以放入鞘内形成一个光滑而圆钝的尖端以利于膀胱镜的置入。有的闭孔器可以通过镜芯（可视闭孔器），通过它就可以直视下放入膀胱镜。

镜芯包括照明系统和成像系统，现代镜芯均采用光纤传导照明和棒状透镜成像系统，远端的物镜收集影像反射回的光线并将影像经透镜系统传导回目镜。镜芯也是在膀胱尿道检查中提供不同观察角度的决定部件，例如 0 度镜观察正前方的影像，通常用于尿道的观察；30 度镜用于观察底部以及前侧壁最佳，而 70 度和 90 度镜适合观察前壁。还有一种逆行性内镜可以提供大于 90 度的视野用来观察膀胱前壁靠近颈部的区域。

2. 软性膀胱镜　软性膀胱镜检查可以在门诊检查中应用并成为膀胱镜检查的金标准在欧美国家广泛应用。朱刚等的研究显示，在局麻下对男性门诊患者进行软性膀胱镜和硬性膀胱镜检查，软性膀胱镜在患者的疼痛控制方面有更大的优势。检查过程中，软性膀胱镜的平均疼痛评分为 1.86/10 分，而硬性膀胱镜的平均疼痛评分为 3.87/10 分。而且接受软性膀胱镜检查 15 分钟后患者较接受硬性膀胱镜疼痛恢复更快。

软性膀胱镜的优点包括：检查中和检查后患者疼痛减轻，更为舒适；患者在更舒适的仰卧位进行膀胱镜检；即使在膀胱颈部明显抬高的情况下进出器械仍然很容易；因为软镜前端的可弯曲性，几乎可以观察到膀胱内的任何位置。

软性尿道膀胱镜由用来照明和成像的光导纤维束包裹在可弯曲的同心轴内构成。同心轴有灌注通道和用来进出辅助器械的工作通道，软镜的前端可弯曲的角度在 $180° \sim 220°$，弯曲程度通过在目镜附近的拇指控制开关完成。现在已经有全数字的软性膀胱镜，由于不使用光纤而消除了成像中细微的蜂巢栅格现象。

无论是硬性膀胱镜还是软性膀胱镜的图像都可以通过一个视频摄像头转接到监视器上观看。现代的视频摄像头将内镜下影像传导到视频录制系统以利于保存和回顾检查过程。视频膀胱镜系统包括内镜、视频摄像头和控制器、光源、电视监视器和视频录制装置。通过视频膀胱镜系统，医生完全可以通过电视监视器的图像反馈而不是通过目镜图像来操作内镜。其优点是：减少接触患者的体液；对检查过程进行记录；方便用电视监视系统进行教学；在操作时对患者进行教育。

由于软性膀胱镜在检查患者过程中和之后的疼痛控制方面的优良表现和检查过程中的无盲区等优点，在西方发达国家的门诊无麻醉膀胱镜检查中，软性膀胱镜已经完全替代了硬性膀胱镜。而国内由于软性膀胱镜价格较高及保存和维护相对困难，依然在大量使用硬性膀胱镜。但应用软性膀胱镜进行膀胱镜检查应该是临床发展的趋势。

3. 荧光膀胱镜　荧光膀胱镜技术也被称为光动力学诊断（PDD），在现代膀胱肿瘤的临床诊断中起到重要的作用。

应用白光进行膀胱镜检查和 TUR 可以看到外生型膀胱肿瘤，但一些偏平生长的肿瘤如膀胱原位癌或小的肿瘤可能会被遗漏掉。在膀胱内注射光敏剂如 5 - 氨基乙酰丙酸（5 - ALA）孵育 1~2 个小时后再用荧光膀胱镜进行检查，称为荧光膀胱镜检查。

它的主要原理是 PPD 技术通过引入光动力学过程，造成肿瘤细胞选择性释放荧光，从而增强了恶性肿瘤和正常组织的视觉反差，提高膀胱肿瘤的检出率。膀胱组织灌注 5 - 氨基乙酰丙酸（5 - ALA）或其衍生物如 hexamLnolevulinate（HAL）对肿瘤细胞进行光增敏。HAL 是 ALA 的酯化物，它的溶解性更好，产生光敏卟啉（PAP）能力更强，比 ALA 的生物药效率和稳定性都好。应用 HAL 显著降低了孵育时间，提高了 PAP 组织的荧光分布一致性。HAL 和 ALA 制剂是药物前体，它们本身不会发光，但可以启动一系列生物化学反应导致一个一过性原卟啉IX/光敏卟啉（PpIX/PAPs）的显著累积。由于肿瘤组织中细胞酶的异常，PpIX/PAPs 累积优先发生在恶性或癌前组织细胞中，而不是正常组织细胞中。在膀胱镜检查前 1～3 小时灌注 3%5－氨基乙酰丙酸溶液，当膀胱壁被蓝色光线（380～470nm）照射后，肿瘤细胞中的 PpIX/PAPs 就会放射出红色荧光（693nm），而正常膀胱壁组织为蓝绿色。正常组织和恶性肿瘤组织的图像可以通过影像系统获得。由于 ALA 和 HAL 通过膀胱灌注进行，只是应用在局部表面组织，发生全身系统性风险较小。

一项多中心研究显示，52 例浅表性膀胱癌患者接受普通膀胱镜和 HAL 荧光膀胱镜检查。患者先接受普通膀胱镜检查，然后转为 HAL 荧光膀胱镜检查并对可疑区域进行活检。HAL 荧光膀胱镜发现了 43 例，白光膀胱镜发现了 33 例。10 例患者普通膀胱镜没有发现膀胱原位癌被 HAL 荧光膀胱镜发现。11 例外生型肿瘤只被 HAL 荧光膀胱镜发现。HAL 荧光膀胱镜与普通膀胱镜相比，敏感为 96% 比 73%，肿瘤检出率为 76% 比 46%，特异性为 79% 比 93%。与普通膀胱镜相比，HAL 荧光膀胱镜不仅外生型肿瘤检出率高，同时还提高了原位癌的检出率。一项美国的多中心研究进一步证实了 HAL 荧光膀胱镜的效率。这项研究中有，311 例患者接受了普通膀胱镜和 HAL 荧光膀胱镜检查和活检。在 196 例患者中，Ta 肿瘤的发现率为 55.1%，其中 6 例只被 HAL 荧光膀胱镜发现。总体上发现了 218 个肿瘤，其中 207 例是被 HAL 荧光膀胱镜发现，181 例是被普通膀胱镜发现（95% vs83%）。在发现的 113 例原位癌中，104（92%）例被 HAL 荧光膀胱镜发现，77（68%）例被普通膀胱镜发现。

有 9.4% 的 Ta 和 T_1 肿瘤同时存在原位癌。而同时存在原位癌被认为是肿瘤进展的不良预测因子。荧光膀胱镜增加了膀胱肿瘤中存在原位癌的诊断率。这也许会改善这群患者的治疗策略。

荧光膀胱镜的缺点是其特异性较低，为 35%～66%。应用荧光膀胱镜结合光学内聚断层技术（OCT），在 66 例患者中发现了 232 个肿瘤，接受普通膀胱镜，荧光膀胱镜然后是 OCT 扫描和活检。另外对 132 个正常表现尿路上皮也采用同样的检查方法。就一个肿瘤来讲，敏感度和特异性分别为，普通膀胱镜 69.3% 和 83.7%，荧光膀胱镜为 97.5% 和 78.6%，荧光膀胱镜结合 OCT 为 97.5% 和 97.9%。总体讲，发现 58 例尿路细胞肿瘤患者，敏感度分别为普通膀胱镜 89.7%，荧光膀胱镜和荧光膀胱镜结合 OCT 均为 100%。就每位患者来讲，特异性分别为荧光膀胱镜 62.5%，普通膀胱镜和荧光膀胱镜结合 OCT 87.5%。因而荧光膀胱镜结合 OCT 可以显著增加荧光膀胱镜的特异性。另外由于手术瘢痕，感染等产生的假阳性结果和由于非典型增生导致的假阳性结果判定都是需要进一步研究的方面。

有临床研究显示应用荧光膀胱镜辅助的 TURB 可以改善术后的无肿瘤复发存活。他们的前瞻性随机研究发现，应用普通膀胱镜 TUR 的残余肿瘤率为 25.2%，而应用荧光膀胱镜辅助的 TUR 的残余肿瘤率为 4.5%。无复发存活率在第 2、4、6 和 8 年分别为：普通膀胱镜为 73%、64%、54% 和 45%；荧光膀胱镜为 88%、84%、79% 和 71%。提示 5－ALA 介导的荧光膀胱镜 TUR 在残余肿瘤率和无复发存活率方面显著优于传统白光膀胱镜 TUR。

总体上 HAL 荧光膀胱镜改善了膀胱肿瘤的发现率，特别是膀胱原位癌的发现率。结合一些新的技术如 OCT 可以提高其特异性。尽管荧光膀胱镜技术显示出了良好的临床应用前景，现实的问题是应用该技术会增加许多额外的成本。这也是我们必须要考虑的。

4. 窄谱成像技术（NBI） 窄谱成像技术结合电子软膀胱镜（NBI 膀胱镜）在膀胱肿瘤早期诊断中有较高的应用价值。与普通白光成像膀胱镜相比，NBI 膀胱镜的应用能更清晰显示肿瘤组织与正常膀胱黏膜的边界，还能够很容易的检测出膀胱黏膜的小溃疡和血管新生现象。从而提高早期膀胱肿瘤及癌前病变的诊出率，降低漏诊。研究认为，NBI 结合软性膀胱镜技术能够显著提高初发和复发肿瘤的检出率。特别是对于进行了卡介苗膀胱内灌注后随访的患者，由于黏膜的广泛充血，普通膀胱镜很难准确的诊断是否存在复发，而 NBI 膀胱镜在这类患者中显示出明显的优势。

（二）膀胱黏膜活检

膀胱肿瘤通常是多发的。Ta/T_1 期肿瘤又会伴有原位癌。由于原位癌通常呈扁平样，红色丝绒状生长，不易将其和膀胱炎症区分开来。有些原位癌在普通白光膀胱镜下甚至是看不到的。由于这些原因我们需要进行膀胱黏膜的活检。

由于低危膀胱肿瘤伴发原位癌的机会少于2%，欧洲泌尿外科学会在其2009年膀胱肿瘤指南中指出，对于 Ta/T_1 肿瘤，一般不建议进行随机或有选择性活检。如果尿细胞学检查阳性或膀胱肿瘤为非外生乳头状肿瘤，就建议对看似正常的黏膜进行活检。膀胱原位癌在膀胱镜检查时很难和膀胱内炎症区分开来，在一些患者甚至是看不见的。如果尿细胞学阳性，就需要对那些看似正常的膀胱黏膜进行选择性或随机活检以发现潜在的膀胱原位癌。如果尿细胞学阴性，一般就不建议进行随机活检。标记活检位置后分别送病理检查。活检可以通过膀胱镜用活检钳获取，然后对活检过的膀胱壁用电凝止血。

有报道 Ta/T_1 肿瘤伴发前列腺尿道和前列腺导管受侵犯。如果膀胱肿瘤位于膀胱三角区或膀胱颈部，伴有原位癌、多发肿瘤，这种可能性就更大。对于这些患者应该考虑进行前列腺尿道的活检。

与普通膀胱镜相比，由荧光引导的膀胱活检和肿瘤切除在诊断恶性肿瘤，特别是膀胱原位癌方面显著提高敏感度。

五、膀胱癌分期

因为肿瘤分期对于制定治疗策略至关重要，膀胱癌的准确分期是十分重要和必要的。

（一）分期方法

1. 表浅性肿瘤与浸润性肿瘤　基于肿瘤分期的治疗首先要了解肿瘤是否是肌层浸润性的。如果肿瘤是表浅的，其他更进一步的分期诊断方法如骨扫描、CT（如果在初发血尿时没有检查）等常规不被推荐，因为表浅性肿瘤的转移很罕见。

病理医生对手术后送检标本的报告应该包括肿瘤的分级、侵犯膀胱壁的深度和标本中是否带有黏膜下固有层和肌层。不同的病理科医生判断肿瘤分级和浸润程度时会出现差异。出现差异的原因之一是膀胱黏膜固有层的黏膜肌层中的平滑肌纤维与逼尿肌易混淆。另外，在很少见的情况下，在黏膜固有层中会找到脂肪组织，这会使判断更加困难。

另外一个需要确定的是浸润性肿瘤是否穿透了膀胱壁。绝大部分情况下，这是不能只通过经尿道切除来确定的。也有人尝试将肿瘤浸润深度与肿瘤分期相关联。但是，虽然经尿道切除的标本中浸润深度超过4mm的肿瘤在膀胱切除后发现膀胱外侵犯的可能性要显著高于低于4mm的肿瘤，仍然有超过40%的有膀胱外侵犯的患者侵及肌层的深度小于4mm。还有，浸润深度不能区分浅肌层浸润和深肌层浸润，也不能区分很局限的膀胱外侵犯和广泛的膀胱外侵犯。因此，我们并不知道这种方法的价值，单独的或是同其他方法联合。在这种情况下双合诊有一定帮助，尤其是如果在肿瘤切除后双合诊仍能触及肿块，应考虑有膀胱外侵犯。体型和性别显著影响双合诊的准确性。

Koraitim（1995）发现在TUR之前和结束时用经尿道的超声检查能帮助鉴别表浅的肿瘤和侵及深肌层及膀胱外的肿瘤。他们使用的是5.5MHz的探头和60度、90度及120度的换能器。据报道，这种方法鉴别肌层浸润和表浅性膀胱癌有100%的敏感性和98%的特异性。鉴别浅肌层浸润和深肌层浸润有90%的准确性，对于区别局限于膀胱的肿瘤和侵犯膀胱外的肿瘤有70%的阳性预测值。这种准确性要远比其他已知方法高，但我们还需等待这种技术被进一步认可。

2. 局限性肿瘤和局部进展或转移的肿瘤　基于分期的治疗决策第二步要确定浸润性肿瘤患者是否能在积极的有潜在治愈可能的治疗中受益。为了这个目的，CT、超声和MRI被用来评价膀胱肿瘤局部的浸润程度。这些分期检查可以提供有价值的信息，但是，这些方法对是否存在显微镜下的肌层侵犯以及是否有微小的膀胱外扩散不能准确判断。另外，原发肿瘤TUR术后的改变还有放疗、化疗后的纤维化会为解读CT、MRI和超声的结果带来困难。

3. 正电子发射断层扫描（PET）　正电子发射断层扫描（PET）在评估其他影像学检查发现的肿物是否是转移方面很有用处，有时也会发现它是否是原发肿瘤。目前PET对膀胱的成像是很受限的，因为现在用的显影剂氟脱氧葡萄糖（FDG）是通过尿液排出的，这使得局部肿瘤的诊断和评估几乎不可能。但是转移性病灶和膀胱区复发的肿瘤则例外。应用FDG的PET可以帮助确定在转移部位有可疑肿块的患者是否需要侵入性活检操作。和 MRI 或 CT 联合，PET 还可以引导活检。有人尝试将膀胱排空，在没有尿液的情况下再次成像。虽然这样提高了 PET 的成像能力，但是还不能用它来评估分期和肿瘤复发。

Treiber（2005）用另一种不在尿液中排出的放射性核素：C-胆碱，作为 PET 的显影剂。据他们报道，检测原发浸润性膀胱肿瘤的敏感性与 CT 相似，但是 PET 发现了 25% 的患者有转移（38% 有阳性淋巴结），而在同一组病例中 CT 没有任何发现。但是，微转移灶仍不能被很好地检测出来。

4. 淋巴结清扫术　盆腔淋巴结清扫术是确定区域淋巴结侵犯最准确的方法。有些患者只有髂总动脉下的淋巴结转移，没有邻近器官的侵犯，他们可以通过盆腔淋巴结清扫术治愈。膀胱淋巴引流的初始区域是膀胱周围、闭孔肌、髂外和骶前淋巴结。膀胱周围淋巴结侵犯较其他淋巴结要少，如果要完整切除标本并清扫干净可能受侵的区域淋巴结就必须行标准的淋巴结切除术。但是，Bella 和同事发现膀胱周围淋巴结受侵包括或不包括盆腔淋巴结受侵比单独盆腔淋巴结受侵的预后要差。如果知道膀胱周围淋巴结受侵则提示需要行早期辅助化疗。髂总、腹股沟和主动脉、腔静脉淋巴结为远处淋巴结，是淋巴引流的第二站。但是髂总血管内侧淋巴结和骶前外侧淋巴结是有重叠的。CT 和 MRI 引导下肿大淋巴结细针穿刺活检可以用来确诊淋巴结转移。

标准的膀胱癌分期淋巴结清扫术包括切除从髂血管分叉稍上方到股管的淋巴结和从生殖股神经到膀胱侧韧带的淋巴结。一些临床医生曾常规地清扫更广泛的淋巴结区域，包括高达主动脉旁的淋巴结，但是这样做的好处并不肯定。最近的数据提示扩大的清扫可被耐受。淋巴结转移率同肿瘤的分期和分级相关，高分级、频繁复发，黏膜固有层受侵的肿瘤为 50%~10%，侵犯更深的肿瘤为 40%。有些局限性淋巴结转移的患者可通过手术治愈，如果淋巴结发现受侵范围广，那么治疗措施会很不同。除非并存有禁忌疾病，这样的患者都应做双侧淋巴结清扫和全膀胱或部分膀胱切除术。越来越多的数据显示全部或扩大的清扫联合或不联合化疗都会改善预后。另外淋巴结密度的概念（阳性淋巴结数/切除的淋巴结总数）在一些研究中也可提示预后。这使得做精细的扩大淋巴结清扫的益处更加令人信服。

5. 胸片和 CT　应在进行盆腔淋巴结清扫术之前完成排除远处转移的检查。发现肺部转移最敏感的检查方法是胸部 CT，但是 CT 经常发现小的无钙化的肺部病变，大多数都是肉芽肿。肺部病变的大小和其是转移的可能性有直接相关性。大部分无钙化的病变等于或超过 1cm 为转移（或是原发肺部肿瘤），因为普通胸片没有足够的分辨率发现小的肉芽肿，而只能发现直径大于 1cm 的病变，所以常规胸片检查比 CT 更常用于膀胱癌患者排除肺部转移的检查。

6. 骨扫描　骨扫描很少能在肝功能正常，尤其是碱性磷酸酶正常的患者中发现转移病灶。但是，骨扫描作为将来参考的基线很有意义。因此，浸润性膀胱癌检查肿瘤转移的方法包括胸片、腹部-盆腔 CT、骨扫描和肝功能检查。

（二）TNM 分期

临床分期、病理分期膀胱癌的分期指肿瘤浸润深度，淋巴结转移状况和远处转移状况。一般分为术前的临床分期和术后的病理分期。临床分期一般用 cTNM 表述，病理分期一般用 pTNM 表述。目前普遍采用的是国际抗癌协会（UICC）的 2002 年第 6 版 TNM 分期法。

膀胱癌可分为非肌层浸润性膀胱癌（包括 Tis、Ta 和 T_1）和肌层浸润性膀胱癌（T_2、T_3 和 T_4）。原位癌属于非肌层浸润性膀胱癌，但肿瘤分级一般属高级别尿路上皮癌，属于高度恶性的肿瘤。应将原位癌与 Ta/T_1 期膀胱癌加以区别。

非浸润性乳头状癌分类为 Ta 期，原位癌（扁平癌）分类为 Tis。侵犯膀胱黏膜下结缔组织的肿瘤为 T_1 期。浸润膀胱肌层的肿瘤，基于侵犯内侧半浅肌层或外侧半深肌层分别为 T_{2a} 或 T_{2b}。侵犯膀胱周围脂肪的肿瘤为 T_{3a}（显微镜下发现肿瘤侵犯）或 T_{3b}（肉眼可见肿瘤侵犯）。肿瘤侵及盆腔脏器，如前列腺、直肠、子宫或阴道，为 T_{4a}。侵及盆腔侧壁或腹壁为 T_{4b}。在 UICC 分期系统中，膀胱癌区域淋巴结划定为髂总动脉分叉下的盆腔淋巴结。偏侧并不影响 N 分期。N_1 为一个直径等于或小于 2cm 的淋巴结阳性。N_2 为 1 个大于 2cm 但小于 5cm 的淋巴结阳性或多发的小于 5cm 的淋巴结阳性。N_3 为阳性淋巴结直径大于 5cm。有远处转移被划分为 M_1，没有则为 M_0。如果患者的淋巴结或远处转移情况不明，分期分别表述为 Nx 或 Mx。

（三）TUR – BT 在分期中的作用

首次电切的目的是确定正确诊断并切除可见肿瘤。小于 1cm 的肿瘤可一次切除，但应该包括膀胱壁的部分组织。大的肿瘤应该分块切除，包括外生部分和其下方带有逼尿肌的膀胱壁，以及肿瘤边缘组织并分别送病理检查。尽量避免使用电凝以避免对下方组织的破坏，从而保证标本的完整性和病理检查结果的可靠性。

首次电切后可能会出现分期偏低。如首次电切确定为 Ta 或 T_1 的肿瘤，可能为更高的临床分期，发生了肌肉侵犯的膀胱肿瘤。由于有肌层侵犯和无肌层侵犯的治疗是完全不同的，正确的临床分期就十分重要了。另外首次电切会有 10% 的漏切率。而漏切肿瘤对术后复发是一个显著的危险因素。

如果考虑到第一次电切由于肿瘤较大，或多发性肿瘤存在而有术后肿瘤残留，或病理医生报告标本中无肌肉组织，首次电切报告为高级别非肌层浸润性膀胱癌或 T_1 期肿瘤，那么就应该进行二次电切。二次电切不只提高临床分期的正确性，同时增加无复发和无进展存活。切除部位应该包括第一次电切的位置。一般建议第一次电切后 2 ~ 4 周进行第二次电切。

（田　河）

第四节　非肌层浸润性膀胱癌的治疗

一、非肌层浸润性膀胱癌的危险性分级

非肌层浸润性膀胱癌（non muscle – invasive bladder cancer）或表浅性膀胱癌（superficial bladder cancer）占初发膀胱肿瘤的 70%。其中 Ta 占 70%、T_1 占 20%、Tis 占 10%。由于固有层内血管和淋巴管丰富，T_1 期肿瘤虽然与 Ta 期肿瘤都属于非肌层浸润性膀胱癌，但较 Ta 期更容易发生肿瘤扩散。

根据复发风险及预后的不同，《中国泌尿外科疾病诊断治疗指南》中将非肌层浸润性膀胱癌分为以下三组：①低危：初发、单发、Ta、G_1（低级别尿路上皮癌）（注：必须同时具备以上条件才是低危非肌层浸润性膀胱癌）。②高危：任何 T_1、G_3（高级别尿路上皮癌）、Tis。③中危：除以上两类的其他情况，包括多发、复发的 Ta、G_1（低级别尿路上皮癌）。非肌层浸润性膀胱癌的复发与进展与肿瘤数目、肿瘤大小，复发次数，肿瘤分期，肿瘤分级以及是否存在原位癌等因素密切相关，其中肿瘤数目对复发影响最大，其次的影响因素为肿瘤的复发频率，尤其是术后 3 个月时有无复发、肿瘤大小、肿瘤分级。而肿瘤的病理分级和肿瘤分期则与肿瘤进展关系最为密切。

欧洲膀胱癌诊断治疗指南则根据 EORTC 评分表的肿瘤评分，将非肌层浸润性膀胱尿路上皮癌进行低危、中危和高危分组。该系统根据肿瘤数目、大小、复发频率、分级、分期和有无伴发原位癌等因素分别对于肿瘤复发和肿瘤进展的影响给出不同的权重（分数），最终计算出总分。其中复发的总分为 0 ~ 17 分，进展的总分为 0 ~ 23 分。

二、非肌层浸润性膀胱癌的手术治疗

（一）经尿道膀胱肿瘤切除术

经尿道膀胱肿瘤切除（TUR – BT）术是临床诊断为非肌层浸润性膀胱癌的基本治疗方法，同时也是重要的诊断手段。肿瘤的确切病理分级、分期，都需要借助首次 TUR – BT 后的病理结果获得。非肌层浸润性膀胱癌的诊断更应该建立在 TUR – BT 术后病理诊断的基础上。

1. TUR – BT 的手术目的和要求　经尿道膀胱肿瘤切除术有两个目的：一是切除肉眼可见的全部肿瘤，二是切除组织进行病理分级和分期。TUR – BT 术应将肿瘤完全切除直至露出正常的膀胱壁肌层。对于直径小于 1cm 的肿瘤，可将肿瘤连带其基底的膀胱壁一起切除送病理检查；对于直径大于 1cm 的

肿瘤，可先将肿瘤的表面部分切除，然后切除肿瘤的基底部分。肿瘤切除后，再进行基底部组织活检，以确定肿瘤基底是否已经侵犯肌层，便于病理分期和下一步治疗方案的确定。考虑到有原位癌存在的可能，当肿瘤较大时，建议切取肿瘤周边的膀胱黏膜送病理检查。肿瘤、基底、肿瘤周边组织要分别送病理检查。为了获得准确的病理结果，建议 TUR 时尽量避免对组织烧灼，以减少对标本组织结构的破坏，也可以使用活检钳，对肿瘤基底部以及周围黏膜进行活检，这样能够有效地保护标本组织不受损伤。

前壁与顶部的膀胱肿瘤切除时不易接近，此时膀胱内灌入的液体不要太多，同时可以用手压迫下腹部，使肿瘤靠近电切镜。当肿瘤位于膀胱颈部附近，特别是合并前列腺增生时，往往不易看到肿瘤的全貌，可以同时切除一部分膀胱颈或增生的前列腺腺体，以保证肿瘤切除的彻底性。切除输尿管口附近的肿瘤时应倍加小心，不能保留输尿管口时，可一并切除输尿管口，但应尽量使用电切，避免使用电凝，这样可以使输尿管口术后产生瘢痕狭窄的机会最小。同时，输尿管口的切除亦有产生术后输尿管反流的可能性，应予以密切观察，必要时进一步处理。

2. TUR - BT 手术的并发症及其预防和处理

（1）术中出血与术后血尿：术中出血多由于肿瘤较大，盲目追求在肿瘤表面止血所致，应加快切除速度，在肿瘤切除彻底后于基底部充分止血。术后血尿则多因术中止血不彻底引起，TUR - BT 术后应常规留置导尿管，充分引流膀胱，如切除创面较大或有出血可能时应行膀胱持续冲洗，轻度血尿较常见，一般不需其他特殊处理。若术后血尿严重，无好转趋势，必要时应再次行经尿道电凝止血。

（2）膀胱穿孔：发生率 <5%，一般发生于膀胱内注入液体过多，膀胱壁变薄，切除过深以及突然发生闭孔神经反射时。手术中避免膀胱过度充盈，减少闭孔神经反射等技术手段可减少膀胱穿孔的发生。大部分的膀胱穿孔为腹膜外穿孔，一般无须特殊处理，相应延长导尿管的放置时间即可。当盆腔内溢出的液体过多时，可行耻骨后引流。而当肿瘤位于膀胱顶部时，可能发生腹膜内穿孔，且腹膜内穿孔很少自行愈合，一般需要开腹手术或腹腔镜手术进行修补。

（3）闭孔神经反射：切除侧壁肿瘤时，有时电流会刺激闭孔神经产生反射，表现为手术切除侧的下肢急剧内收、内旋。闭孔神经反射是造成膀胱穿孔的主要原因，对闭孔神经反射的防范意识对避免其带来严重后果至关重要，可采用局部穿刺闭孔神经阻滞或全麻使用肌松药来减少闭孔神经反射。

3. 再次 TUR - BT 术　在 TUR - BT 手术过程中，肿瘤过大、患者情况不稳定、担心穿孔等因素有可能会使肿瘤切除不完全，但即使切除满意，仍有研究显示在术后 6 周内的再次 TUR - BT 术会发现 26% ~83% 的肿瘤残留可能，且有 18% ~37% 的高危肿瘤被分期过低。因此，再次 TUR - BT 术对于非肌层浸润性肿瘤同样有诊断和治疗的双重作用。目前多建议对于肿瘤切除不完全、切除标本内无肌层组织、T_1 期及高级别肿瘤，在术后 2~6 周再次行 TUR - BT 术，以达到获得更准确的肿瘤病理分期和降低术后复发率的目的。

有研究报道，首次 TUR 病理分期错误发生率是 9% ~49%，19.8% 的非肌层浸润性膀胱癌再次 TUR - BT 后被证明是肌层浸润性膀胱癌，其中 Ta 和 Tis 期膀胱癌有 24% 被证实是 T_1 期肿瘤，8% 是 T_2 期肿瘤；而 T_1 期肿瘤中有 27.6% 被证实是 T_2 期肿瘤。一项随机对照研究对行再次 TUR - BT 术加膀胱丝裂霉素灌注化疗与行单次 TUR - BT 术加膀胱丝裂霉素灌注化疗的新诊断 pT_1 期膀胱移行细胞癌患者的疾病复发率、进展率及总生存率进行了比较。共有 74 例患者接受了初次 TUR - BT 术后 2 到 6 周内再次 TUR - BT，68 例患者仅接受单次 TUR - BT 术，2 组均接受辅助 MMC 膀胱内灌注辅助化疗，未完全切除、Cis 或肌肉浸润的患者被排除出本研究。平均随访期为 31.5 个月，术后第 1、2、3 年的无复发存活率在再次 TUR - BT 组分别为 86.35%、77.6 7% 和 68.72%，而在单次 TUR - BT 组分别为 47.08%、42.31% 和 37.01%。两组的进展率分别为 4.05%（再次 TUR - BT 组）和 11.76%（单次 TUR - BT 组）。对于高级别肿瘤患者，行再次 TUR - BT 的收益尤为明显。此研究结果提示了未接受再次 TUR - BT 患者的高复发率可能是由初次 TUR - BT 后肿瘤残留率较高所引起的，且膀胱内灌注化疗并不能弥补切除的不充分。另有研究评估了 80 例新确诊的 pT_1 期膀胱尿路上皮癌患者中，再次进行经尿道膀胱肿瘤切除术的潜在获益。结果显示，27 例患者（33.8%）被确定有残余肿瘤。其中 7 例为 pTa 期、14 例为 pT_1 期、3 例为 pT_1 +pTis 期、3 例为 pT_2 期癌症。术前病理分级 G_1，G_2 与 G_3 级的患者中，残留肿瘤的检出率分别为 5.8%，38.2% 与 62.5%，存在残留肿瘤的风险与原有肿瘤的级别直接相关（p = 0.009）。

4. TUR - BT 时的活检　在行 TUR - BT 术切除可见肿瘤的同时，对其他可疑膀胱黏膜异常改变进行选择性活检非常重要，必要时采用冷活检会避免电灼对组织的破坏，增加病理诊断的可靠性。对于低危膀胱癌患者的正常膀胱黏膜，如低分级乳头状瘤或尿细胞学阴性时，不建议常规行随机活检，因为发现原位癌的可能性很低，一般不到 2%。而尿细胞学检查阳性一般意味着有高分级膀胱癌存在的可能，如果这时膀胱镜检没有发现明确的肿瘤或肿瘤表现为低危的乳头状肿瘤时，应考虑行随机活检或选择性活检，以明确是否有原位癌。文献报道，男性膀胱癌患者的前列腺部尿道和前列腺腺管会受到肿瘤的侵犯，尤其是当膀胱肿瘤位于膀胱三角区、颈部或有原位癌、多发性癌时，这种危险性会增大，应考虑行前列腺部尿道活检。前列腺尿道活检对拟施行原位新膀胱手术的患者尤为重要。

（二）经尿道膀胱肿瘤激光切除术

激光手术可以切割、凝固，也可以汽化，其疗效及复发率与经尿道手术相近，目前已有多种激光被广泛应用于泌尿科手术，在膀胱肿瘤的切除应用中，既往 Nd：YAG 激光的应用较多，现在随着激光技术的发展，近年来主要是钬激光（Ho：YAG 激光）、绿激光以及铥激光应用的报道。研究表明，应用激光来治疗非肌层浸润性膀胱癌是安全的，并可最大限度地降低肿瘤的浸润。Ho：YAG 激光是兼有切割和汽化功能的脉冲式激光，能量易被水吸收，使用相对安全，切割准确。有研究将应用 Ho：YAG 激光与 TUR - BT 术在治疗高危患者中的安全性、疗效、并发症发生率、手术后导尿管留置时间以及住院时间进行了比较，发现 Ho：YAG 激光与 TUR - BT 的有效性相当；应用 Ho：YAG 激光治疗的患者术后导尿管留置时间和住院时间较短，接受 Ho：YAG 激光治疗的患者手术并发症发生率低于 TUR - BT 治疗组患者。铥激光是一种新型的手术激光，可以选择脉冲或连续波模式，其有精准高效切割的特点。使用铥激光可以在肿瘤基底部进行切割，达到肿瘤包括膀胱壁的一并切除，且止血性能好。

激光切除的术前准备、术后处理以及并发症的预防与治疗与 TUR - BT 术基本相同。激光手术前特别是准备汽化切除肿瘤时需进行肿瘤活检以便进行病理诊断。激光手术对术中基底部的活检有困难，会影响肿瘤分期诊断，应尽可能在切除肿瘤后膀胱镜单独留取活检。故目前一般认为经尿道膀胱肿瘤激光切除适合于乳头状低级别尿路上皮癌，以及病史为低级别、低分期的尿路上皮癌。

（三）光动力学治疗

光动力学治疗（photodynamic therapy，PDT）是利用膀胱镜将激光与光敏剂相结合的治疗方法。肿瘤细胞摄取光敏剂后，在激光作用下产生单态氧，使肿瘤细胞变性坏死。膀胱原位癌、控制膀胱肿瘤出血、肿瘤多次复发、不能耐受手术治疗等情况可以选择此疗法。PDT 治疗后大多数患者会有膀胱刺激症状，一部分患者会出现血尿，可对症处理。过去全身应用光敏剂会出现皮肤过敏反应，需避光 1 个月，严重者可能出现膀胱挛缩。目前新型光敏剂 5 - 氨基酮戊酸（5 - ALA）的应用，改为局部膀胱内灌注，术后无须避光，无皮肤光毒反应和膀胱挛缩的发生，应用前景更为乐观。

三、非肌层浸润性膀胱癌的术后辅助治疗

（一）术后膀胱灌注化疗

TUR - BT 术后有 10% ~67% 的患者会在 12 个月内复发，术后 5 年内有 24% ~84% 的患者复发，可能与新发肿瘤、肿瘤细胞种植或原发肿瘤切除不完全有关。尽管在理论上 TUR - BT 术可以完全切除非肌层浸润的膀胱癌，但在临床治疗中仍有很高的复发概率，而且有些病例会发展为肌层浸润性膀胱癌。单纯 TUR - BT 术不能解决术后高复发和进展问题，术后辅助性膀胱灌注治疗对减少肿瘤复发的有效性已得到广泛证实。一项多中心随机临床试验观察了膀胱内灌注 1 次与 5 次丝裂霉素对 502 例新诊断的非肌层浸润性膀胱癌的疗效，患者随机分入观察、术后膀胱内灌注丝裂霉素 1 次，以及术后膀胱内灌注 1 次丝裂霉素，随后每 3 个月灌注 1 次，持续 1 年（共灌注 5 次）3 个治疗组，丝裂霉素的用药剂量为 40mg/40mL。结果显示，在中位为 7 年的随访期内，膀胱内灌注 1 次与 5 次丝裂霉素可降低复发率并延

长无复发间期。在低、中、高危患者中均可观察到丝裂霉素在降低肿瘤复发方面的收益，并提示灌注5次丝裂霉素的效果略优于灌注1次丝裂霉素。该研究证实了膀胱内灌注丝裂霉素可降低随后的肿瘤复发率并且延长无复发间期。

不同外科医生操作的TUR-BT的手术质量会有所不同，亦可能导致术后肿瘤复发率的差异。欧洲肿瘤协作组织（EORTC）观察了7个中心2 410例患者，结果发现，在不同中心，对于单发性肿瘤患者，未接受任何辅助性膀胱内治疗的患者复发率范围为3.4%～20.6%，接受辅助治疗患者的复发率范围为0～15.4%，而接受了辅助性膀胱内治疗的多发性肿瘤患者的复发率范围为7.4%～45.8%。该结果提示了医生的手术质量对非肌层浸润性膀胱癌预后的影响。

研究显示，非肌层浸润性膀胱癌TUR-BT术后复发有两个高峰期，分别为术后的100～200天和术后的600天。术后复发的第一个高峰期与术中肿瘤细胞播散有关，而术后即刻膀胱灌注化疗可以大大降低由于肿瘤细胞播散而引起的复发。因此，目前各种非肌层浸润性膀胱癌的诊治指南均建议所有患者术后均进行即刻膀胱灌注化疗。

1. TUR-BT术后即刻膀胱灌注化疗　TUR-BT术后24小时内完成的化疗药物的灌注治疗被称为术后即刻膀胱灌注化疗。多个随机临床试验结果的荟萃研究的结果显示，表柔比星（epirubicin）或丝裂霉素（mitomycin）等药物的术后即刻膀胱灌注化疗可以使肿瘤复发率降低39%。一项包括了7个随机临床试验，共有1 476例患者入组，中位随访时间为3.4年、最长随访时间为14.5年的荟萃分析显示，手术后接受表柔比星、丝裂霉素、塞替哌或吡柔比星（吡喃多柔比星）的728例患者中有267例（36.7%）复发，与单用TUR的748例患者中的362例（48.4%）复发相比，应用膀胱灌注化疗后复发率降低了39%（OR=0.61，p<0.000 1）。单发肿瘤患者与多发性肿瘤患者均获益。此研究发现，对Ta/T₁期膀胱内单发与多发肿瘤患者TUR-BT术后即刻膀胱灌注化疗均可显著降低肿瘤复发的风险，但经过1次灌注治疗后65.2%的多发肿瘤患者出现复发，而单发肿瘤患者中只有35.8%复发，显示单次灌注不足以治疗多发性肿瘤患者。

另有研究对单发的Ta/T₁期膀胱癌患者行TUR-BT术后单次膀胱内灌注表柔比星与空白对照的疗效进行了随机、多中心的比较。共有431例符合入选条件的单发、原发或复发Ta/T₁期膀胱尿路上皮癌患者术后立即单次膀胱内滴注80mg表柔比星或水，比较两组间患者的无瘤间期与复发率。结果显示，表柔比星组患者到第1次复发的间隔时间显著延长。平均随访期为2年，在所观察的所有亚组中，接受单次膀胱内灌注表柔比星后，肿瘤复发率降低了近一半。亦有研究显示，在频繁复发的肿瘤患者中，之前的复发率能够最能准确地反映再次复发的内在风险。当使用有效的化疗药物，并在术后早期使用化疗药物灌注时，此风险可以大大降低。

出于对安全性的考虑，术后即刻化疗药物灌注对TUR-BT术中有膀胱穿孔或术后明显血尿的患者不宜采用。当TUR-BT过程中出现膀胱穿孔或接近穿孔时，膀胱灌注化疗药物可能导致药物泄漏到膀胱外，并可能引发严重并发症。曾有3例手术后即刻膀胱内灌注化疗药物引起严重并发症的报道，其中2例患者经保守治疗后恢复，1例患者在接受剖腹探查术后因多脏器衰竭而死亡。因此，为了防止这类并发症发生，在出现明显的膀胱壁穿孔或疑似穿孔时，应避免手术后即刻膀胱灌注化疗。

目前，TUR-BT术后24小时内即刻膀胱灌注化疗已经成为非肌层浸润膀胱癌患者术后灌注的标准方案，被临床诊治指南所推荐，TUR-BT术后即刻膀胱灌注化疗对单发和多发膀胱癌均有效。低危非肌层浸润性膀胱癌术后即刻灌注化疗后，肿瘤复发的概率很低，因此即刻灌注后可以不再继续进行膀胱灌注治疗。

2. 术后早期膀胱灌注化疗及维持膀胱灌注化疗　对于中危和高危的非肌层浸润性膀胱癌，术后24小时内即刻膀胱灌注化疗不足以达到最满意的减少复发的效果，需继续进行后续的膀胱灌注治疗，每周1次，共4～8周，随后进行膀胱维持灌注化疗，每月1次，共6～12个月。一项对新诊断的Ta/T1期膀胱尿路上皮癌患者TUR-BT术后不同周期灌注化疗药物的随机对照临床试验显示，在预防肿瘤复发上，长期膀胱内灌注表柔比星效果优于短期灌注，该研究150例患者经过术后即刻灌注化疗药物后随机进入长期治疗组（术后1年内接受了19次灌注表柔比星30mg/30mL生理盐水）与短期治疗组（术后3

个月内接受了 9 次膀胱内灌注表柔比星 30mg/30mL 生理盐水），结果显示，长期灌注组与短期灌注组的 3 年无复发率分别为 85.2% 和 63.9%。在整个观察期内，长期灌注组的无复发率明显高于短期灌注组（p<0.005），而不良反应的发生率与严重程度 2 组间无明显差异。另有研究显示，非肌层浸润性膀胱癌维持灌注治疗 6 个月以上时不能继续降低肿瘤的复发概率，因此建议术后维持膀胱灌注治疗 6 个月。

EORTC 完成的 2 个分别应用 30mg 丝裂霉素与 50mg 多柔比星的前瞻性平行随机研究结果显示，延迟和短期治疗患者的复发率高于那些早期灌注或长期治疗的患者，但对肿瘤的进展影响无差异，平均随访期为 4 年的生存期随访结果显示，肿瘤进展超过 T_1 期、远端转移的发生及二次原发性肿瘤的出现不受治疗方案的影响。膀胱灌注化疗主要用于减少膀胱肿瘤的复发，没有证据显示其能预防肿瘤进展。EORTC 和医学研究理事会（MRC）对既往完成的采用膀胱内灌注化疗的前瞻性Ⅲ期随机临床试验结果进行了研究分析。总共收入 2 535 名原发或复发性 Ta/T_1 期膀胱移行细胞癌患者，TUR－BT 术后立即给予及不给予辅助性预防膀胱灌注治疗的无肿瘤间隔期、进展为肌层浸润性肿瘤的时间、出现远处转移的时间、生存期和无进展生存期的长短进行了比较。结果显示，随访的中位生存期为 7.8 年，采用辅助治疗与无辅助治疗患者中，无肿瘤间期具有统计学显著性差异（p<0.01）。但在发展为浸润性肿瘤、出现远处转移的时间或生存期和无进展生存期的长短上，辅助性膀胱灌注治疗组未显示出明显优势。此研究认为尽管膀胱灌注化疗可以延长无复发的间期，但对于 Ta/T_1 期膀胱癌的进展并未显示出明显的优势。

3. 膀胱灌注化疗的药物 膀胱灌注化疗常用药物包括丝裂霉素、表柔比星、吡柔比星、多柔比星、羟喜树碱等。尿液的 pH 值、化疗药的浓度与膀胱灌注化疗效果有关，并且药物浓度比药量更重要。化疗药物应通过导尿管灌入膀胱，灌注前不要大量饮水，避免尿液将药物稀释。

（1）丝裂霉素：丝裂霉素为抗肿瘤化疗药物，化学结构具有苯醌、乙酰亚胺基及氨甲酰三个活性基团，作用与烷化剂相似，与 DNA 链形成交联，抑制 DNA 复制，对 RNA 也有抑制作用。属细胞周期非特异性药物，分子量 334.34。丝裂霉素用于膀胱灌注治疗时可用于 TUR－BT 术后预防肿瘤复发的即刻单剂灌注化疗与维持灌注治疗，使用剂量在 20~60mg，目前临床常用剂量为 40mg/次灌注。将药物溶解于 40~50mL 生理盐水中，经导尿管注入膀胱内，保留 1~2 小时后自行排出。有文献报道调整尿 pH 值，适当碱化尿液可能提高丝裂霉素的临床效果。有一项前瞻性随机平行多中心Ⅲ期临床研究，给予优化治疗组患者（n=199）40mg 丝裂霉素，并通过降低尿液体积等药代动力学手段来增加药物浓度，碱化尿液以稳定药物，标准治疗组患者（n=111）给予 20mg 剂量的丝裂霉素，无药代动力学处理或尿液碱化。每周 1 次灌注，持续 6 周。结果显示，与标准组相比，优化组患者到复发所需的时间更长（29.1 个月），5 年无复发生存率也更高（41.0%），而标准治疗组的中位复发时间与 5 年无复发率分别为 11.8 个月和 24.6%（p=0.005）。本研究确认了增加药物浓度，碱化尿液等方法会显著提高膀胱内灌注丝裂霉素的疗效。此外，亦有在丝裂霉素灌注同时进行电刺激以促进膀胱黏膜吸收的研究，结果显示膀胱癌的复发率从 58% 下降至 31%，低于对照 BCG 的 64% 的复发率，且血清丝裂霉素的峰值也明显增高。丝裂霉素膀胱灌注的不良反应包括尿频、尿急、尿痛等膀胱刺激症状、化学性膀胱炎以及镜下或肉眼血尿等情况，当不良反应较严重时，应适当暂停和推迟灌注，并辅以对症处理，待症状改善后再继续灌注治疗。

（2）表柔比星：表柔比星为蒽环类化疗药物，为多柔比星的同分异构体，作用机制是直接嵌入 DNA 核碱对之间，干扰转录过程，阻止 mRNA 的形成，从而抑制 DNA 和 RNA 的合成。此外，表柔比星对拓扑异构酶Ⅱ也有抑制作用，为一细胞周期非特异性药物，分子量 579.99。与多柔比星相比，疗效相等或略高，但对心脏的毒性较小。表柔比星用于膀胱灌注治疗时可用于 TUR－BT 术后预防肿瘤复发的即刻单剂灌注化疗与维持灌注治疗，使用剂量在 50~80mg，目前临床常用剂量为 50mg/次灌注。将药物溶解于 40~50mL 生理盐水中，经导尿管注入膀胱内，保留 1 小时后自行排出。有研究比较了不同剂量的表柔比星（EPI）膀胱内灌注对治疗原发性非肌层浸润性膀胱癌（Ta/T_1，G_1，G_2）的预防疗效和安全性，剔除 Tis 或 G_3 肿瘤。治疗组分别为 A 组：表柔比星 20mg/40mL，连续 12 个月，总剂量 340mg；B 组：表柔比星 30mg/40mL，连续 7 个月；C 组：表柔比星 40mg/40mL，连续 4 个月，后两组总剂量均为360mg，总共入组的622例患者。结果显示，当药物浓度增加时，无复发率显著升高（p = 0.037 5）。同时，当表柔比星溶液浓度增加时，尿频和尿痛的药物不良反应频率亦显著升高。表柔比星灌注治疗的不良反应同样是化学性膀胱炎的局部症状，多在停止灌注和对症治疗后缓解。

(3) 吡柔比星：亦称吡喃阿霉素，是半合成的蒽环类抗肿瘤药。通过进入细胞核内迅速嵌入 DNA 核酸碱基对之间，干扰转录过程，阻止 mRNA 合成，抑制 DNA 聚合酶及 DNA 拓扑异构酶 II（Topoisomerase II，Topo II）活性，干扰 DMA 合成，达到抗肿瘤作用。分子量664.10。吡柔比星用于 TUR - BT 术后预防肿瘤复发的灌注治疗的初期研究开始于日本，后在国内得到广泛应用。根据其临床研究结果，目前吡柔比星常用灌注剂量为 30mg/次，常规推荐的保留时间为 30 分钟。将药物溶解于 40 ~ 50mL 注射用水中，经导尿管注入膀胱内，保留后自行排出。有研究评价吡柔比星膀胱内灌注预防非肌层浸润性膀胱癌术后复发的有效性及安全性。符合入选标准的患者于手术后 2 周内开始行吡柔比星膀胱灌注，每次 30mg，每周 1 次共 8 次，以后每月 1 次共 1 年，定期膀胱镜检查进行随访。132 例浅表性膀胱移行细胞癌患者，术后平均随访时间（12.2 ±5.74）个月。肿瘤复发 22 例，总复发率 16.7%。其中复发性肿瘤的复发率明显高于初发肿瘤（p = 0.003），而不同肿瘤分期、分级及单发与多发肿瘤患者间的复发率未见明显差异。吡柔比星灌注治疗常见的不良反应为尿路刺激症状、化学性膀胱炎、血尿等，多在停止灌注和对症治疗后缓解。

(4) 多柔比星：或称阿霉素，亦为蒽环类化疗药物。通过直接嵌入 DNA 核碱对之间，干扰转录过程，阻止 mRNA 的形成起到抗肿瘤作用。它既抑制 DNA 的合成又抑制 RNA 的合成，所以对细胞周期各阶段均有作用，为一细胞周期非特异性药物。分子量579.99，全身应用可引起心脏毒性。多柔比星在更早期用于膀胱灌注治疗，用于 TUR - BT 术后预防肿瘤复发。使用剂量在 30 ~ 50mg/次灌注，将药物溶解于 40 ~ 50mL 生理盐水中，经导尿管注入膀胱内，保留 1 小时后自行排出。表柔比星灌注治疗的不良反应与表柔比星相似。

(5) 羟喜树碱：羟喜树碱（HCPT）为从植物中提取的生物碱喜树碱的羟基衍生物，通过对 DNA 拓扑异构酶 I 的靶向选择性抑制作用抑制 DNA 的合成，抑制癌细胞的复制和转录。主要作用于 S 期，为细胞周期特异性药物。分子量364.34。羟喜树碱用于膀胱灌注的研究始于国内，被认为对减少非肌层浸润性膀胱癌的术后复发有一定的作用，常用灌注剂量 10 ~ 20mg/次，保留 1 ~ 2 小时。常见不良反应亦为化学性膀胱炎。有研究将羟喜树碱丝裂霉素膀胱灌注化疗进行了比较研究，82 例非肌层浸润性膀胱癌病例随机分为羟喜树碱组 42 例和丝裂霉素组 40 例，在行 TUR - BT 或膀胱部分切除术后 1 周开始膀胱灌注，羟喜树碱剂量为 10mg/20mL，丝裂霉素剂量为 20mg/20mL，保留 2 小时以上。每周 1 次共 6 周，间隔 3 个月后再进行每周 1 次，共 3 次的治疗，以后每半年灌注 3 次，共持续 3 年。平均随访 27.3 个月，1 年复发率羟喜树碱组为 66.3%，丝裂霉素组为 62.5%，两者比较无显著性差异（p = 0.78）。不良反应观察，羟喜树碱组出现 7 例（17.5%）轻微恶心、头晕、头痛，8 例（20.0%）不同程度的膀胱刺激征；丝裂霉素组出现 17 例（40.5%）轻度的化学性膀胱炎，1 例（2.3%）接触性皮炎。

(6) 其他膀胱灌注化疗药物：其他研究性的膀胱灌注药物还包括吉西他滨、戊柔比星、紫杉烷类等。有研究报道 27 名非肌层浸润性膀胱癌患者接受膀胱内灌注不同剂量和浓度的吉西他滨的治疗。手术时残留 1 ~ 3 个乳头状标记病灶不予切除。切除术后 14 天开始，隔周给予 6 次吉西他滨灌注。吉西他滨的用药剂量为 500mg、1 000mg 和 2 000mg，用 50mL 生理盐水稀释后给药，每剂量组 9 名患者，药物在体内停留 2 小时。结果显示，1 例失访，6 例患者（23%）获得 CR，其中 500mg、1 000mg 和 2 000mg 剂量组分别有 1 名（12.5%）、2 名（22.2%）和 3 名（33.3%）。500mg 和 2 000mg 剂量组各有 2 名其他患者（22%）获得了部分应答。获得完全应答的患者接受每月 1 次的维持治疗，持续 1 年，治疗后 3 个月和 8 个月，CR 的 2 名患者被诊断为膀胱 T$_{is}$。其余 4 名患者在 22 个月的随访期内，未发现肿瘤。作者认为，膀胱内灌注吉西他滨有良好耐受性和潜在的有效性。戊柔比星多柔比星的半合成类似物，在一项 90 例的 BCG 耐药的原位癌的治疗研究中获得了 21%（19/90）的完全缓解率，目前被美国 FDA 批准用于 BCG 耐药的原位癌的治疗。紫杉烷类的灌注治疗则还局限于临床前研究阶段。

4. 膀胱灌注化疗的并发症 膀胱灌注化疗的不良反应与药物剂量和灌注频率有关。膀胱灌注化疗的主要不良反应是化学性膀胱炎，程度与灌注剂量和频率相关，TUR－BT 术后即刻膀胱灌注更应注意药物的不良反应。多数不良反应在停止灌注后可以自行改善。灌注期间出现严重的膀胱刺激症状时，应延迟或停止灌注治疗，以免继发膀胱挛缩。

（1）化学性膀胱炎：与膀胱灌注相关的化学性膀胱炎很常见，与化疗药物的膀胱黏膜刺激相关，主要表现为尿频、尿急、尿痛等膀胱刺激症状。文献报道，膀胱炎的发生率在丝裂霉素灌注者为 3%～40%，表柔比星灌注者为 10%～30%，多柔比星灌注者为 20%～40%。对于化学性膀胱炎的治疗包括抗胆碱能药物、抗生素等。如果化学性膀胱炎持续超过 48 小时，需要延迟灌注、降低灌注剂量或应用喹诺酮类抗生素。

（2）血尿：膀胱灌注化疗的患者，约有 40% 出现血尿。常同时伴发膀胱炎，并与手术的切除范围相关。对于膀胱灌注后血尿的患者，要进行尿培养以除外细菌性膀胱炎。同时，应等到血尿好转后再继续进行膀胱灌注治疗。如果血尿持续，建议进行膀胱镜检以除外肿瘤残留。对于大量血尿的患者，可留置尿管并进行膀胱冲洗。

（3）膀胱挛缩：临床很少见，多与反复 TUR－BT 手术及多次膀胱维持灌注治疗有关。治疗方法包括停止膀胱灌注治疗、膀胱水扩张，必要时需行膀胱切除术。

（4）接触性皮炎：膀胱灌注丝裂霉素的患者，有 19% 会出现接触性皮炎。常表现为手掌、足底、会阴、胸部和面部的湿疹样脱皮。膀胱灌注丝裂霉素后排尿时要注意清洗手部、外阴及会阴部，以避免接触性皮炎的发生。治疗方法包括停止灌注、局部使用激素软膏缓解症状。

（5）骨髓抑制：很罕见，但偶有报道，主要由于膀胱创面大，加之灌注了过高剂量的化疗药所导致。处理方法包括停止膀胱灌注、检测白细胞数量及升白细胞等其他治疗。

（二）术后膀胱灌注免疫治疗

膀胱灌注免疫制剂会引起机体局部的免疫应答反应，表现为尿液中和膀胱壁内的细胞因子表达以及粒细胞和单核细胞的聚集，以此来达到预防膀胱肿瘤复发及治疗的目的。目前免疫治疗的确切作用机制尚在研究中，临床应用主要是卡介苗（BCG）的灌注治疗，其他还包括干扰素、钥孔虫戚血蓝蛋白（KLH）等其他免疫调节剂。

1. 卡介苗膀胱灌注治疗

（1）卡介苗（BCG）膀胱灌注指征与疗效：BCG 是通过免疫反应介导达到治疗效果，其确切作用机制尚不清楚。目前临床研究证实，BCG 适合于高危或中危非肌层浸润性膀胱癌 TUR－BT 术后复发的预防，并有可能预防肿瘤的进展。研究显示 T_1 期膀胱尿路上皮癌 TUR－BT 术后 BCG 灌注与单纯 TUR－BT 手术比较，复发率分别为 16% 和 40%，进展率分别为 4.4% 和 40%，BCG 膀胱灌注作为膀胱原位癌与高级别非肌层浸润膀胱癌的最佳治疗方法已被广泛接受。然而，对于其维持治疗的作用及其对于肿瘤复发与进展的长期效应，仍然存在争议。有一项针对原位癌或复发风险增加的膀胱尿路上皮癌患者的研究对 550 例患者随机进行 BCG 维持治疗或不进行 BCG 维持治疗。经过为期 6 周的诱导治疗，维持治疗从诱导治疗开始后的 3、6、12、18、24、30 与 36 个月，每周一次膀胱内与经皮 BCG 治疗，持续 3 周。结果显示，无维持治疗组患者中位无复发生存期为 35.7 个月，而维持治疗组患者的中位无复发生存期为 76.8 个月（p＜0.0001）。5 年生存率无维持治疗组患者为 78%，维持治疗组患者为 83%。有学者认为，与标准诱导治疗相比，维持性 BCG 免疫疗法对于原位癌或选择的 Ta/T_1 期膀胱尿路上皮细胞癌患者的治疗效应更佳。

有研究对行经尿道 TUR－BT 术治疗并随机膀胱活组织检查的 1 529 例原发性非肌层浸润性膀胱移行细胞癌患者进行了分析，以评估原发性 Ta 与 T_1 期肿瘤患者影响复发、进展与疾病特异性死亡率的因素。平均随访期为 4.2 年。肿瘤多发、肿瘤大于 3cm 及原位癌的存在可增加复发风险，G_3 肿瘤、肿瘤多发、肿瘤大于 3cm 及原位癌的存在则可增加疾病进展风险，而膀胱内 BCG 灌注治疗既可降低复发风险，亦可降低疾病进展风险。另有对 24 个随机临床试验，4 863 例患者荟萃分析显示，经过中位 2.5 年，最长 15 年的随访期，接受 BCG 治疗的患者有 9.8%（260/2 658）出现肿瘤进展，而对照组的肿瘤进展率为 13.8% (304/2 205)，与对照组相比，BCG 治疗组的进展率降低了 27% (OR = 0.61，p < 0.001)。提示 BCG 膀胱内灌注治疗可明显降低非肌层浸润性膀胱癌患者术后疾病进展的风险。

BCG 不能改变低危非肌层浸润性膀胱癌的病程，而且由于 BCG 灌注的不良反应发生率较高，对于低危非肌层浸润性膀胱尿路上皮癌不建议行 BCG 灌注治疗。对于中危非肌层浸润性膀胱尿路上皮癌而言，其术后 5 年肿瘤复发概率为 42% ~65%，而进展概率为 5% ~8%。因此，中危非肌层浸润膀胱尿路上皮癌膀胱灌注的主要目的是防止肿瘤复发，一般建议采用膀胱灌注化疗，也可以采用 BCG 灌注治疗。由于术后膀胱有创面，因此术后即刻灌注治疗应避免采用 BCG，以免引起严重的不良反应。

(2) BCG 膀胱灌注的剂量与疗程：最佳的 BCG 治疗疗程与剂量尚未被确定。大多数研究认为，BCG 治疗一般采用 6 周灌注诱导免疫应答，再加 3 周的灌注强化以维持良好的免疫反应。BCG 灌注用于治疗高危非肌层浸润膀胱尿路上皮癌时，一般采用标准剂量 (81 ~150mg)。亦有研究发现采用 1/3 剂量 BCG 灌注治疗中危非肌层浸润性膀胱尿路上皮癌时，其疗效与全剂量疗效相同，不良反应却明显降低。此研究共包括 155 例平均年龄为 67 岁的非肌层浸润性膀胱癌患者，其中 90 例为 T_1G_3，23 例为原发性原位癌，42 例为伴发的原位癌，行经 TUR - BT 术后，随机接受 BCG 81mg 标准剂量或 27mg 低剂量的膀胱内灌注治疗。中位随访期为 61 个月。标准剂量 BCG 治疗组 39% 的患者出现肿瘤复发，低剂量 BCG 治疗组 45% 的患者复发 (p = 0.405)。标准剂量 BCG 治疗组中 24.7% 的患者出现疾病进展，低剂量 BCG 治疗组 26% 的患者出现进展 (p = 0.799 7)。两组间的疾病特异性致死率无明显差异。本研究结果提示，应用三分之一剂量的 BCG 膀胱内灌注作为高危肿瘤的治疗，在降低肿瘤复发与进展风险上与标准剂量的卡介苗效果相当，但毒性反应明显降低。

BCG 一般需维持灌注 1 ~3 年 (至少维持灌注 1 年)，因此建议在 3、6、12、18、24、36 个月时重复 BCG 灌注，以保持和强化疗效。美国西南肿瘤学组 (SWOG) 报道了这一维持治疗方案的效果，在持续灌注组，无复发中位生存时间为 76.8 个月，对照组为 35.7 个月 (p = 0.001)。有研究对膀胱内灌注 BCG 与丝裂霉素 (MMC) 治疗浅表性膀胱癌的数据进行荟萃分析，其中 1 277 例患者接受 BCG 治疗，1 133 例患者接受 MMC 治疗。在总体中位随访 26 个月的随访期中，BCG 组 7.67% 的患者与 MMC 组 9.44% 的患者发生了肿瘤进展 (p = 0.081)。而只有采用 BCG 维持治疗时，与 MMC 相比才具有统计学显著优势 (p = 0.02)。

(3) BCG 膀胱灌注的并发症：BCG 膀胱灌注的主要不良反应为膀胱刺激症状和全身流感样症状，少见的不良反应包括结核败血症、前列腺炎、附睾炎、肝炎等。因此，TUR - BT 术后膀胱有开放创面或有肉眼血尿等情况下，不能进行 BCG 膀胱灌注。

1) 膀胱刺激症状：与 BCG 膀胱灌注相关的膀胱刺激症状很常见，近 80% 的患者灌注 BCG 后会出现膀胱炎。膀胱炎的治疗包括抗胆碱能药物、局部解痉、镇痛、非甾体抗炎药、抗生素等。如果膀胱刺激症状持续超过 48 小时，需要延迟灌注、降低灌注剂量或应用喹诺酮类抗生素。

2) 血尿：膀胱灌注 BCG 治疗的患者，约有 90% 出现血尿。常同时伴发膀胱炎，并与手术的切除范围相关。对于膀胱灌注后血尿的患者，要进行尿培养以除外细菌性膀胱炎。另外，要等到尿液清亮后再进行膀胱灌注治疗，以避免可能的全身反应。如果血尿持续，建议进行膀胱镜检以除外肿瘤残留。对于大量血尿的患者，要留置尿管并进行膀胱冲洗。

3) 肉芽肿性前列腺炎：在采用 BCG 灌注的患者中较常见，但多数没有症状，只有 1% ~3% 有局部或全身症状。直肠指诊时，前列腺可以触及结节，PSA 可能升高，超声检查会发现低回声区。肉芽肿多位于前列腺的移行带前部，表现为界限清楚的低回声区。约有 5% 的患者需要治疗，一般采用口服异烟肼、利福平 3 个月，加用大剂量氟喹诺酮类抗生素和皮质醇。

4) 附睾睾丸炎：由 BCG 污染的尿液引发，发生率约 10%，也有报道发生率仅 0.2%。一般采用口服异烟肼、利福平治疗。也可采用大剂量氟喹诺酮类抗生素治疗。症状持续时采用激素治疗。

5) 全身 BCG 反应：罕见，表现为高热，可以进展为多器官功能衰竭。临床表现为肝大，双下肺捻发音、血流动力学异常、血象升高和肝功升高。TUR - BT 术后 2 周内及肉眼血尿时应避免 BCG 灌注以防止全身反应的出现，术后膀胱刺激症状或血尿严重、超过 48 小时应及时进行尿培养、胸片、肝功能等检查。治疗包括停止 BCG 灌注，口服异烟肼、利福平治疗和乙胺丁醇 6 个月治疗。症状持续时，早期采用大剂量氟喹诺酮类抗生素以及大剂量激素治疗。

6）过敏反应：很罕见，主要表现为皮疹和关节疼痛。治疗一般采用抗组胺药和抗炎药。严重、持续的全身反应需要停止 BCG 灌注，加用异烟肼、利福平和皮质醇。

2. 其他免疫调节剂的膀胱灌注治疗　其他一些免疫调节剂也可以有助于预防膀胱肿瘤的复发，包括干扰素、钥孔虫戚血蓝蛋白（KLH）等。

（1）干扰素：干扰素是由抗原刺激应答而产生的糖蛋白，具有多种抗肿瘤活性，其中干扰素的应用最为常见，一般认为膀胱灌注最少用量应该在 100 万单位以上方可具有一定效果。但到目前为止，干扰素单独应用预防非肌层浸润性膀胱癌术后复发以及治疗原位癌的效果有限，明显低于 BCG 灌注。

目前研究更多关注与化疗药物或 BCG 联合应用以提高疗效，减少不良反应，尤其是用于补救治疗时。有研究表明干扰素 α 与表柔比星或丝裂霉素等化疗药物联合应用时疗效有相加作用，干扰素与 BCG 的联合治疗具有潜在优势并可减少 BCG 的用量而不影响疗效，从而减少了不良反应的发生。一项关于 BCG 加干扰素 α-2b 联合治疗初次使用 BCG 及 BCG 治疗失败的非肌层浸润性膀胱癌患者的一个大型多中心 II 期临床试验的研究结果显示，初次使用 BCG 组与 BCG 治疗失败组患者的肿瘤复发率分别为 40% 与 52%，24 个月无瘤率分别为 57% 与 42%，进展为肌层浸润的发生率分别为 5% 与 4.3%，而肿瘤转移发生率分别为 2.3% 与 2.6%。两组间与毒性反应相关的退出率、治疗延误和（或）进一步降低 BCG 剂量及需要对症治疗药物的比例相似，全身毒性反应罕有发生。这一多中心临床研究为联用 BCG 与干扰素 α-2b 作为浅表性膀胱癌治疗的起始或补救治疗的疗效和安全性提供了依据，但尚不能确定干扰素在提高治疗收益方面的价值。

（2）钥孔虫戚血蓝蛋白（KLH）：钥孔虫戚血蓝蛋白（KLH）是一种从钥孔虫血淋巴中提取的含铜的抗原蛋白。自 1974 年 Olsson 偶然观察到 5mg 钥孔虫戚血蓝蛋白（KLH）可使患者免疫并明显降低浅表性膀胱癌的复发以来，许多实验室与临床研究证实了 KLH 的免疫治疗效果。1981 年，有报道 KLH 免疫治疗可减少 MBT-2 小鼠膀胱移行细胞癌（TCC）模型的肿瘤生长并延长荷瘤小鼠的存活期。1988 年，Jurincic 等指出，在预防膀胱肿瘤复发上，KLH 的效果优于丝裂霉素化学治疗。为了评价 KLH 免疫疗法在人类患者中的疗效而开展了一个多中心临床试验显示，64 例原位癌或残留 Ta/T1 期移行细胞癌患者接受每周进行剂量递增，连续 6 周的 KLH 膀胱内灌注，原位癌患者完全应答率约 50%，残留 Ta/T1 期患者的完全应答率为 20%，同时患有 CIS 与残留 Ta/T1 期肿瘤患者的完全应答率为 33%，且 KLH 的毒性反应很小。该组结果提示，在治疗非肌层浸润性膀胱癌方面，KLH 似乎是一种安全有效的免疫疗法。

（三）复发肿瘤的灌注治疗

非肌层浸润性膀胱癌复发后，一般建议再次 TUR-BT 治疗，如术后病理证实依然为非肌层浸润性肿瘤，可依照 TUR-BT 术后分级及分期，重新确定方案进行膀胱灌注治疗。由于初次治疗后患者一般都接受过化疗药物或 BCG 的灌注治疗，复发后的再次治疗的选择就变得更加复杂，这些患者复发与进展的危险度也会大幅提高。若首次治疗为化疗，一般建议采用 BCG 灌注治疗，因为这种情况下 BCG 会有更好的疗效，而化疗的无病生存率只有大约 20%。对于首次 BCG 灌注治疗者，可以考虑仍给予第二次的 BCG 灌注治疗，因为仍可能有 30%~50% 的患者会有疗效，但如果患者不能耐受 BCG 灌注，亦可以采用补救性的化疗药物灌注治疗。如果复发次数超过 2 次，以后的治疗中再使用 BCG 或化疗药物灌注的失败率可高达 80%，对于此类患者应考虑更积极地根治性治疗。

由于高级别膀胱癌 BCG 治疗后 3~6 个月间的应答率可由 57% 升高至 80%，国外一般将 BCG 治疗后 6 个月复发或无效称为 BCG 治疗失败。BCG 治疗失败又被分为了 BCG 难治（BCG 治疗后病情无好转或恶化）、BCG 抵抗（BCG 初次治疗后复发但为低级别低分期肿瘤，再次 BCG 治疗可缓解）和 BCG 复发（初次 BCG 治愈后的复发）。研究显示，BCG 难治的患者是非常高危的，如果患者年轻且一般状态好，应考虑立即行根治性膀胱切除术。

（四）膀胱原位癌的治疗

膀胱原位癌的治疗方案是行彻底的 TUR - BT 术，术后行 BCG 膀胱灌注治疗。BCG 灌注每周 1 次，每 6 周为 1 个周期，1 个周期后有 70% 完全缓解。休息 6 周后，进行膀胱镜检和尿脱落细胞学检查，结果阳性者应再进行 1 个周期，共 6 周的灌注治疗，可另有 15% 的病例获得缓解。休息 6 周后，重复膀胱镜检和尿脱落细胞学检查，若结果仍为阳性，建议行膀胱根治性切除术及尿道根治性切除术。对于缓解的病例，应在第 3、6、12、18、24、30 和 36 个月时进行 1 个周期的 BCG 灌注防止复发。BCG 治疗缓解率在 83% ~93%，有 11% ~21% 在 5 ~7 年内死于该病。无效及不完全反应肿瘤进展率 33% ~67%。若治疗 9 个月时未完全缓解或肿瘤复发，则建议行根治性膀胱切除术。一项对 BCG 治疗膀胱原位癌长期疗效的临床研究显示，103 例患者接受连续 6 周的膀胱内灌注 120mg BCG 治疗，有 77 例（75%）完全缓解（CR）。在中位随访 7.6 年后，39 例（50%）仍然存活并保留着膀胱，31 例（40%）无肿瘤复发，16 例患者（20%）死于膀胱癌。有 10 例患者由于毒性反应而终止了治疗。该结果提示，膀胱内滴注 BCG 可有效治疗膀胱原位癌，并可产生较高的完全应答率。但 BCG 作为膀胱原位癌的一种标准治疗方案，其长期疗效仍有争议。

在欧洲，泌尿外科医生对膀胱原位癌的治疗多倾向于使用化疗药物。但一般认为 BCG 的疗效优于化疗药物。一项研究比较了膀胱内 BCG 灌注与表柔比星灌注在原位癌（CIS）治疗中的疗效与不良反应，共有 168 例患者随机分组接受 BCG（84 例）或表柔比星（84 例）治疗，大多数（52%）患者同时具有原发性 CIS 与继发性 CIS，23% 患有原发性 CIS，24% 患有继发性 CIS。表柔比星组的总体 CR 率为 56%，BCG 组的总体 CR 率为 65%（p = 0.21）。但与表柔比星组相比，BCG 组患者在获得 CR 后，到膀胱肿瘤复发的时间延长（中位时间分别为 5.1 个月 vs1.4 年），对表柔比星完全应答的患者原位癌复发的频率更高（分别为 45% vs16%）。两组间到疾病进展的时间或生存期未见明显差异。BCG 组不良反应的发生率更高。另外一项超过 600 例患者的荟萃分析中，BCG 的完全缓解率为 68%，化疗药物仅为 49%；在有效的患者中，BCG 组 68% 的患者没有复发，而化疗组无复发患者为 47%。中位随访 3.75 年，总体无复发率分别为 51% 和 27%。

四、非肌层浸润性膀胱癌早期根治性膀胱切除术

尽管经过了局部治疗，很多高危的非肌层浸润性膀胱癌仍将进展为浸润性肿瘤。对于各种灌注治疗特别是 BCG 治疗早期失败的患者，约有 82% 会发生进展，而在 3 个月或更长时间治疗失败的患者的进展率只有 25%。有研究报道，高危患者在得到膀胱内局部治疗后，只有 27% 疗效很好，在随访 15 年后，只有少数患者膀胱功能完好，而超过一半的患者疾病进展，其中三分之一的患者死于膀胱癌。而另一项研究则显示，早期行膀胱根治术病理诊断为 T_1 期的患者 10 年无病生存率可达 92%，而临床诊断为 T_1 直至根治切除时肿瘤已经侵犯肌层的患者的 10 年无病生存率只有 64%。

在肿瘤尚未侵犯肌层时行膀胱根治术被认为是早期膀胱根治切除术。有报道对 10 年内接受了早期根治性膀胱切除术的 30 例临床分期为 T_1G_3 的膀胱尿路上皮癌患者进行了研究。其中 17 例未并发原位癌的单发性肿瘤患者接受了根治性膀胱切除术为 A 组。其他 13 例并存或未并存原位癌的多发肿瘤患者或并存原位癌的单发肿瘤患者为 B 组。结果显示，5 年肿瘤特异生存率 A 组为 92%，B 组为 82%。B 组术后病理有 55% 的患者已发生肌层浸润，而 A 组只有 6%。因此建议对多发性 T_1G_3 肿瘤患者，以及伴随原位癌的单发 T_1G_3 肿瘤患者应行早期根治性膀胱切除术。相反，对于未并发原位癌的单发 T_1G_3 肿瘤患者，保留膀胱、应用膀胱灌注 BCG 或化疗药治疗并密切监护是恰当的治疗方法。另有研究观察了 46 例 T_1G_3 膀胱尿路上皮癌患者行 TUR - BT 术后应用膀胱内 BCG 灌注治疗后的复发率与进展率，中位随访 61 个月，10 例行膀胱根治性切除术，无瘤生存率为 84.8%。作者认为，对于 pT_1G_3 膀胱癌患者，TUR - BT 术后应用 BCG 进行辅助性膀胱灌注治疗是一种有效的治疗方案，而对于免疫治疗失败者应将早期根治性膀胱切除术作为一种治疗选择。

T_1G_3 膀胱移行细胞癌与膀胱原位癌是一种高度恶性肿瘤，可造成多种难以预测的后果。治疗方法的选择与治疗效果密切相关，根治性膀胱切除术可很好地预防复发与进展，提高生存率。治疗方法的选

择需要与患者详细讨论，必须将肿瘤进展的危险与膀胱切除术的危险、并发症及其相关尿流改道对生活质量的影响相权衡。对于大多数患者而言，最初的治疗方案包括肿瘤完全切除术、详细的疾病分期、膀胱内 BCG 灌注治疗或膀胱灌注化疗。当病情持续进展时，医生与患者都应重新考虑治疗方案的选择。长期密切随访对于治疗这些疾病具有重要意义。对于具有不良预后因素的患者，应考虑直接采取膀胱根治性切除术。决定施行膀胱根治性切除术与手术的时机应根据疾病的进展，并以患者个体的意愿为基础不断重新考虑，合理的选择应该是对有危险的患者给予"及时的"膀胱根治切除术。这样做既能尽可能地保留膀胱，又尽可能减少发生肿瘤转移和死亡的机会。大多数文献认为，对于 2 周期 BCG 灌注治疗或 6 个月膀胱灌注化疗无效或复发的高危非肌层浸润性膀胱癌以及原位癌，建议行根治性膀胱切除术。

（田 河）

第五节 肌层浸润性膀胱癌的治疗

一、膀胱部分切除术

膀胱部分切除术作为治疗膀胱癌的手段已应用很长时间，也取得了一定的疗效，在一些患者甚至达到了与根治性全膀胱切除相当的效果。但是膀胱部分切除术的缺点是存在切口种植的风险，并且给以后可能需要的全膀胱切除带来极大困难。特别是高级别的浸润性膀胱癌，膀胱部分切除术后如后续辅助治疗措施（如化疗和放疗）跟不上，容易复发和转移。局部浸润性膀胱癌如果得不到有效控制而发展至全身性病变，到目前为止无论采取什么治疗，90% 的患者在 5 年内会因膀胱癌死亡，因此确实有效的局部治疗是提高局部浸润性膀胱癌患者远期生存率的关键。鉴于膀胱部分切除术的以上缺点，美国和欧洲的膀胱癌指南中已多年未将膀胱部分切除术列入治疗浸润性膀胱癌的推荐项目。但我国幅员辽阔，人口众多，医疗卫生发展地域差别很大，特别是一些基层医院，设备不足的情况依然存在，所以我国膀胱癌指南中仍然将膀胱部分切除术推荐为浸润性膀胱癌的治疗措施之一。但是从肿瘤控制和患者远期生存的角度来考虑，特别是对于术后又无法或无条件实施辅助治疗（放疗或化疗）的患者，不应提倡更不应鼓励将膀胱部分切除术作为浸润性膀胱癌的常规治疗手段来推荐。

（一）膀胱部分切除术的适应证和新观点

尽管膀胱部分切除术在多国膀胱癌临床指南中已经不再推荐为浸润性膀胱癌的常规治疗手段，但在临床实践中，对某些浸润性膀胱癌患者，全膀胱切除不一定是最优的选择，相反膀胱部分切除术可能更适合。例如发生在膀胱顶部或远离膀胱三角区的孤立肿瘤，或者虽然肿瘤距膀胱三角区较近，但仍然能保证足够切缘，且术后辅助治疗措施能够跟上，或患者全身情况不容许或拒绝接受全膀胱切除术，在这些情况下有指征作膀胱部分切除术。脐尿管癌主要累及膀胱顶部，膀胱部分切除术与全膀胱切除术疗效相当，选择膀胱部分切除术能较好保持患者的生存质量。

（二）膀胱部分切除术的方法

实施膀胱部分切除术前应充分阅读盆腔 CT 片并根据膀胱镜检查结果，确定膀胱肿瘤的具体位置、数量和大小、基底情况和可能的浸润状况，决定切除部位和范围，力争将已有的肿瘤切除干净并防止脱落的肿瘤细胞污染切口而引起种植转移。

术前应进行简单的肠道准备，排空消化道。采用腰麻或硬膜外连续麻醉，并留置麻醉管用于术后镇痛。在麻醉消毒铺巾之后插气囊导尿管，气囊充水 15~20mL。取脐下正中切口。膀胱外分离的范围应根据肿瘤的部位和大小而定，尽量避免过多的分离。对位于顶部和前壁的肿瘤，尽量少分离膀胱两侧壁；对位于后壁的肿瘤，可直接切开腹膜进入腹腔，将附于膀胱的腹膜与膀胱一起切除；对位于侧壁的肿瘤，尽量不要分离对侧壁，并作同侧盆腔淋巴结清扫。

打开膀胱之前将膀胱内尿液吸干净并灌入高浓度的化疗药物（如 50mg 丝裂霉素配成 20mL，50mg

表柔比星配成 20mL），保留 15 ~ 20 分钟，在预先选定好的部位用组织钳钳住膀胱壁，经导尿管吸尽膀胱内药液，电刀切开膀胱，组织钳提起膀胱切口边缘，辨明肿瘤的确切位置，在距离肿瘤基底边缘 2cm 处用电刀快速将肿瘤连同正常膀胱壁整块切除，注意不要让任何手术器械或敷料接触肿瘤。移除标本后，大量无菌水冲洗切口，2 - 0 可吸收线全层连续缝合关闭膀胱，耻骨后放置引流管一根。膀胱造瘘与否依术者经验而定。

（三）膀胱部分切除术后辅助治疗和随访

术后根据病理检查结果确定是否给予辅助治疗。如肿瘤浸润已超过肌层或有淋巴结转移，术后 2 ~ 4 周给予盆腔动脉化疗或盆腔放疗，或两者联合应用，以防肿瘤复发和转移。术后应按 TUR - BT 术后的要求进行膀胱内灌注化疗药物或免疫制剂预防膀胱内肿瘤复发，并定期进行膀胱镜检查。术后 3 个月复查作盆腔 CT 检查，以后每半年复查一次 CT，如无复发，2 年后每年复查一次 CT，以便能及时发现盆腔内膀胱外肿瘤复发而能采取挽救性全膀胱切除。

二、开放性根治性全膀胱切除手术

尽管近年来局部外照射放射治疗和全身化疗单独或联合应用治疗肌层浸润性膀胱癌取得了一定疗效，但全膀胱切除和尿流改道仍然是最有效的治疗手段，是唯一可以挽救肌层浸润性膀胱癌患者生命的治疗方法，也是高危非肌层浸润性膀胱癌患者经保留膀胱手术和膀胱内灌注治疗失败后的最终选择。

但是全膀胱切除和尿流改道是泌尿外科领域中最具挑战性的手术，手术步骤多、手术时间长、操作烦琐、出血多，手术涉及泌尿、生殖和消化系统，有一定的手术死亡率，术中术后将近一半数患者会出现一种或多种并发症。20 年前即使在非常有经验的大师级泌尿外科医生手中，全膀胱切除和尿流改道的平均手术时间为 9 小时，平均输血 2 500mL，死亡率 5% 左右。随着手术技术的进步、缝线和手术器械的改进，现在该手术的手术时间已经大大缩短，术中出血明显减少，并发症有所减少，安全性有所提高。尽管如此，即使对非常熟练的泌尿外科医生来说，全膀胱切除和尿流改道仍然是非常艰辛的手术，平均手术时间还需 4 ~ 5 小时，约 40% 患者需要输血，术后各类并发症高达 45%，死亡率 1% ~ 3%。

（一）全膀胱切除手术适应证

多发的浸润性膀胱尿路上皮癌、腺癌、鳞癌是全膀胱切除的绝对适应证。多发 T_1G_3 膀胱尿路上皮癌，或复发的 T_1G_3 膀胱尿路上皮癌，应及时接受全膀胱切除。膀胱肿瘤一旦浸润到膀胱外或有区域淋巴结转移，全膀胱切除后半数患者会出现复发或远处转移，成为全身性疾病，即使采用多药联合全身化疗，平均生存时间只有 11 个月左右，5 年生存率不到 10%。而局限于膀胱的肌层浸润性膀胱癌在全膀胱切除后，5 年无疾病生存率可达 80% 以上。膀胱部分切除术后肿瘤复发累及到膀胱外组织，全膀胱切除术无法达到控制肿瘤的目的，应用全身化疗或动脉化疗联合外照射放射治疗，可控制部分患者的病情。

（二）手术前准备

全膀胱切除是复杂的大手术，膀胱切除后又需要利用肠道作尿流改道，术后泌尿系统或消化系统的严重并发症都有可能发生，一旦发生将是灾难性的，因此充分的术前准备非常重要。

患者方面的准备包括三个方面：患者和家属对全膀胱切除和不同尿流改道手术方式的认识与理解，对术后定期终身随访复查的认识、依从性以及社会经济支撑能力。患者对手术耐受性方面的准备，包括对重要生命器官功能状态的评价和对其功能不足的纠正，配备足够的血液制品，与麻醉师就患者的麻醉方式、术中对内环境平衡的要求以及利尿方式进行沟通和协调。按结肠手术要求进行肠道准备。

术者要做好体力和技术方面的准备，如此类手术的经验不多，应查阅文献和参考手术学书籍，熟悉手术步骤和制定应对术中可能出现问题的措施。

（三）手术方法

1. 麻醉和体位　一般采用气管内全身麻醉。如果患者比较瘦，全切后采用回肠导管术做尿流改道，估计手术在 3 小时内完成。也可采用硬膜外麻醉或联合麻醉。一般采用仰卧位，头低足高（15 度左右），臀部用软垫垫高。如果需要切除尿道，则采用截石位，挂腿尽可能低，且尽可能保护好。消毒铺巾后，在手术台上插 18 号双腔气囊导尿管，用 15～20mL 盐水充盈气囊，用血管钳夹闭导尿管，小无菌巾覆盖，便于术中控制膀胱充盈程度。

2. 切口　下腹部正中切口，从耻骨联合上缘到脐或脐上 2cm。

3. 手术步骤和操作　切开皮肤、皮下组织后，沿腹白线切开。经导尿管将膀胱充盈至 150mL 左右以利于腹膜外分离。用方头腹壁拉钩将切口拉开，于腹膜外钝性分离膀胱至两侧盆底筋膜，分离应紧贴盆壁筋膜，小心轻柔，脂肪中细小血管可用电凝处理后切断。暴露髂外血管和闭孔神经，在内环口附近切断并结扎输精管及伴行血管。只有将输精管和其血管切断之后才能将该处腹膜推开。再往内及上方推开腹膜，即可见到输尿管、髂内动脉和脐尿管动脉，多数情况下膀胱上动脉紧邻脐尿管动脉从髂内动脉发出，切断并结扎脐尿管动脉和膀胱上动脉。用吸引器将耻骨后疏松脂肪组织吸净，切断并结扎阴茎背浅静脉，也可用双极电凝处理阴茎背浅静脉。清除盆底筋膜表面的脂肪组织，清楚显示盆底筋膜在肛提肌与前列腺之间的返折，紧贴肛提肌筋膜表面剪开盆底筋膜，并切断耻骨前列腺韧带，2－0 Dixon 双环缝扎阴茎背深静脉丛。

从正中切开腹膜进入腹腔，探查腹腔。用大盐水垫将小肠阻隔于中上腹，自动拉钩牵开腹腔。在输尿管跨过髂血管部位切开后腹膜，分离输尿管。如计划在全膀胱切除后做原位新膀胱，应尽量分离至近膀胱处才离断输尿管。如选用回肠（或结肠）导管术或其他可控膀胱尿流改道，可在输尿管越过髂血管下方 2～3cm 离断输尿管。应保持在鞘外分离输尿管，以保证输尿管的血运和蠕动功能。近端输尿管不结扎，也不放支架，根据尿液流入切口内的情况可以判断患者术中水化状态，随时与麻醉师沟通调整补液速度。

在双侧输尿管离断后，吸尽膀胱内尿液，将 50mg 丝裂霉素或 50mg 吡柔比星配成 30mL 溶液经导尿管灌入膀胱内保留。用电刀从膀胱顶部沿脐尿管切开腹膜，将两侧脐尿管之间的腹膜连同膀胱一起做整块切除。

在膀胱直肠凹腹膜返折处剪开腹膜，一般能见到精囊。沿狄氏筋膜（Denonvillier's fascia）间隙钝性分离，将直肠前壁与前列腺后面分开，直至前列腺尖部，然后沿精囊和前列腺两侧向前列腺尖方向分离，因从髂内血管分支供应膀胱和前列腺的血管经由两侧进入膀胱和前列腺，切断这些部位的组织时应予结扎。如果全膀胱切除后采用新膀胱术作尿流改道，保留神经血管束有助于保持控尿功能，则应紧贴精囊和前列腺分离。如果肿瘤分期较晚，则需要将神经血管束一起作广泛切除。

将膀胱内灌注的药物以及尿液经导尿管吸干净。在前列腺尖部用剪刀锐性离断尿道前半部分，牵出导尿管，近端夹闭、切断并牵引，这样膀胱内尿液便不会流出而污染手术切口，避免可能引起的切口种植。尿道断端用 2－0 可吸收缝线间断缝合 3 针，留作新膀胱尿道吻合时牵引用，离断尿道后半部，移除标本。

仔细止血，止血时仍应注意保护神经血管束，避免大块缝扎或反复电凝止血。冲洗盆腔后，如尿道断端出血，可从尿道插入 F 18～20 号气囊导尿管，充盈气囊轻轻牵引压迫止血。

盆腔淋巴结清扫，应仔细清除髂外动、静脉周围的脂肪淋巴组织，闭孔神经周围、髂内血管和髂外血管周围以及骶骨前区的脂肪淋巴组织。

女性全膀胱切除基本步骤与男性全膀胱切除相同，但在腹膜外分离膀胱时需要切断和结扎子宫圆韧带。在子宫直肠凹切开腹膜返折，将部分阴道后壁与直肠前壁分开。在后穹隆切开阴道后壁，然后沿两侧向膀胱颈方向切断阴道后壁和前壁，向下分离尿道并切断尿道，将子宫和部分阴道与膀胱作整块切除。如采用原位新膀胱作尿流改道，则在膀胱颈与尿道交界处离断，否则应将 2cm 左右近端尿道与膀胱一起切除。阴道断端用 1－0 可吸收线连续交锁缝合。留作新膀胱吻合用的尿道断端如有渗血，可采用气囊导尿管压迫止血或用止血蛋白胶喷布暂时止血。对采用其他尿流改道方式者，可用 2－0 可吸收线缝合尿道断端止血。最后作盆腔淋巴结清扫。

（四）手术范围

经典或标准全膀胱切除术的手术范围在男性应包括膀胱、前列腺、精囊、部分输精管，以及这些结构周围的脂肪淋巴组织，两侧脐尿管以及它们之间的腹膜和腹膜外脂肪淋巴组织，也与膀胱前列腺一起做整块切除。在女性则包括膀胱、子宫、附件和部分阴道及其周围的脂肪淋巴组织。

但临床上根据膀胱癌分期和病变范围，以及患者的年龄、对生育功能和尿流改道的要求，在有选择的病例中全膀胱切除术中可保留一些器官或组织。例如在男性中保留前列腺包膜，或保留全部输精管、精囊和前列腺。在女性保留附件，或保留子宫和阴道。在女性如计划做原位新膀胱，则应保留全部尿道。

（五）淋巴结的处理

全膀胱切除手术应常规做盆腔淋巴结清扫。淋巴结清扫不仅有助于术后病理分期，也能改善淋巴结无转移和有转移患者的预后。根据淋巴清扫范围不同，分局限（limited）淋巴清扫和扩大（extended）淋巴清扫。前者的范围包括1、2、3、5、6组的淋巴结。扩大淋巴清扫还需要将髂总血管周围的淋巴脂肪组织一起清除。在有些大的医疗中心甚至将淋巴结清扫范围扩展到腹主动脉分叉以上、肠系膜动脉分支以下。

清除的淋巴结是整块送检还是分区标记送检对淋巴结检出的阳性率有影响，分区标记送检的阳性率较高，而前者容易漏诊，因此建议分区标记送检。有限淋巴清扫按10个区标记送检，扩大清扫按12个区标记送检。

（六）膀胱全切术后尿流改道

1. 全膀胱切除后尿流改道方法　全膀胱切除后尿流改道方法多种多样，各种术式及改良方法多达100余种，归纳起来可分为三大类：非可控性尿流改道、可控性尿流改道和原位新膀胱。非可控性尿流改道术一般来说手术比较简单、严重并发症相对较少、相对比较安全，但术后需要终身佩带集尿装置，对患者的外在形象、社交活动和生活质量影响比较大，此外需要定期更换集尿装置，需要一定费用。可控性尿流改道手术方式繁多，手术操作一般比较复杂、并发症比较多、术后虽无须带尿袋，对患者的自身形象维护较好，对社交和生活的影响比较小，但需要终身间歇性导尿，给生活带来诸多不便。原位新膀胱术后患者可以控尿和排尿，基本上能维持正常社交活动和生活质量，但手术操作复杂、并发症也比较多，而且有些并发症很难处理。

泌尿外科专家对全膀胱切除后尿流改道的方法进行不断的探索，从非可控性尿流改道到可控性尿流改道再到原位新膀胱，进行了不断改良与创新，也淘汰了许许多多的术式，在20世纪80~90年代曾经流行之极的经腹壁导尿可控膀胱现在已基本上退出历史舞台。例如Hautmann等人在2006年统计了国际上进行全膀胱切除尿流改道手术例数最多的8大医疗中心所作的7 129例尿流改道手术情况，发现原位新膀胱占46.9%，肠导管术为32.7%，经肛门可控尿流改道为10.6%，经腹壁导尿可控尿流改道为7.6%。而今原位新膀胱和回肠导管术是最主要的尿流改道的方式。因此下面主要介绍这两种改道方式。

（1）回肠导管术：回肠导管术最早由Seiffert提出，至今已超过一百年的历史，后经Bricker定型并推广，至今应用已经超过半个多世纪，由于手术相对简单安全，远期并发症较少，目前仍然是全膀胱切除后最常用的尿流改道方式之一。

1）经典的回肠导管术（Bricker）：全膀胱切除后仔细止血，将左侧输尿管经乙状结肠系膜下隧道穿过，到达乙状结肠右侧，注意不要扭曲。在距回盲瓣10~15cm处，于灯光下辨认出肠系膜血管及其分支走向，注意保留好回结肠血管，以免回肠末段和盲肠缺血坏死。分离出一段带系膜血管的回肠段，长15~20cm。用1号丝线间断内翻缝合将回肠做端端吻合，恢复肠道连续性，缝合关闭肠系膜裂孔以防止内疝。在右下腹壁预先标记的造口部位，用组织钳钳住皮肤并提起，用刀片切除约2cm直径的皮肤，清除皮下脂肪组织，十字切开腹直肌前鞘（造口经腹直肌）或腹外斜肌腱膜（造口经腹直肌外侧），钝性分开腹直肌或腹内斜肌，切开腹直肌后鞘或腹横斜肌腱膜，建成一个通道供回肠导管通过，大小以能容纳两个手指尖为度。将回肠段远端经此通道引出至右下腹壁，用4号丝线将回肠段与腹直肌前鞘或腹外斜肌腱膜间断缝合而与腹壁固定，外翻回肠末端，缝合成乳头，并与皮肤固定。

也有在右下腹皮肤做 Z 形切口，将 Z 形皮瓣整合到回肠末端的乳头中，这种方法的缺点是，在尿液的长期刺激下，皮瓣的慢性炎症反应会造成乳头狭窄。乳头形成后，再吻合输尿管。将右输尿管末端剪开 0.5~1.0cm 扩大口径，在回肠段合适位置的对系膜缘用剪刀剪去一小块浆肌层和黏膜，将输尿管末端与肠段作端侧吻合，采用 4-0 可吸收缝线间断缝合（Cordonnier 法）。同样方法吻合左侧输尿管。输尿管吻合后将回肠段近端断端用 2-0 可吸收线缝合关闭，再用 1 号丝线间断浆肌层缝合加固。输尿管内放置支架管经腹壁造瘘口引出，术后 7~14 天拔除。输尿管吻合也可以采用另外两种方法：①将双侧输尿管末端剪开后，并排缝合成一个大口再与回肠断端做端端吻合。②将两个输尿管末端剪开后对缝，再与回肠末端做端侧吻合（Wallace）。

采用输尿管合并吻合时，一旦发生吻合口狭窄将会引起双侧上尿路梗阻，经再次开放手术用改良 Cordonnier 法重作输尿管吻合而治愈。手术结束时盆腔内放置引流管，缝合腹壁切口，腹壁造口接集尿袋。

2）改良回肠导管术：经典 Bricker 术并发症较多，特别是与造口有关的远期并发症如造口旁疝、造口回缩、造口狭窄或突出，处理非常困难。为减少或避免以上并发症，缩短手术时间，我们对 Bricker 术进行了多处改良。

改良之一：首先在体内制成半乳头。在截取回肠段后，先在其远侧端用 1 号丝线间断缝合 5 针，缝线要缝上回肠末端全层和距末端 1.5cm 处的浆肌层，打结后即翻转成乳头，肥胖患者肠系膜脂肪很厚的话，需要去掉一些肠系膜上的脂肪，回肠末端才能翻转成均匀的乳头，但要注意不能伤及系膜中的血管。

改良之二：将造口置于右侧下腹壁腹直肌外侧缘并与腹外斜肌腱膜和腹横肌腱膜缝合固定。将腹外斜肌腱膜和腹横肌腱膜十字切开后，将其边缘用 2 号丝线缝成一层，间断缝合 6~8 针，打结后留作固定回肠段用。

改良之三：回肠导管经腹膜外隧道引至右下腹壁，而不是直接穿过腹壁。于右输尿管外侧后腹膜切口边缘钝性分离腹膜，对准右下腹壁造口位置，制成腹膜外隧道，用弯卵圆钳将回肠导管经此隧道引出至右下腹壁，用缝合腹外斜肌腱膜和腹横肌腱膜的缝线缝上回肠段的浆肌层，打结将其固定于腹壁，再用 4-0 可吸收缝线将肠乳头与皮肤间断缝合固定，即形成所期望的乳头。

改良之四：输尿管与回肠导管用 4-0 可吸收线连续交锁缝合方法作端侧吻合（改良 Cordonnier 法）。在回肠导管引出到腹壁、缝合固定并作好乳头之后，再行输尿管吻合。从腹壁乳头向回肠段内插入 8 号（根据输尿管管径可选用 8、10 或 12 号）单腔导尿管，在回肠段适当位置的对系膜缘用剪刀剪去一卵圆形浆肌层，长约 1.0cm，宽约 0.5cm，以回肠段内导尿管为指引，用电刀切开此处肠黏膜，将导尿管引出，将输尿管末端剪开约 0.5cm，将导尿管插入输尿管作为临时支架，检查输尿管没有扭曲后，用 4-0 可吸收线从输尿管剪开的尖端开始，连续交锁缝合，每一针必须缝到输尿管全层和肠壁全层。先吻合右侧输尿管，再以同样方法吻合左侧输尿管。这样可以将输尿管吻合在适当的位置，不容易发生输尿管扭曲或位置不当等情况。

改良之五：输尿管内不放置支架，但回肠导管内放置支架。输尿管吻合完毕后，将导尿管退回到回肠段内并从其近端引出，将一根 24 号多孔胶管缝于导尿管末端，将此管牵引至回肠导管内作为支架，末端缝于乳头上固定，术后 2 周左右拔除。

改良之六：最后才关闭肠系膜裂孔。将肠系膜裂孔用 1 号丝线间断缝合关闭，以防止内疝。

改良之七：回肠导管完全置于腹膜外。用 1 号丝线将右侧后腹膜间断缝合，将输尿管吻合口和整个回肠段全部置于腹膜外。盆腔内留置一根 20 号胶管作为引流，缝合关闭腹壁切口，结束手术，立即在乳头接集尿袋。

（2）原位新膀胱术：原位新膀胱术是在全膀胱切除后，利用消化道的某一部分，制成储尿囊，与尿道吻合，期望重建下尿路功能。原位新膀胱术于 1888 年由 Tizzoni 和 Fogg 提出并在雌性狗身上实施了该手术。1951 年 Couvelaire 重拾该理念。1988 年 Hautmann 的临床研究报道将该术式真正推向了临床实际应用。20余年来该手术逐渐成为一些大医疗中心最常用的尿流改道方式之一。原位新膀胱手术最大的优点在于患者术后能够自己控尿和排尿，不需要带尿袋或自行导尿，能较好保持自身形象，基本上能维持正常生活和工作，因此很受患者欢迎。但是在手术不成功或有严重并发症的情况下，如尿瘘或完全不能控尿，则处理非常难。而且手术步骤复杂、操作烦琐、手术时间长、术中出血多，对手术医生来说是极大的挑战；术后并发症多，有些并发症的处理困难，影响了临床效果，再加上对下尿路排尿和控尿生理功能认识上的一些错误，影响了原位新膀胱术在临床上广泛应用。

原位新膀胱根据利用消化道部位的不同可分为胃新膀胱、回肠新膀胱、结肠新膀胱和回结肠新膀胱。几乎所有术式中新膀胱都是截孔与尿道吻合，输尿管留置支架管10~14天。目前应用最为广泛的是回肠新膀胱。而回肠新膀胱又有许多术式或改良方法，其中最经典的是Hautmann新膀胱。有学者从2000年开展回肠原位新膀胱手术，至今已经积累了400多例经验。在10年实践过程中针对该手术的并发症和不足之处进行了多次多处改良，祈望将手术流程优化、操作简化，缩短手术时间，提高手术安全性，减少并发症，提高术后控尿效果，且不影响术后远期肿瘤控制效果，让术者感受手术乐趣，让患者感觉到手术的安全和效果。

1）经典Hautmann新膀胱手术（即w形回肠新膀胱术）：在全膀胱切除并仔细止血后，将左输尿管经乙状结肠系膜下隧道转移到乙状结肠右侧，在距回盲瓣10~15cm处截取一段60~80cm长带系膜血管蒂回肠段，在恢复肠道连续性和关闭肠系膜裂孔后，在对系膜缘用电刀切开将分离的回肠段去管道化，然后排列成w形，用2-0可吸收线缝合成片。在肠片最低位置戳一个约1cm大小孔，将此孔与尿道断端用2-0可吸收线间断缝合4~6针，打结于膀胱内。然后将输尿管分别吻合于"w"的两个内侧臂上，采用Le Duc方法，吻合后输尿管内留置的支架管经腹壁引至体外，术后2~3周拔除。经尿道留置气囊导尿管，再将肠片缝合成新膀胱，并用24~26号蕈形管做新膀胱造瘘，盆腔和腹腔各放一根引流管，缝合关闭切口。

2）改良Hautmann手术：针对经典Hautmann手术存在的问题，我们对其进行了六点改良。

a. 减短做新膀胱所用肠段的长度，由60~80cm减少到40~45cm，这样所形成的新膀胱在初期可能容量较小，但新膀胱成熟后容量并不受影响。

b. 不戳孔，将肠片最低处边缘直接与尿道连续缝合吻合。用2根2-0可吸收缝线，第一根线从尿道断端6点开始，顺时针方向连续缝合直到12点，另一根缝线也从6点开始，反时针方向连续缝合，在12点两根线汇合并打结，剪断一根，另一根留做缝合新膀胱前壁用。用一把特制的持针器对尿道吻合帮助很大。

如此改良之后，新膀胱与尿道吻合不需要截孔，并采用连续缝合，既减少了操作，又能保留吻合口血运，可预防吻合口漏和狭窄。

c. 采用改良黏膜沟法和半乳头直接种植法作输尿管吻合：尿道吻合后才进行输尿管吻合。改良黏膜沟输尿管吻合法：在w的两个内侧臂上截孔将输尿管引入到新膀胱内，用5%葡萄糖注射液注入截孔下方的肠黏膜下，使肠黏膜与黏膜下层分离，剪除一块1.5~2.0cm长0.5cm宽的黏膜条，在肠壁形成一条黏膜沟，将输尿管末端劈开约0.5cm。根据输尿管内径的大小插入8~12号单腔导尿管作为临时支架，将输尿管末端置于黏膜沟内，用4-0可吸收缝线将黏膜沟远端肠壁黏膜和肌层与输尿管末端全层间断缝合三针，以牢固固定输尿管。其余部分只将黏膜沟边缘的肠黏膜与输尿管鞘缝合。

吻合完毕后拔除临时支架管，观察尿液从吻合口喷出情况。半乳头直接种植法：将输尿管引入膀胱内，输尿管内插入F8~12号导尿管作为临时支架，用4-0可吸收缝线将肠壁全层与输尿管鞘间断缝合4~6针固定，将输尿管末端剪开0.5cm，外翻缝合成半乳头后，拔除临时支架管后应观察到尿液从新吻合的输尿管口喷涌而出；如未能观察到尿液喷出，可静脉注射10~20mg呋塞米利尿，如果仍然无尿，则应检查患者水化状态，膀胱外输尿管是否充盈和其行程有无扭转。

为使手术顺利进行，输尿管吻合前应嘱咐麻醉师给患者适当补液，让患者充分水化，以便在吻合完毕拔除临时支架管后，能及时观察新吻合的输尿管口情况。在新膀胱与尿道吻合之后作输尿管吻合可保证将输尿管吻合在新膀胱的合适位置。如果先吻合输尿管的话，在将肠片牵入盆腔与尿道吻合时，可能会出现输尿管张力，或发现输尿管吻合口位置不当，或输尿管扭曲，反复检查甚至返工，浪费时间。

d. 输尿管吻合后不留置支架管：这样可减少术后护理工作量和拔管操作，有利于患者早期下床活动。

e. 待输尿管吻合完毕，24号蕈形管新膀胱造瘘，新膀胱成形完成后才缝合（1号丝线）关闭回肠系膜裂孔，这样可以减轻先关闭肠系膜裂孔对将新膀胱牵入盆腔与尿道吻合的影响。

f. 术后只安放一根盆腔引流管。将盆腔引流管和膀胱造瘘管经腹壁另截孔引出，缝合关闭切口，结束手术。

2. 选择不同尿流改道方法的原则、适应证和经验

（1）选择尿流改道方法的原则：全膀胱切除后如何选择尿流改道的方式，一直是泌尿外科医生和全膀胱切除患者十分关心的问题，尽管一个多世纪以来临床医学专家和泌尿外科医师们不断探索和改进，创造了许许多多的尿流改道方法和改进术式，从非可控性尿流改道到可控性尿流改道，利用组织工程进行膀胱替代或再生，利用肠道或胃替代膀胱重建下尿路功能（原位新膀胱），术后患者的生活质量有了很大改善，但都无法达到原有膀胱的功能状态，还存在诸多的并发症和问题，有些并发症处理非常困难而且严重影响患者的生活质量甚至威胁患者生命安全，到目前为止没有一种十分理想的尿流改道方式。因此，在选择尿流改道方式时要非常慎重。医师在选择尿流改道方式前，不仅要考虑到疾病本身，如肿瘤的临床分期、是否侵犯后尿道或前列腺、精囊或神经血管束是否受侵犯，在女性患者肿瘤是否侵犯膀胱颈等。更要考虑到患者的年龄、对生活质量的要求。术前一定要向患者和家属详细说明各种尿流改道方法和方式的大致做法、手术效果、早期和远期并发症以及针对并发症的措施、不同尿流改道方式对生活和工作的影响程度、它们的优缺点，特别要强调尿流改道手术后终身定期随访的必要性，一定要弄清楚患者和家属对终身随访的依从性和坚持终身定期随访的能力。如果术者对尿流改道手术没有多少经验，手术前一定要仔细阅读有关文献和手术学书籍，熟悉手术操作的每一个步骤和细节，对可能导致严重并发症的关键步骤如肠吻合、新膀胱缝合、尿道吻合、输尿管吻合等操作一定要心中有数。

总的来说，选择尿流改道方式的原则是，应根据疾病本身的病变程度，患者和家属对尿流改道的认识、要求和对随访的依从性，以及医生的技术和经验，医生与患者和家属仔细商讨后，慎重选择。不顾实际情况，或不切实际的选择，可能对患者造成灾难性的后果。

（2）尿流改道方法的适应证

1）回肠导管术：回肠导管术（Bricker）手术相对简单、手术时间短，早期和远期严重并发症相对较少，术后随访要求不高，是目前最简单和最安全的尿流改道方法之一，凡是不适合或不愿意接受原位新膀胱术或可控尿流改道的患者都适合作回肠导管术（Bricker）。

如尿道有肿瘤或肿瘤侵犯尿道，需要做全尿道切除者；有尿道狭窄、排尿困难者；有尿道功能障碍、尿失禁者；肾功能障碍或肾功能不全；局部晚期肿瘤、需要广泛切除包括双侧神经血管束（男性），肿瘤侵犯膀胱颈或阴道（女性）需要切除部分尿道或大部分阴道；有重要器官功能障碍不能耐受长时间手术者；远离医院居住而无法坚持定期随访复查，或没有能力或不愿坚持随访复查者，都有指征接受回肠导管术。

2）回肠原位新膀胱术：术后绝大部分患者能够控尿和排尿，能较好保持自身形象和生活质量，比较而言是目前较为理想的尿流改道方式，尽管Hautmann认为几乎90%的全膀胱切除患者适合做原位新膀胱，但我们认为原位新膀胱手术复杂、操作步骤多而繁琐、手术时间长、早期和远期并发症都比较多，术后需要终身监测尿道复发、膀胱容量和残余尿量以及肾功能情况。我国幅员辽阔，经济发展不平衡，医疗卫生条件不同地区差别较大，选择新膀胱手术应当考虑以下因素：①医生的技术水平和经验；②医院的配套设施情况；③膀胱肿瘤的临床分期；④患者的社会经济状况、对尿流改道的期望和对随访的依从性。

如果患者尿道功能正常，尿道没有肿瘤或未受肿瘤侵犯，前列腺没有肿瘤或没有肿瘤侵犯，肿瘤比较局限、全膀胱切除时至少能保留一侧神经血管束，肾功能正常、没有慢性代谢障碍性疾病，对终身定期随访复查有良好的依从性和能力，均可以考虑做原位新膀胱术，否则应选用回肠导管术或其他尿流改

道方式。

3）可控性尿流改道：尽管现在很少应用，但在不适合做原位新膀胱的情况下，患者又不愿接受非可控性尿流改道，则有指征做可控性尿流改道。

（3）选择尿流改道的经验：浸润膀胱癌需要全膀胱切除和尿流改道的患者大多为老年人，合并有其他器官系统疾病的情况很常见，如高血压、冠心病、慢性肺部疾病（如通气功能障碍）、高血脂和糖尿病。这些患者在全膀胱切除和尿流改道手术后容易出现并发症，死亡率高。简化手术操作、减少出血和缩短手术时间和避免并发症，是提高手术安全性的关键所在。对年资较低的泌尿外科医生来说，这类手术的机会和经验一般不会太多，选择尿流改道方式非常重要，因术后并发症主要与尿流改道有关，也是造成死亡的主要原因。有学者400多例全膀胱切除尿流改道手术中有3例患者在围手术期死亡，其中2例死于尿流改道并发症，1例死于术后辅助全身化疗并发症。死于尿流改道并发症的2例患者均与尿流改道方式选择不恰当有关，2例患者高龄、肥胖和身体状况差，术后死于吻合口漏并发感染。事后总结经验认为，对这2个患者从一开始就应选择回肠导管术，结肠的血供较回肠差，容易发生吻合口漏。

因此在选择尿流改道方法时一定要慎重考虑患者的实际情况和术者的经验包括发现和处理并发症的能力，尽量选择简单安全的改道方式，在技术成熟情况下再根据患者的具体情况选择兼顾患者生活质量的尿流改道方式。

3. 尿流改道术后处理和注意事项　尿流改道手术方式繁多，无论哪种术式，术后都可能出现并发症，而且并发症的发生率还很高，几乎半数患者会出现并发症，因此除了术中积极预防以外，术后严密观察，早发现和早处理非常重要，可能避免并发症带来的严重后果。

（1）回肠导管术后要注意盆腔引流管引流液的颜色和量，并保持引流通畅：一般术后第1天引流量较多，与术中冲洗盆腔和腹腔后残留的冲洗液有关，第2～3天引流量应明显减少。盆腔引流管一般在患者进食并排便后，检查血象正常，确认没有肠漏和漏尿后才拔除。回肠导管一般会有肠黏液随尿液流出，特别是肠蠕动作用，在适度尿量情况下，回肠导管不会因黏液阻塞，不需要冲洗等特别处理。但有些患者肠黏液特别多而稠，在尿量不足或选用的支架管较细时，受黏液块堵塞可引起回肠导管内压过高，导致肠输尿管吻合口漏或回肠导管近端缝合处漏尿。对这种患者要定时清洗回肠导管内黏液和支架管内黏液，保持通畅。可用8号导尿管经回肠导管用生理盐水反复冲洗。此外要保持胃管引流通畅，保证良好的胃肠减压，督促患者尽量早期下床活动，并利用中医针灸和穴位刺激的方法促进肠蠕动功能的早期恢复，以预防肠麻痹、肠胀气和肠粘连。早期肠粘连肠梗阻导致肠内压高，影响肠道血运和吻合口愈合，容易发生肠吻合口漏。一般在出院时拔除回肠导管内支架管，拔管后要仔细观察回肠导管尿液流出情况，如果尿液流出量明显减少，要检查是否存在回肠导管梗阻，个别情况下术中回肠导管方向放置反了，肠蠕动与尿流逆向，需要再手术纠正。一定要请造口护理师教会患者和家属如何更换集尿袋和护理腹壁造口，以避免造口周围皮肤尿源性皮炎。出院时需要作腹部和盆腔B超检查，了解上尿路是否扩张，盆腔或腹腔有无积液。嘱咐患者出院后2～4周返院作第一次复查，以后3～6个月复查一次，需终身定期复查。

（2）回肠新膀胱术因吻合口多，发生并发症的机会增加，术后应特别注意预防，并加强观察，以便早发现和早处理：由于新膀胱手术时间比较长，术后当天应特别注意观察生命体征，如血压、脉搏、尿量、血红蛋白浓度、血氧饱和度和体温，判断血容量是否足够，是否有严重贫血，补液量是否足够或过剩等。如出现不能解释的脉搏增快（＞100次/分），即使其他生命体征都正常也要引起足够的注意，这可能是休克或心衰早期的唯一表现，如未能早期发现和处理，可能酿成严重后果。

每天用生理盐水经导尿管冲洗新膀胱，将新膀胱内黏液和渗血冲洗干净，防止结成块堵塞导尿管或膀胱造瘘管，避免新膀胱内高压，预防新膀胱漏、输尿管膀胱吻合口漏和新膀胱尿道吻合口漏。一般每天冲洗1次即可，如黏液或渗血较多，应每天冲洗2～3次。

术后2～3周行新膀胱造影，无造影剂外漏即可拔除膀胱造瘘管，待瘘孔完全长好后拔除导尿管排尿。拔导尿管后短期内可能有尿失禁、尿频和排尿不出的情况。尿频和尿失禁随新膀胱容量扩大后会自然消失。在排除机械性梗阻后，仍然排尿不出主要与患者在排尿时不会用腹压和松弛尿道有关。回肠新膀胱在排尿时无收缩，排尿靠腹压，但排尿时无论腹压多高，只要尿道不松弛，就无法排出尿来。应用科普语言向患者讲解排尿生理，使其掌握正确使用腹压和松弛尿道的方法，一般可解决问题。有些患者立位排尿较好，有些患者需要坐位排尿。

出院时应对患者和家属进行并发症和随访复查的宣教，让他们明白术后终身定期随访的重要性和含义。随访的主要内容应包括膀胱容量和残余尿量、上尿路和肾功能情况、血电解质和酸碱代谢情况和尿道肿瘤复发的问题。

（七）手术并发症及处理

1. 全膀胱切除术并发症的预防和处理 血管损伤大出血和直肠损伤是全膀胱切除术的主要并发症。即使没有大血管损伤，由于手术时间长，或解剖层次不清楚，术中失血超过 1 000 ~ 2 000mL 的情况并非少见，如果麻醉师未能很好配合，未能及时补充损失的体液和血液成分，可致循环障碍和内环境失衡，严重时可发生休克和急性肾衰竭，患者死亡。

（1）大出血的预防和处理：全膀胱切除过程中容易发生大出血的情况主要见于阴茎背静脉丛处理不当、处理膀胱和前列腺两侧时误入其外侧的静脉丛和在淋巴清扫时损伤髂内静脉及其分支，而损伤髂总和髂外血管的情况很少见。预防的关键在于术中暴露良好和解剖层次清楚。就处理阴茎背静脉而言，可参照 Walsh 解剖性耻骨后前列腺根治性切除术中描写的方法，在切开两侧盆底筋膜及耻骨前列腺韧带后，用 2 - 0 带针可吸收缝线双环缝扎阴茎背静脉丛。切开盆底筋膜时一定要在该筋膜返折的最底处或贴近肛提肌表面切开，可避免进入前列腺外侧的静脉丛而引起很麻烦的出血。

术中一旦发生血管损伤大出血，应保持冷静和头脑清醒，可用干纱布或棉垫先压迫暂时止血，一边通报麻醉师加快补液和准备血液制剂，一边迅速判断损伤血管类型和重要性，静脉出血如涌泉、颜色较暗，动脉出血压力高、喷涌而出、颜色鲜红。髂外或髂总血管损伤必须进行修复，否则会影响患肢功能。在压迫止血情况下，弄清出血的部位，用沙氏钳阻断损伤血管的近端和远端，用 3 - 0 或 4 - 0 血管线缝合修复即可。如术者自己没有修复血管的能力或经验，在压迫止血的同时应尽快请血管外科专科医师或有血管修复经验的外科医师协助，切忌用普通止血钳盲目钳夹，以免加重损伤给修复带来困难。髂内静脉或髂内动脉损伤可缝扎止血，不会影响功能。

（2）直肠损伤的预防和处理：全膀胱切除术中损伤直肠情况较少见，主要见于在切开膀胱直肠凹腹膜返折时选择的位置不当，以至于没能正确进入狄氏（Denonvillier）间隙，再加上分离动作用力不当，造成直肠前壁撕裂损伤。此外在最后处理前列腺两侧时，由于过度向前向上牵拉膀胱和前列腺，钳夹和切断前列腺两侧蒂时容易损伤直肠前壁。因此在移除膀胱前列腺标本后应常规仔细检查直肠前壁有无损伤，如有损伤，给予横行间断缝合，术后盆腔置引流和禁食，并严密观察，一般可愈合。如无修复经验，最好请普外或胃肠外科医师协助处理。一般不必结肠造口。直肠损伤遗漏可酿成严重后果。

2. 尿流改道手术并发症预防和处理

（1）回肠导管术：分早期并发症和远期并发症。早期并发症一般是指发生于手术后 3 个月以内的并发症。早期并发症主要有尿漏、肠漏和感染。远期并发症主要与造口和输尿管吻合有关，如小肠吻合口漏、输尿管吻合口漏、回肠导管漏、造口旁疝、造口回缩或狭窄、造口脱垂、输尿管吻合口狭窄、上尿路扩张积水、尿路感染、肾功能损害等。

1）小肠吻合口漏：主要与吻合口血运、吻合技术和术后早期肠梗阻肠胀气有关，因此保证吻合口血运、采用正确的吻合方法和术后胃肠减压以及促进肠蠕动功能早期恢复，是预防小肠漏的有效措施。一旦发生小肠漏应紧急手术，作吻合口切除再端端吻合。就小肠吻合口漏而言，处理上的任何延误只能增加患者的死亡风险。

2）输尿管吻合口漏：与输尿管末端血运受损、缝线质量差以及缝合技术不良有关。输尿管吻合方法有 Cordonnier 和 Wallace。吻合时输尿管内一定要放置临时支架管，缝合时要将输尿管全层与回肠壁全层缝上，作连续交锁缝合，可以防止漏尿。如发现漏尿，患者无发热、血常规正常，且伤口引流管通畅，可以观察保守，大部分可愈合，但要跟踪随访，观察有无输尿管吻合口狭窄和上尿路积水发生。如果伤口引流管已经拔除，漏尿积聚可形成假性尿囊肿，患者有发热和血象异常，应尽早手术引流。

3）回肠导管漏：与回肠近端关闭的缝合技术不良或缝线质量有关。肠段血运不良、回肠导管内压力过高也是诱发因素。一旦确立诊断，应急诊手术探查和引流，如局部情况好，可对回肠近端再缝合。在女性出现回肠导管阴道瘘，引流通畅、无发热、血象正常，可以观察保守处理，如不愈合可后期修补。

4）造口旁疝：是回肠导管术后远期较多见的并发症之一。发生原因不大清楚，有文献报道经腹直肌造口较经腹直肌外侧造口发生切口旁疝的机会少，但其他文献没能重复出相同结果。将回肠导管完全置于腹膜外，且将其确实固定于腹外斜肌和腹横肌腱膜上，可避免造口旁疝的发生。轻度的造口旁疝没有什么影响，不需要处理。严重者可影响接集尿袋。造口旁疝修复很困难，无论是开放手术还是腹腔镜下手术修补，失败率高达50%，还有很多的并发症，因此预防非常关键。

5）造口回缩：也是回肠导管术后常见并发症之一。造口回缩与回肠导管固定方法不当有关，利用4号丝线间断缝合6~8针固定于腹直肌鞘（经腹直肌造口）或腹外斜肌与腹横肌肉腱膜（经腹直肌外造口）可以防止造口回缩的发生。造口回缩常伴有狭窄，既影响接集尿袋，也影响回肠导管尿液引流，这种情况下需要再手术重塑造口。

6）造口狭窄：造口回缩常伴有狭窄。造口时如将Z形皮瓣嵌入到乳头中，长期的尿液刺激和炎症反应可致造口狭窄形成。回肠导管与腹壁腱膜的良好固定可预防造口的回缩，也可预防造口狭窄。利用肠外翻形成完整乳头可预防造口狭窄。造口狭窄如影响到回肠导管的引流，则要再手术纠正。

7）输尿管吻合口狭窄：也是回肠导管术后远期常见并发症之一。可致同侧上尿路扩张积水和感染，影响肾功能。采用Wallace方法输尿管吻合，一旦发生吻合口狭窄可致双侧上尿路扩张积水。输尿管吻合口狭窄原因并不很清楚，可能与吻合口局部血运不良、漏尿等有关。由于发生率低，对不同吻合方法优缺的评价困难，也没有确实的预防方法。输尿管血运是从肾脏平面沿输尿管一直下行、行走于输尿管鞘内分布于其表面，因此分离时应在鞘外进行，才能保护好输尿管血运和其蠕动功能；吻合前一定要将输尿管末端剪开以便扩大吻合口，吻合时一定要放置管径合适的支架管，采用连续交锁缝合可以防止漏尿（从目前文献来看，连续交锁缝合较间断缝合好），吻合后拔除支架管并利尿，检查有无吻合口漏；回肠导管内放置支架管并保持引流通畅。我们采取以上预防措施，施行50多例回肠导管手术，100多例输尿管吻合无一发生吻合口狭窄。输尿管吻合口狭窄引起上尿路扩张，应争取早期手术纠正，以保护肾功能。

（2）回肠原位新膀胱术并发症的预防和处理：回肠原位新膀胱术后并发症比较多，早期主要并发症有：无尿或尿少，漏尿（输尿管新膀胱吻合口漏、新膀胱尿道吻合口漏和新膀胱漏）、肠漏（小肠吻合口漏）、感染、凝血功能异常、肺栓塞等。远期主要并发症有：输尿管吻合口狭窄、输尿管口粘连、尿道吻合口狭窄、排尿困难、尿失禁、反复尿路感染、代谢异常等。

1）尿少或无尿的预防：术后出现少尿或无尿可能与术中出血过多、血容量补充不足有关，如长时间容量不足或休克时间过长可能会发生急性肾衰竭。预防的关键在于术中麻醉管理和患者内环境的调整，这需要手术医生与麻醉师术前术中及时沟通与紧密合作。及时补充血容量可以预防急性肾衰竭发生，也可很快妥善处理因容量不足引起的无尿或少尿。如已发生急性肾功能不全，则应严格控制液体量，否则容易引起肺水肿。如果术中内环境维持很好，容量足够，术后发生无尿，要考虑输尿管吻合口梗阻的问题，应严密观察，保守24~48小时无好转，在排除急性肾功能不全的情况下，行经皮肾穿刺造瘘引流或手术探查。

2）漏尿的预防和处理：漏尿主要与手术技术有关，预防的关键在于掌握好输尿管以及尿道吻合技术，选用材质优良和管径合适的支架管，术后保持引流通畅。一旦发现漏尿，首先应弄清楚是输尿管吻合口漏还是尿道吻合口漏，或新膀胱缝合处漏。如果留有支架管、盆腔引流管通畅、血常规正常和患者无发热，保持支架管和新膀胱造瘘管通畅，输尿管吻合口漏或尿道吻合口漏均可保守治疗，一般可愈合，但少数可能会继发吻合口狭窄，需要长期随访观察。否则可能需要再手术干预。

3）肠漏的预防与处理：预防的关键在于术中注意保持吻合口血运和吻合技术，术后预防肠梗阻和胀气。一旦发生小肠漏应急诊手术，作吻合口切除再吻合。

4）感染的预防与处理：漏尿并引流不畅或尿路梗阻通常是感染的诱发或促成因素，由未能及时发现的漏尿或肠漏引起的感染和随后发生的多器官功能不全是全膀胱切除和尿流改道手术围术期患者死亡的主要原因。早期发现、及时去除诱因或手术干预、抗感染和支持治疗，可避免患者死亡的严重后果。

5）凝血功能异常、血栓形成和肺栓塞的预防与处理：在合并有高血脂、糖尿病和高凝状态的患者，手术应激或并发感染，术后容易出现凝血功能异常、血栓形成和肺栓塞。术中术后合理水化以及应用低分子肝素可预防血栓形成和肺栓塞。一旦出现血栓形成或肺栓塞，应及时请血液科和呼吸科有关专家协助处理。

6）输尿管吻合口狭窄的预防和处理：在输尿管鞘外分离、保持输尿管的血运和蠕动功能，输尿管末端剪开形成大口，以及吻合时放置支架管和无漏尿缝合是预防输尿管吻合口狭窄的主要措施。术后留置输尿管支架管并不能预防吻合口狭窄。内镜下扩张或狭窄切开并留置支架管，可使部分输尿管吻合口狭窄患者免于再次开放手术之苦。但开放手术输尿管再吻合是处理吻合口狭窄远期效果最好的方法。

7）输尿管口粘连的预防和处理：在采用半乳头直接种植法输尿管吻合的患者，输尿管口可以相互粘连或与新膀胱壁缝线处粘连，干扰输尿管末端蠕动而发生上尿路积水，目前没有确实有效的预防方法。经尿道膀胱镜检查可确定诊断并作粘连切断而治愈。

8）尿道吻合口狭窄的预防和处理：尿道新膀胱吻合口狭窄的原因并不清楚，可能与吻合口血运不良、吻合口漏尿有关。采用不截孔而直接连续缝合的吻合方法可预防吻合口漏尿和减少尿道吻合口狭窄。经尿道狭窄内切开和定期尿道扩张，一般可纠正。

9）排尿困难的预防和处理：尿道或吻合口狭窄可引起排尿困难，但新膀胱术后排尿困难更多见的是功能性的。原位新膀胱术后早期常有排尿困难和膀胱内较多残余尿，与排尿反射和应用腹压排尿没有很好协调有关，一般经过排尿训练可以康复。如残余尿量超过100mL应给予间歇性导尿处理。一般半年左右能建立正常的排尿反射和正常排尿，但有些患者可能需要2年时间。

10）尿失禁的预防和处理：原位新膀胱术后短期内因新膀胱没有成熟、容量较小，可有尿频和尿失禁，一般3~6个月后能够恢复。永久性尿失禁与尿道括约肌功能不全有关，预防的关键在于全膀胱切除术中保留足够的后尿道与其周围的尿道横纹括约肌以及支配这些肌肉的神经血管束。尽管提肛训练有助于控尿功能的恢复，但原位新膀胱术后永久性尿失禁没有很好的治疗方法，佩带尿片可能是唯一可行的选择。

11）代谢障碍的预防和处理：肠道固有的吸收和分泌功能是肠道原位新膀胱术后代谢障碍发生的原因，尽量缩短用于制作新膀胱的肠段长度和避免过多残余尿可减少和减轻术后代谢障碍。将用于制作新膀胱的回肠长度缩短到35~40cm，术后很少出现代谢障碍的情况。如出现低血钾、慢性酸中毒等代谢变化，应口服补钾和碱性药物纠正。

12）尿路感染的预防和处理：新膀胱内不能保持无菌、尿路梗阻和尿液反流以及机体抵抗力降低是导致尿路感染的因素。结肠黏膜内寄生大肠杆菌的特性与回肠内基本上没有细菌的情况形成鲜明对比，因此尽量避免用结肠来作原位膀胱、输尿管与新膀胱抗反流吻合和处理尿路梗阻是预防尿路感染的主要措施。在发生尿路感染的患者，寻找以上因素并予以纠正、保持新膀胱内无菌状态，避免尿路感染反复发作，才能保护肾功能。

三、腹腔镜根治性全膀胱切除手术

腹腔镜根治性膀胱切除术主要适于肌层浸润性膀胱癌，与开放性手术适应证相似。因该术式涉及尿流改道，其难度较腹腔镜前列腺切除更大，在各类泌尿外科腹腔镜手术中技术要求最高。2001年由Turk等首次报道了5例腹腔镜根治性膀胱切除并可控性尿流改道术，平均手术时间7.4小时，平均失血量245mL，无一例输血，术中术后均未出现并发症，住院天数均为10天。2002年Turk等又报道了11例，平均手术时间6.7小时。Carvalhal等报道了11例，平均手术时间7.3小时。

在腹腔镜根治性膀胱切除Brick术之后，又有了腹腔镜根治性膀胱切除并原位新膀胱手术的报道。Gill等报道了2例腹腔镜根治性膀胱切除并原位新膀胱手术病例，手术时间分别为8.5小时和10.5小时，一例于术后 5 个月死于肿瘤转移，另一例随访 19 个月，无局部肿瘤复发和远处转移。Abdel - Ha-kim 等报道了腹腔镜根治性膀胱切除并原位新膀胱手术病例（即改良 Camey Ⅱ式）共 9 例，其中 8 例为移行细胞癌，1 例为鳞状细胞癌，平均手术时间 8.3 小时，失血量从 150mL 至 500mL，认为该术式可以取代开放手术。

腹腔镜下膀胱全切 - 原位新膀胱术是较为理想的膀胱代替术式，患者术后生活质量高，易被患者接受；不过该术式操作复杂、手术难度高。但是，随着腹腔镜技术的进一步娴熟，器械的不断改进，腹腔镜膀胱全切还是逐渐体现出它的优势。腹腔镜下切除膀胱前列腺，有助于细致、精确地处理盆底深部由髂内动脉静脉的属支，保留神经血管束，精细分离精囊和狄氏筋膜（Denonvillier's fascia），减少术中出血；尿道括约肌损伤概率较小，也有助于保留神经血管束。手术创伤小，术后恢复较快。避免肠管长时间暴露，有利于术后肠道功能恢复，减少术后肠粘连。随着腹腔镜技术的不断提高，该手术正在逐渐被越来越多的泌尿外科医生所接受。

四、膀胱癌手术后随访

（一）保留膀胱手术后随访

保留膀胱手术患者的随访中，膀胱镜检查仍然是目前最重要的复查手段。进行膀胱镜检查时一旦发现异常则应该行病理活检。尿脱落细胞学及 IVP 和超声等检查虽然在随访中亦有一定价值，但可不作为常规复查项目。目前公认的所有经历保留膀胱手术的患者都必须在术后 3 个月接受第一次膀胱镜检查，但是如果患者有高危因素或者肿瘤发展迅速则需要适当提前。以后的随访应根据肿瘤的复发与进展的危险程度决定。一旦患者出现复发，则治疗后的随访方案须重新开始。

我国膀胱癌诊断治疗指南推荐的意见为：所有患者应以膀胱镜为主要随访手段，在术后 3 个月接受第一次复查。低危肿瘤患者如果第一次膀胱镜检阴性，则 9 个月后进行第二次随访，此后改为每年一次直至 5 年。高危肿瘤患者前 2 年中每 3 个月随访一次，第三年开始每 6 个月随访一次，第 5 年开始每年随访一次直至终身。中危肿瘤患者的随访方案介于两者之间，由个体的预后因素决定。

（二）根治性膀胱手术后随访

接受根治性膀胱切除术的癌患者术后必须进行长期随访，随访重点包括肿瘤复发和与尿流改道相关的并发症。

根治性膀胱切除术后肿瘤复发和进展的危险主要与组织病理学分期相关，局部复发和进展以及远处转移在手术后的前 24 个月内最高，24～36 个月时逐渐降低，36 个月后则相对较低。肿瘤复发通过定期的影像学检查很容易发现，但是间隔多长时间进行检查仍然存在着争论。有学者推荐 pT_1 期肿瘤患者术后每年进行一次体格检查、血液生化检查、胸部 X 线片检查和 B 超检查（包括肝、肾、腹膜后等）；pT_2 期肿瘤患者术后每 6 个月进行一次上述检查而 pT_3 期肿瘤患者每 3 个月进行一次。此外，对于 pT_3 期肿瘤患者术后应该每半年进行一次盆腔 CT 检查。需要特别指出的是，上尿路影像学检查对于排除输尿管狭窄和上尿路肿瘤的存在是有价值的。

根治性膀胱切除术后尿流改道患者的随访主要涉及手术相关并发症（如反流和狭窄）、替代物相关代谢问题（如维生素 B_{12} 缺乏所致贫血和外周神经病变）、尿液贮存相关代谢问题（水电解质紊乱）、泌尿道感染以及继发性肿瘤问题（如上尿路和肠道）等方面。

我国膀胱癌诊断治疗指南推荐意见为：①根治性膀胱切除术后患者应该进行终生随访；②随访间隔：pT_1 期每年一次，pT_2 期每 6 个月一次，pT_3 期每 3 个月一次；③随访内容应包括体格检查、血液生化检查、胸部 X 线片检查和 B 超检查（包括肝、肾、腹膜后等）。对于 pT_3 期肿瘤患者可选择每半年进行一次盆腔 CT 检查。可选择上尿路影像学检查以排除输尿管狭窄和上尿路肿瘤的存在；④尿流改道术后患者的随访主要围绕手术相关并发症、代谢并发症、泌尿道感染以及继发性肿瘤等几方面进行。

（田　河）

第六节 放疗、化疗在膀胱癌治疗中的作用

一、放射治疗

（一）适应证

膀胱癌放疗的适应证主要包括，浸润性膀胱癌为了保留膀胱不愿意接受根治性膀胱切除术，或患者全身条件不能耐受根治性膀胱切除手术，或根治性手术已不能彻底切除肿瘤以及肿瘤已不能切除时，可选用膀胱放射治疗或化疗结合放射治疗。

（二）放疗方案

膀胱癌放疗的方案主要包括根治性放疗，辅助性放疗及姑息性放疗。

1. 根治性放疗　膀胱外照射方法包括常规外照射、三维适形放疗及调强适形放疗。单纯放射治疗靶区剂量通常为 $60 \sim 66Gy$，每天剂量通常为 $1.8 \sim 2.0Gy$，整个疗程不超过 $6 \sim 7$ 周。目前常用的放疗日程为：①$50 \sim 55Gy$，分 $25 \sim 28$ 次完成（>4 周）；②$64 \sim 66Gy$，分 $32 \sim 33$ 次完成（>6.5 周）。放疗对于膀胱癌的局部控制率约为 $30\% \sim 50\%$，肌层浸润性膀胱癌患者 5 年总的生存率约为 $40\% \sim 60\%$，肿瘤特异生存率为 $35\% \sim 40\%$，局部复发率约为 30%。

目前为了提高膀胱肿瘤放疗有效率，出现了一些改进的放疗方式包括超分次放疗及加速放疗。超分次放疗：即多次使用更小的放疗剂量达到的总剂量更大，目的是增强对肿瘤的控制而减少射线对周围正常组织的损害，超分次放疗的特点就是使正常组织比肿瘤组织更快地对小剂量放疗产生耐受性。Goldobenko 等在 177 例膀胱癌患者中比较 3 种不同的超分次放疗和传统的放疗，结果发现超分次放疗可以明显增强局部的肿瘤控制提高生存率。可是到目前为止还没有确定的大型实验使用超分次放射治疗膀胱癌，还需要一个大型的多中心对照实验来评估这种放疗的确切疗效。

2. 加速放疗　加速放疗的原理是克服由肿瘤再生引起的放疗抵抗性，它就是将传统的每次放疗间隔时间缩短而总剂量不变，从而限制肿瘤增生的时间，Cole 等对 24 例浸润性膀胱癌患者使用每次 $1.8 \sim 2.0GY$，每天两次，两次之间间隔至少 6 小时治疗 22 天，他们发现应用这种方法的不良反应是患者可以耐受的，患者两年的生存率为 35%。虽然加速放疗和分次放疗的疗效仍需要大型的随机对照试验来证实，但临床超分次和加速放疗治疗浸润性膀胱癌已取得较好的疗效，尤其在一些合适的患者中联合使用上述方法。

3. 辅助性放疗　根治性膀胱切除术前放疗并不能显明延长手术后患者生存期，且明显增加手术难度，没有显示出优越性。膀胱全切或膀胱部分切除手术未切净的残存肿瘤或术后病理切缘阳性者，可行术后辅助放疗。

4. 姑息性放疗　当某些患者因肿瘤巨大或者其他原因无法接受膀胱癌手术并产生无法控制的症状，如血尿、尿急、疼痛时刻通过短程放疗（$7Gy \times 3$ 天；$3 \sim 3.5Gy \times 10$ 天）减轻膀胱肿瘤的症状。但这种治疗可增加急性肠道并发症的危险，包括腹泻和腹部痉挛疼痛。

二、化疗

（一）新辅助化疗

新辅助化疗即术前辅助化疗。新辅助化疗的目的主要表现在控制局部病变，使肿瘤缩小、降期，并使某些需要全切的患者保存膀胱，使某些本不能根治切除的膀胱肿瘤得以根治。并可以降低手术难度消除微转移病灶，提高患者手术后中远期生存率。

新辅助化疗总有效率为 $50\% \sim 70\%$，有 $10\% \sim 20\%$ 可达 CR。新辅助化疗可提高 $T_3 \sim T_{4a}$ 生存率，对 $T_1 \sim T_2$ 意义不大。联合用药效果优于单药。新辅助化疗确实可使对化疗反应较好的患者有益；可使部分本需要行全切的患者保留膀胱，使某些本不能根治性切除的膀胱肿瘤得以根治。但化疗后达 CR 的

患者，如不继续接受手术治疗，将不能从中获益。英国在一项系统性回顾和 Meta 分析中发现含铂类的新辅助化疗方案能够改善浸润性膀胱癌患者的总生存率。该研究确定了 10 项随机控制性试验入组分析，患者总数 2 668 例，所有的试验在局部治疗前均应用了含铂类的新辅助化疗方案，9 项试验应用顺铂，一项用了卡铂。局部治疗方法包括：膀胱全切（5 组）、根治性放疗（2 组）、术前放疗 + 膀胱全切（1 组）。Meta 分析表明，含铂类的新辅助化疗可以显著提高浸润性膀胱癌患者的总生存率，死亡风险可降低 13%，5 年生存率提高 5%，总生存率从 45% 提高到 50%。目前新辅助化疗的疗程没有明确界定，但临床上建议采用基于铂类的联合化疗 2~3 个疗程。

（二）辅助化疗

对于临床 T_2 或 T_3 期患者，根治性膀胱切除术后病理若显示淋巴结阳性或为 pT_3，术前未行新辅助化疗者术后可采用辅助化疗。膀胱部分切除患者术后病理若显示淋巴结阳性或切缘阳性或为 pT_3，术后亦可采用辅助化疗。680 例的临床随机实验结果表明，对 $PT_3 \sim PT_{4a}$ 或 $PN +$ 患者行铂类为主方案化疗 3~5 个疗程，辅助化疗组 3 年和 5 年无瘤生存率分别为 79% 和 51%，而无辅助化疗的对照组为 37% 和 34%，但 7 年生存率相近。在 T_1、T_2 患者，则 5 年无瘤生存率相近。铂类单药化疗对生存率无改善，化疗的效果与肿瘤分级关系不大。但这些临床试验存在不少缺陷，对其结果有不少争议：①试验设计和执行存在缺陷，随机性差；②仅无瘤生存率提高有统计学意义，而总生存率提高无统计学意义；③虽然结果显示淋巴结转移的患者化疗后可提高无瘤生存率，但主要是 N_1 患者受惠，多于一个淋巴结转移的患者无瘤生存率无改善。

（三）转移性膀胱癌的化疗

转移性膀胱癌也应常规行全身系统化疗，尤其是无法切除、弥漫性转移、身体状况不宜或不愿意接受根治性膀胱切除术者。常用化疗方案如下：

1. MVAC（甲氨蝶呤、长春碱、多柔比星、顺铂）方案　此方案是传统的膀胱尿路上皮癌标准一线治疗方案。甲氨蝶呤 $30mg/m^2$ 第 1、15、22 天静脉滴注，长春碱 $3mg/m^2$ 第 2、15、22 天静脉滴注，多柔比星 $30mg/m^2$ 第 2 天静脉滴注，顺铂 $70mg/m^2$ 第 2 天静脉滴注，每 4 周重复，共 2~6 个周期。

MVAC 方案最早于 1985 年由 Sternberg 等用于治疗晚期膀胱癌，该研究中 121 例可评价病例的 RR 为 72%，其中 CR 为 36%，中位生存时间为 13 个月。随后的研究进一步证实 MVAC 的有效率为 50%~70%，CR 为 15%~25%，中位生存时间为 12~13 个月。Memorial Sloan - Kettering 癌症中心（MSKCC）回顾性总结了 5 个 MVAC 方案临床研究，共有可评价病例 194 例，其中 CR46 例（24%），PR84 例（43%），RR 为 67%，中位生存时间为 14.8 个月，总的 5 年生存率为 17%，CR 患者的 5 年生存率为 40%。此后，在Ⅲ期临床研究中 Loehre 等将 MAC 方案与 DDP 单药进行了比较，MVAC 组的 R 为 39%，DDP 组为 12%，CR 分别为 13%、3%，无病生存时间分别为 10 个月、4.3 个月，总生存时间分别为 12.5 个月、8.2 个月，两组间有显著的统计学差异，MVAC 方案明显优于 DDP 单药化疗。另一项Ⅲ期临床研究将 MVAC 方案与 CISCA 方案进行了比较，两组的 RR 分别为 65%、46%，中位生存时间分别为 48.3 周、36.1 周，总生存时间分别为 62.6 周、40.4 周，各指标两组间也均有统计学差异，MVAC 方案要优于 CISCA 方案。因此 MVAC 方案被普遍认可为晚期膀胱癌的传统标准化疗方案。

尽管 MVAC 方案有效率较高，但是其毒性反应也较大，主要为骨髓抑制、黏膜炎、恶心、呕吐、脱发以及肾功能损害等，粒细胞缺乏性发热的发生率为 25%，2/3 级黏膜炎为 50%，化疗相关死亡发生率高达 3% 左右。

2. GC（吉西他滨和顺铂）方案　此联合化疗方案被认为是目前标准一线治疗方案。吉西他滨 800~1 000mg/m² 第 1、8、15 天静脉滴注，顺铂 70mg/m² 第 2 天静脉滴注，每 3~4 周重复，共 2~6 个周期。

目前唯一已完成的将新联合化疗方案与传统标准化疗方案进行比较的Ⅲ期临床研究由 von der Maase 等完成，该研究将 GC 方案与 MVAC 方案进行了比较，共有来自 19 个国家的 405 例晚期膀胱癌患者入组。结果两组的 PR 分别为 49%、46%，CR 均为 12%，中位疾病进展时间均为 7.4 个月，中位总生存时间分别为 13.8 个月、14.8 个月，两组间的这些指标均无统计学差异。但毒性反应 MVAC 组明显高于

GC 组，MVAC 组的化疗相关死亡率高达 3%，而 GC 组只有 1%。由于严重的毒性反应，MVAC 组需要住院的患者数、住院天数以及治疗费用均要高于 GC 组。可见，GC 方案与 MVAC 方案在有效率、疾病进展时间、总生存时间等方面均相近，但前者毒性反应及化疗相关死亡率明显低于后者，因此 GC 方案取代了 MVAC 方案成为晚期膀胱癌新的标准化疗方案，并得以广泛应用。

（田　河）

参考文献

[1] 叶章群. 泌尿外科疾病诊疗指南. 第3版. 北京: 科学出版社, 2017.
[2] 郭震华. 实用泌尿外科学. 第2版. 北京: 人民卫生出版社, 2016.
[3] 朱有华. 泌尿外科诊疗手册. 第4版. 北京: 人民卫生出版社, 2013.
[4] 夏术阶. 微创泌尿外科手术并发症预防与处理. 北京: 人民卫生出版社, 2013.
[5] 张元芳, 孙颖浩, 王忠, 等. 实用泌尿外科和男科学. 北京: 科学出版社, 2013.
[6] 肖民辉, 李伟, 余闰宏. 泌尿系微创实用技术. 昆明: 云南科技出版社, 2014.
[7] 张大宏. 经腹腔入路泌尿外科腹腔镜手术操作技巧. 北京: 人民卫生出版社, 2012.
[8] 张旭. 泌尿系内镜检查. 北京: 人民卫生出版社, 2012.
[9] 吴在德, 吴肇汉. 外科学. 第7版. 北京: 人民卫生出版社, 2008.
[10] 黄健. 微创泌尿外科学. 武汉: 湖北科学技术出版社, 2015.
[11] 杨登科, 陈书奎. 实用泌尿生殖外科疾病诊疗学. 北京: 人民军医出版社, 2015.
[12] 孙颖浩. 实用泌尿外科手册. 科学出版社, 2016.
[13] 邱建宏, 孟晓东. 泌尿外科临床诊治路径. 北京: 人民军医出版社, 2014.
[14] 夏穗生, 陈孝平. 现代器官移植学. 北京: 人民卫生出版社, 2011.
[15] 孙世澜, 关天俊, 袁海. 肾脏病新理论新技术. 北京: 人民军医出版社, 2014.
[16] 王忠. 下尿路修复重建手术学. 北京: 人民卫生出版社, 2010.
[17] 王尊松, 崔美玉, 王建宁. 肾脏病临床诊治. 北京: 军事医学科学出版社, 2010.
[18] 张会君, 王红霞. 泌尿和生殖系统疾病护理. 北京: 科学出版社, 2015.
[19] 陆皓, 王养民, 乔够梅. 泌尿外科专科护士手册. 北京: 人民军医出版社, 2015.
[20] 刘玲, 李晓玲. 泌尿外科护理手册. 北京: 科学出版社, 2014.
[21] 蒋红, 高秋韵. 临床护理常规. 上海: 复旦大学出版社, 2010.